常见病红激光与红外激光的临床应用

主编 朱平

中国科学技术出版社

·北京·

图书在版编目（CIP）数据

常见病红激光与红外激光的临床应用 / 朱平主编. —北京：中国科学技术出版社，2020.1

ISBN 978-7-5046-8449-3

Ⅰ.①常… Ⅱ.①朱… Ⅲ.①激光应用－临床医学 Ⅳ.① R4

中国版本图书馆 CIP 数据核字（2019）第 249621 号

策划编辑	焦健姿　韩　翔
责任编辑	焦健姿
装帧设计	华图文轩
责任印制	李晓霖

出　　版	中国科学技术出版社
发　　行	中国科学技术出版社有限公司发行部
地　　址	北京市海淀区中关村南大街 16 号
邮　　编	100081
发行电话	010–62173865
传　　真	010–62179148
网　　址	http：//www.cspbooks.com.cn

开　　本	850mm×1168mm　1/32
字　　数	315 千字
印　　张	13
版　　次	2020 年 1 月第 1 版
印　　次	2020 年 1 月第 1 次印刷
印　　刷	北京威远印刷有限公司
书　　号	ISBN 978–7–5046–8449–3
定　　价	30.00 元

编著者名单

AUTHORS LIST

主　编　朱　平

副主编　曹素艳　陈忠林　宁迎波

编　者　（以姓氏笔画为序）

马　峥　王佳名　任丽敏

刘　昶　齐　磊　李向东

李红兵　张圆圆　曹　凯

内容提要

ABSTRACT

　　本书分上下两篇，上篇系统地介绍了激光医学概论、弱激光生物调节机制、弱激光的分类及其辐照仪器等理论基础。下篇描述了弱激光穴位和血管内辐照治疗高黏血症、高脂血症、糖尿病、冠心病、脑血管疾病及血管性痴呆等病症，尤其是弱激光治疗国内临床应用的案例和经验。本书内容丰富，知识全面，指导性、实用性强，既适合基层医务工作者，尤其是从事物理治疗的医护人员临床科研、教学和实践参考，也适合医学生学习和了解弱激光照射治疗的基础知识和临床应用，亦适合中老年朋友在家中预防和治疗中多发病和慢性疾病及康复参考。

前　言

FOREWORD

激光是20世纪60年代初产生的一项重大技术，与半导体、原子能、计算机一起被称为20世纪四大发明，是光学的一次革命。激光具有的四大物理特点，即光的能量大、单色性好、方向性好和相干性好，这是普通光所不具备的。

从1960年美国Maiman发明第一台红宝石激光器以来，激光技术得到了飞速的发展，在许多领域得到广泛应用，特别在医学领域，不仅为生命科学开辟了新的研究途径，而且在疾病的诊断和治疗中提供了新手段，特别是红色半导体激光和红外激光，其基础研究、临床应用已经非常深入。红色弱激光在局部消炎、止痛、促进伤口愈合、降低血液黏稠、降低血脂、降低高血压等方面均取得长足进展。红外激光穿透力深，其热效应在外科方面的应用更为广泛。

随着电子技术、半导体技术和激光技术的高度发展，激光器越来越小型化、精密化、简单化，更加便于实际操作应用，同时，更适合家庭使用。故编写本书，供读者使用时参考。

编　者

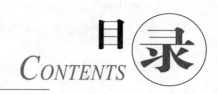

目录
CONTENTS

上 篇 理论篇

下 篇 临床应用篇

上　篇

理　论　篇

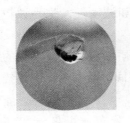 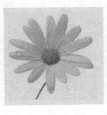 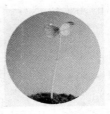

第 1 章 光和激光的基础理论

一、光及其发光机制

（一）什么是光

人生活在地球上，最不能缺少的是光，有了光，则大地一片光明，人间充满欢乐。那么光到底是什么呢？光是认识外部世界的工具，其中90%以上是通过眼睛来实现的。

光是人类眼睛可以看见的电磁波，也称为可见光谱（图1-1）。从科学定义上讲，光是指所有的电磁波谱（麦克斯伟提出光电磁波理论），光又是由光子为基本粒子组成（爱因斯坦提出的光子概念），所以光具有粒子性和波动性，称为波粒二象性（图1-2）。

光可以在真空、空气和水等透明物质中传播，一般人的眼睛所能接受的光的波长在280～760nm之间，其中包括红外线，可是光（红、橙、黄、绿、青、蓝、紫）紫外线全部辐射能中波长在0.15～4μm之间，占99%，主要分布在可见光和红外区，前者占太阳光中50%，后者为43%，紫外线只占7%，可见光的波长如下表（表1-1）。

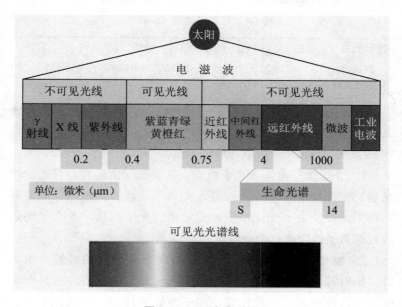

图 1-1　可见光光谱图

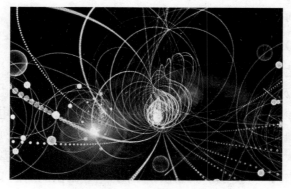

图 1.2　波粒二象性图

表 1-1　可见光波长（nm）

视觉颜色	红色	橙色	黄色	绿色	青色	紫色
波长	770～622	622～597	597～577	577～492	492～455	455～390

光线在均匀同种介质中沿直线传播，当一束光投放到物体上时，会发生反射、折射、干涉、衍射等，光的传播速度是每秒 299 792 458m（一般取 300 000km/s）。

1. 普通光　由许多光子组成，在荧光（太阳光、灯光、烛光等）中，光子与光子之间毫无关系，其波长、相位、偏振方向均不一样，是一支无组织、无纪律的光子部队，各光子均是散兵游勇不能做到行动一致。

2. 激光　是一种特殊的光，除具有普通光的特性（如折射、反射等）以外，还具有普通光无法具有的特点，它具有亮度大，方向性好、单色性好、相干性好的特点，在激光束中、所有的光子都是相互关系的，它们的频率、相位、波长一致，偏振方向、传播方向一致，是一支纪律严明的部队。

（二）发光机制

光是怎么产生的？它是原子发光产生的。

1. 原子能级　构成物质的最小粒子是原子，它是由带正电的原子核和绕核运动的电子所组成。根据玻尔理论，电子绕核运动的轨道是不连续的。因此，原子的能量也是一系列不连续的值，我们用能级来代表原子应具有大小不同的能量数值（或能量状态），能级可形象地用图表示，通过画出的高低不等的一条条水平线来表示它们这样的图，我们称为能级图。低能级为 E_1（这里 E_1 的能量为 0），表示原子处于最低能量状态（称为基态），其余能级 E_2、E_3……都是高能级（称为激发态），见图1-3。

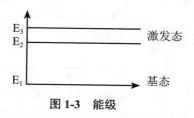

图 1-3　能级

根据能量原理，原子处于基态时，电子离核最近，原子能量最小，最稳定；而处于激发态时电子离核较远，原子能量较大，故不稳定。能级越高，能量越大，原子越不稳定。

光和物质的相互作用可以归结为光和粒子的相互作用，它有三个基本过程：自发辐射、受激吸收和受激辐射。

2. 原子发光

（1）光的自发辐射：处于基态的原子受到外界的激发（如和其他原子碰撞等），从而获得足够的能量，就会从低能态跃迁到高能态（激发态），但处于激发态的原子是不稳定的（在激发态的寿命很短，均为 $10^{-8} \sim 10^{-9}$ s），很快便从高能级向低能级或基态跃迁，同时以辐射光子的形式放出能量。以 E_2 和 E_1 分别代表原子高级能量，h 为普朗克常数 6.626×10^{-34}J•S 则辐射光子的频率 V_{12} 由下式决定。

高能级的原子是不稳定的，会自发的从高能级返回低能级状态，多余的能量，以热能或其他非辐射形式的能，变不向外辐射光子，这一过程称为无辐射跃迁，另一种是发射一个频率为 V_{12} 能量为 $hV_{21} = E_2 - E_1$ 的光子，这一过程称为光的自发辐射（图 1-4）。

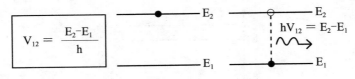

图 1-4　自发辐射

自发辐射的特点：各原子究竟从哪个高能级向哪个低能级跃迁完全是随机的。因此，它们在自发辐射过程中，发出的光子其位相、振动态、频率（或波长）和传播方向均无确定关系，即自发辐射的光波是非相干的，普通光源的发光都是自发辐射。

（2）光的受激辐射：当能量为 E_2-E_1 的外来光子接近并影响处于高级级 E_2 的某粒子时，该粒子会受到此光子的影响（刺激或感应），立即从 E_2 跃迁到 E_1 上，同时发出一个与外来光子完全相同的光子，这一过程称为受激辐射（图 1-5）。

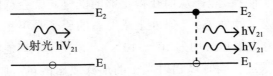

图 1-5　受激辐射

受激辐射的特点：它不是自发产生的，必须有外来光子刺激（或感应）才会产生；外来光子的能量必须等于粒子两能级能量之差才有可能；受激辐射光子与外来光子的频率，位相、传播方向振动态都完全相同，就是说，无法区分外来光子与受激辐射光子。这两个完全相同的光子又去诱发其他的高能级 E_2 的粒子而产生受激辐射，就出现 4 个相同的光子，如此下去，所产生的光不仅是相干光，而且使光的强度增大。

（3）光的受激吸收：能量 hV_{21} 的外来光子经过处于基态 E_1 的粒子时，若该粒子吸收光子能量后激励到高能级 E_2，光子被吸收而消失，这一过程称为受激吸收（图 1-6）。

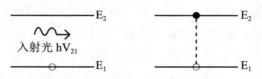

图 1-6 受激吸收

可见，当外来光子通过物质时，同时会有受激辐射和受激吸收两个相反过程产生，且对单个粒子来说，两过程产生的概率应该是一样的。但实际上，外来光子通过物质时，总是只看到光被吸收，而没有看到受激辐射光放大。这是因为在通常情况下，处于低能级上的粒子数，总是远大于处于高能级上的粒子数，故受激吸收大于受激辐射。

总之，在一个由大量粒子（原子、分子、离子）组成的体系中，粒子不停地规划运动着，相互碰撞交换能量，有的吸收能量由低能级（或基态）向高能级跃迁，有的则从高能级向低能级（或基态）返回而放出能量。在同一时刻，有的能级处于高能级上；有的处于低能级上，在达到热平传时，单位体积内同类粒子在各能级上数目的多少是按一定统计规律分布的，在常温下，几乎全部粒子都处于基态。

二、激光及其发光机制

（一）激光的概念

激光的英文名称是 Laser，它是英语 Light amplific cation by stimulated emission of Radiation 的缩写，意思是"受激辐射放大的光"1964 年钱学森建议"光受激发射"改为"激光"。

激光，是 20 世纪 60 年代产生的一项重大技术，它和半导体、电子计算机、原子能一起被称为 20 世纪的四大发明，是人们长期对量子物理学、波谱学、光学和电子学等学科综合研究的成果。激光被称为"最快的刀""最准的尺""最高的光"和"奇异的光"，它的亮度为太阳光的 100 亿倍。

当物质中有辐射能时，上述的受激辐射吸收和自发辐射三个过程同时进行。当原子体系处于热平衡状态时，光的吸收过程是主要的，受激辐射过程是次要的，因此，这种体系不可能获得受激辐射光放大。

要想获得受激辐射光放大——激光，除非使原子体系处于非热平衡状态，也就是说设法使处于高能级上的粒子数多于处于低能级上的粒子数，即使粒子数处于正常分布的原转状态，这种分布称为"粒子数反转"。

那么，如何才能使原子体系处于非热平衡状态，从而实现粒子数反转呢？

1. 激励源（泵浦源）　首先需要必要的能量输入系统，不断地从外界供给能源量，使物质中有尽可能多的粒子吸收能量后以低能级不断激发到高能级上去，这一能量供应称为"激励""抽定"或"泵浦"，所以能源称为"激励源"或"泵浦源"，以光作为激励源的称为"光泵"，用化学能的称为"化学泵"，用核能的称为"核泵"，用电能的称为"电泵"……尽管激励方式不同，但目的都是要使物质中尽可能多的粒子吸收能量后，从低能级不断激发到高能级上去，有选择地使某个或几个高能级上的粒子数大大地增加，且超过低能级上的粒子数，从而实现反转。

2. 工作物质（激活媒质）　实现粒子数反转，除了强有力的泵浦源之外，还有另一重要条件，那就是选择有合适能级结构的物质，就是具有亚稳态能级结构（亚稳态也是激发态，但

其寿命约为 10^{-3}s，比激发态长得多）的物质才有可能实现粒子数反转，因此，我们把能造成粒子数反射的物质称为工作物质（激活媒质）。

能够实现粒子数反转的物质很多，有固体（如红宝石，掺钕钇铝石榴石、半导体等）、气体（如 He-Ne、CO_2、Ar^+ 等），还有液体（如有机染料等），都是组成激光器的主要部件。

3. 光学谐振腔　从理论上讲，只要使工作的物质粒子数反转，就可能产生受激辐射并引起光放大，从而获得强大的激光束。实际不然，原因是仅靠一次通过有限长的工作物质的光放大，其放大能力是有限的，且光在物质中还要被吸收，同时工作物质中的自发辐射是各向同性的，在它们的激励下产生的受激辐射方向也是各异的，总体上受激辐射的积累是有限的，为获得方向性、单色性好的相干光，还需要使用光学谐振腔。

图 1-7 是光学谐振腔的示意图，在工作物质两端加上一对互相平等而且垂直于工作物质的反射镜（反射镜可以是平面，凹面或一平一凹面），两镜向构成了光学谐振腔，其一端是全反射镜（反射率为 100%）；另一端是部分反射镜（反射率＞90%），激光束就从该端输出。

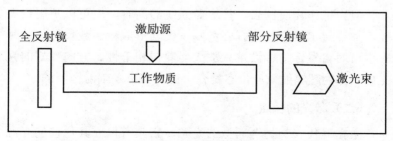

图 1-7　光学谱振腔示意图

4. **激光的产生** 当激励源的能使工作物质处于粒子数反转时，在亚稳态上粒子会在 10^{-3}s 后产生自发辐射，其光子发射的方向是任意的，如图所示，但是凡偏离谐振腔轴线的光子，很快就逸出腔外，只有沿轴线方向传播的光子才能在两反射镜内振荡，反复通过处于粒子数反转的工作物质，不断产生受激辐射，形成光放大，如图 1-8 所示，这是一种雪崩式放大过程，当光放大能克服传播过程中的损耗和部分透射时，腔内便形成稳定的持续振荡，从部分反射镜输出一束单色性好、方向性好、功率强大的干涉光，这就是激光。

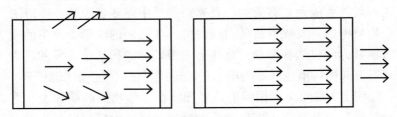

图 1-8 激光器结构原理图

可见，一般激光器是由三部分组成。亚稳态结构、激励能源、光学谐振腔。

但当工作物质够长，且增益系统够高时，也可以不用谐振腔，只要对工作物质进行强激励，使其形成粒子数反转，此时它也可对自发辐射行波单程放大而获得相干性、方向性好的强光束，称为超辐射效应，它是介于激光与自发辐射之间的。

（二）激光的特点

激光器代表一种全新型的光源，它具有以前其他任何光源所不具备的性质。激光的特点总结起来可以归纳为单色性好、方向性好、亮度高、相干性好。由于这些特性的存在，才能在各行业中得到广泛的应用，特别是医学上的应用。

1. **单色性**　激光器发射的光是由一种光子构成，具有特定的波长，而普通光含有各种光子，波长范围很宽。

不同频率的可见光作用在眼睛的视网膜内，使我们感觉到不同的颜色，例如波长在 $0.76 \sim 0.63\mu m$ 之间，人们看到是红色的，波长在 $0.63 \sim 0.60\mu m$ 之间为橙色，由于可看到不同色光，并非单一波长，而且具有一定波长范围，这就是普通光。

由于激光是受激辐射，已知诱发受激辐射的初始光子是来源于自发辐射中沿着谐振膜轴线方向运动的光子，一旦受激辐射发生，经光学谐振腔放大后，其频率与初始光子的频率完全相同，辐射中心的频率只有一个，具有极长的谱线宽度。

谱线宽度是衡量单色性好坏的标志，谱线宽度越长单色性越好？其实不然，普通光源中最好的单色光源是氪灯（^{86}Kr），但是和气体激光 He-Ne 激光其单相比较色性比氪灯纯上亿倍。

激光器的单色性中，以气体激光最好，其次为固体、半导体。

利用激光的单色性，可以最精确地测量物体的长度，所以国际计量局决定"米"的长度用激光的波长来定义。

激光的高单色性开辟了激光光纤通信，激光化学、激光拍频等一系列新方法和新技术，为生物医学初阶提供有利条件。

2. **方向性**　普通光来自发辐射，每一点发出的光都是向四面八方辐射的，如将光聚焦后可在光屏上得一光斑，屏距越远，光斑越大，说明这光是发散的，光束的发散角大小标志着光束方向性的好坏。

激光光束因为只沿着谐振腔的轴方向传播，发出的激光集中在一个很小的角（$0.18°$）范围内，几乎可看成是一个方向。

如将此 He-Ne 激光从地球射到 $3.8 \times 10^5 km$ 的月球上，其光斑直径只有2000m左右，但用最好的探照灯光斑直径要达到1000km以上。

激光的方向性好的特点，可用于定位、导向、测距等。在医学上利用其方向性好、聚焦光斑小（光斑为0.1μm）的特点做激光手术刀，并可以用激光给细胞打孔，做细胞融合时对DNA等大分子进行切割或对接。

3. 亮度　也就是其能量大，因激光可以将能量集中到一个很小的角度内，所以其能量很大。由于激光在空间和时间上的高度集中，如一台红宝石巨脉冲激光器的能量要比太阳光表面的辐射能量高达几万亿倍，由于在$10^{-15}\sim10^{-12}$s的时间内激光瞬间射出，可以产生上亿度高温。还可以切割钢板或作为激光武器或引起热核反应等。激光的高能量可以有效地破坏身体内各种细胞，可以用之汽化，切割烧灼和凝固各种病变组织，如肿瘤、血栓、疣、痣等。

4. 相干性　激光光子传输就像士兵行军步伐整齐、传输有序、同步（而普通光子传输就像游人赶集），频率相同、振动方向相同的两列波相遇处（某点）位相差恒定，这样的两列波称为相干波。

普通光源发光光源是互相独立的，没有恒定的位相差，所以是非相干光源，而激光则是受激辐射，各种光中心是相互联系的，所产生的光可在较长时间内保持恒定的位相差，再加上单色性好，所以激光有很好的相干性。

激光的相干性好的特点，可以用于全息照相，这种全息术广泛用于医学、生物学和其他领域，用激光干涉仪进行检测速度快、精度高。

用激光的相干性制造的激光衍射仪，可用于观察分析细胞和生物组织的形态，用激光全息术和普通显微术结合用来拍摄细胞全息照片，不需要固定和切片，有利于肿瘤的早期诊断，激光和超声波技术结合成超声激光全息术，可以拍摄有一定深度的体内脏器的全息图。

三、影响激光剂量的因素

影响激光剂量包括两个方面：即物理剂量和生物剂量。

（一）物理剂量

物理剂量包括波长、功率，受照面积、激光工作方式激光偏振激光的入射解角等，这些参数都是互相关联的，在治疗中必须全面进行参考。

1. 波长　因为生物组织对不同波长的激光吸收不同，不同波长的激光作用于机体产生的生物效应不同，如红光和红外波段的激光主要因波长长，穿透组织主要以热效应为主，故对深层病变效果比较好，而紫光和紫外光因波长短、穿透组织浅，对表浅组织治疗效果好，主要以光化学作用为主。

2. 激光的输出功率　一般的和生物效应成正比关系，但是有一个阈值，即最小的功率能引起机体的反应，小于阈值对机体不产生任何生物效应，随着激光功率增大对人体作用越来越明显，但过大的功率密度和能量密度则会引起组织细胞的损伤。

功率可以由功率计直接测出，而脉冲激光由能量计测出单个脉冲的能量。

（1）功率（P）：是指单位时间由激光器输出的能量，单位是（W），$1W = 1000mW$，是最基本参量。

（2）功率密度（Ps）：当功率相同时，照射到生物组织上的光斑面积大小不一，其产生的生物效应也不同，所以就要单位面积上的功率大小，其公式是 $Ps = P/S$，P 是激光功率，S

是光斑面积，若是图形光斑，则 $S = \pi R^2$，R 是大斑半径，单位是毫米（mm）或厘米（cm），所以 PS 的单位是 W/mm^2 或 W/cm^2。

（3）能量（J）：是辐射功率与照射时间的乘积 $J = P \cdot t$，单位为焦耳。

（4）能量密度（D）：是受照处功率密度和辐照时间的乘积 $D = P/S \cdot t$。

3. 受照面积　受激光照射的光斑面积。激光功率在光斑上分布是不均匀的，呈高斯分布，中心部位光最强，边缘处变弱，在实际应用中，光斑大小面积即为组织受照面积。

4. 激光的工作方式　激光照射一般分为连续和脉冲两种方式，一般弱激光常用的连续激光，起到光的刺激作用；而脉冲激光其刺激作用更强一些，弱激光必常用，如照射颈动脉斑块时，其频率可调到 5-2000Hz，频率涵盖音频和超声波部分，而在强激光治疗时可用调长和锁模技术，利用其冲击波，瞬间产生的受能量，进行组织上打孔，如青光眼打孔等。

5. 激光偏振　激光是电磁波，光振动矢量偏重某一方向的现象叫偏振，有偏振现象的光叫偏振光，偏振光由于偏振电场改变了细胞类脂双分子层的构象，因而改变细胞膜表面电荷分布，从而影响细胞能量免疫和酶活性的改变。

6. 激光照射时间　连续激光的照射时间，直接阅读秒表即可，而脉冲激光则需记录脉冲的个数，当激光垂直照射时功率密度确定之后，时间则是决定照射剂量大小唯一的因素，剂量随着照射时间的增加而增加，呈正比关系。在实际临床应用中，常用改变时间长短的方法来调节剂量的大小，这是最方便、最常用的控制剂量的方法。

7. 激光的入射角　当激光入射角加大时，则激光的剂量会变小，所以在治疗上要求激光垂直照射病变部位。

（二）生物剂量

在临床治疗上，常发现用同一物理剂量照射人体不同部位和不同组织所产生的生物效应往往是不同的，它与受照部位的结构不同、肤色不同、疾病种类不同，它们对光的吸收、散射、反射和透视不同，因而其穿透的深度也不同，吸收光能量必然不同，其热效应和生物效应也大大不同，所以给予激光的剂量也不同。所以对不同部位，用激光的剂量也很难确定，常常用对人的生物效应来决定其用激光剂量的大小。

如在皮肤上的激光剂量是根据其红斑量来确定，O 为亚红斑量，Ⅰ级（最小红斑量）、Ⅱ级（弱红斑量）、Ⅲ级（中红斑量）、Ⅳ级（强红斑量）、Ⅴ级（超红斑量）这几期的量均为生物剂量。

在眼底则根据眼底被光凝固的程度分为Ⅱ级、Ⅲ级和Ⅳ级等。生物剂量的确定对临床治疗具有指导意义。

第 **2** 章　激光的发展历程

CHAPTER 2

一、激光的历史

早在 1917 年，爱因斯坦在他的经典著作《善于辐射的量子理论》中首次提出受激辐射的概念，并把这些跃迁的过程分为受激跃迁的自发跃迁。受激跃迁又包括受激辐射和受激吸收，为以后激光的发展提供了理论基础。

1923 年，台尔曼（Tolman）更进一步加以证实爱因斯坦的理论。

1940 年，苏联的法布里康首先试验获得粒子数反射现象。

1946 年，瑞士布洛赫在粒子数反转方面进入深入研究，使辐射大于吸收，得到量子放大效应。

1951 年，哥伦比亚大学汤斯等提出微波发现器的概念，并且发明氨分子束微波激射器，这为激光器的产生奠定了基础。科学家希望能制造更短波长的激射器，汤斯认为可以将向波推到红外线附近，甚至可见光波段。

1957 年，Gordoncolld 创造了 "Laser" 这个单词，从理论上指出用光激发原子。

1958 年，肖洛和汤斯发现一个神奇的现象：将氖灯论照射在稀土晶体上时，晶体分子可以发出鲜艳的、始终聚在一起的强光，因而提出"激光原理"即物质受到其他分子固有频率相同的能量激发时，都会产生这种不发散的强光——激光，他们为此发表了重要论文，并获得 1964 年诺贝尔物理学奖。

在 1958 年，汤斯和肖洛合作率先发表了可见光频段工作的设计方式和理论计算，这将激光又推上一个新的阶段。在激光器的研制过程中，肖洛第一个提出谐振腔的考虑，在 1958 年提出关于激光设想，同时研究激光可能材料和方法，在 1959 年召开的国际童子电子会议上，肖洛提出用红宝石作为激光的工作物质，同时他提出激光器的构造，红宝石作为激光器的工作物质，其一端可以做全反向；另一端则几乎全反射，侧面作光抽运。遗憾的是肖洛没有取得足够的光能量，使粒子数反转，因而没有取得成功。

1960 年，加州的休斯实验室梅曼巧妙地用氙灯作为光抽运，从而获得粒子数反转，在 1960 年 7 月，梅曼正式公布用红宝石做的第一台激光器诞生了，这距离爱因斯坦激光理论的发表已有 43 年。

1961 年，中国第一台激光器诞生于王大珩领导的长春光机所。王大珩院士提出要打破光源亮度不能减弱也不能提高的概念，设想把原子发光体放在法布里—珀罗干涉仪中，以延长某一频率的光波波列，提高单色性。

1961 年伊朗科学家阿里·贾万研制出第一台气体激光器。此后激光器如雨后春笋一样相继研制成功，如钕玻璃激光器、掺钕钇铝石榴石激光器、二氧化碳激光器、氩离子激光器、氮分子激光器、氦镉激光器、染料激光器、氪激光器、铜蒸气激光器、钬激光器、氟化氢激光器等，甚至 X 线激光，自由电子激光……

特别在 1962 年，苏联科学家尼古拉·巴索夫发明了半导体二极管激光器，这是今天小型商业激光器的支柱。这些激光器是砷化镓系列激光器，它既可做成高强度激光，又可以做成纽扣大小的激光器。这种激光器与传统的激光器结构不同，它核心部分是 GaAeAs 或其他Ⅲ-Ⅴ族半导体元素构成的芯片，其寿命长，重量轻，不易损坏，光电效率远高于微光的激光器，不需冷却，易操作和便于随身携带，可交、直流两用，所以这种激光在应用上很有前途。

激光的应用也深入到各行各业中。如我国著名物理学家王淦昌院长，提出激光核聚变的理论，使我国在这一领域中走向世界各国的前列。

1971 年，激光进入艺术世界，用于舞台光彩效果以及激光全息摄像。匈牙利物理科学家 Dennis Gabor 凭借对全息摄像的研究获得诺贝尔奖。

1974 年，第一个超市条形码扫描器出现。

1975 年，IBM 投入第一台商用激光打印机。

1978 年，飞利浦造成第一台商用激光盘播放机（CD）。

1982 年，碟片播放机（CD）出现，第一盘是美国歌手 Billy Joel 在 1978 年的专辑 52nd Street。

1988 年，北美洲和欧洲架设了第一根光纤，用光脉冲来传输数据。同年，巴西宣布研制成功一种便携式半导体激光大气通信系统，通信距离为 1000m，如将无线固定下来，通信距离可达 15km。

1990 年，激光用于制造业，包括集成电路和汽车制造。

2010 年，美国国家核安全管理局表示，通过使用 192 束激光来束缚聚变的反应原料，氢的同位素氘和氚，解决了核聚变的一个关键困难。

2012 年，日本松下、美国、中国台湾共同研究世界上最小的半导体激光器。

二、医用激光发展史

早在激光出现之前，芬森教授就发现光可以治病，1893 年他发现红光可以促进天花皮肤损伤的愈合，在 1894 年又发明了紫外线可以治疗红斑狼疮，由于他发现了光可以治病而在 1903 年获得诺贝尔生理学或医学奖。

在 1931 年，德国科学家奥托·瓦堡发现光照可以促进肿瘤细胞的凋亡和抑制正常细胞的凋亡，从而降低癌症和退行性病变的风险。

随着激光技术的发展，一门崭新的应用科学——激光医学逐步形成，激光独特的优点，解决了传统医学在基础研究和临床应用中不能解决的许多难题，引起国内外医学界的重视。

激光医学的发展是从基础研究逐渐发展到临床应用，目前已进入成熟期。

在 1960 年，Maiman 研发出第一台红宝石激光器以后，首先在眼科方面，用于眼视网膜剥离的焊接。目前激光在眼科应用方面是最早且最成熟的，在某些眼科疾病中，激光治疗被认为是首选，如眼底病中的视网膜破孔、中心性浆液性视网膜病变、糖尿病视网膜病变、Coats 病、视网膜劈裂症、视网膜血管瘤、原发性青光眼、激光角膜成形术治疗近视眼等。

强激光在外科手术方面的应用如下。

1. **光效凝固** 当激光照射组织，温度达到 45～70℃时，就会使组织烧灼、炭化、热凝固和细胞坏死，一般用于表浅病灶。

热凝固止血效果较好，其中 Ar^+ 激光可以使直径在 5mm 以下的血管出血凝固，NdyAG 激光使动脉直径在 1mm 和静脉直径在 2mm 以下的出血凝固，CO_2 激光只能使直径 0.5mm 的动脉和直径 1mm 的静脉出血凝固。

2. 切割手术　50W 以上的 CO_2 激光和 30W 以上的 Nd^{3+}：YAG 激光聚焦以后，移动激光焦点就会产生线状切割，在切割组织时，在它路径上封闭着小血管和淋巴管（大血管封不住）。

激光切割的优点：（1）手术出血少；（2）减少感染机会；（3）防止肿瘤转移；（4）精确度高；（5）手术时间短。

3. 激光汽化　高功率的激光使局部组织温度达到300～1000℃以上，这温度可以使细胞病灶瞬间变成气体，可使细胞急骤蒸发、脱水，使病变组织立即汽化而消失。

如皮科常用消除痣、疣（扁平疣、跖疣、尖锐湿疣）血管瘤、恶性肿瘤等；耳鼻喉科用之去除鼻息肉、囊肿、肿瘤；妇产科用之治疗宫颈糜烂；泌尿科常用之泌尿结石；外科常用之痔疮切除术、骨切除、颅内肿瘤……总之，激光的凝固、切割、汽化可以应用到临床各科手术室，代替部分手术刀手术。

在 1974 年研发出激光内窥镜系统。如可以通过关节镜进行半月板切除术，通过腹腔镜进行胆囊切除术，通过胃镜和支气管镜对消化道内的出血、息肉、恶性肿瘤等，呼吸道内的瘢痕狭窄、炎性肉芽及息肉、良恶性肿瘤等进行激光治疗。通过肠镜同样可以治疗直肠、乙状结肠和结肠的出血、息肉和良恶性肿瘤。

激光光动力学治疗即用光敏药物配合激光治疗，常用的光敏药物有血卟啉衍生物（HPD）、血卟啉单甲醚（HMME）、磺化锌酞菁（$ZR-PeS_4$）、磺酞菁（SPs）、叶绿素衍生物 4 号（CPD_4）还有 5-氨基酮戊酸（ALA）……激光器常用的是染料激光器等。

这种光动力学疗法，除治疗各种亚性肿瘤，如皮肤癌、肺癌、消化道肿瘤、膀胱癌等以外，也扩展到治疗良性病变，如

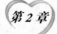

鲜红斑痣、牛皮癣和年龄相关性黄斑性病变等。

激光美容开始只限于皮肤色素痣、血管性病变等。但在 20 世纪 80 年代（1983 年）安德森教授的"选择性光热作用"理论，根据不同组织的生物学特性，选择合适的波长、能量和脉冲持续时间，以保证对病变组织进行有效治疗的同时，尽量避免对周围的正常组织造成损伤，这使激光美容的安全性、有效性得到完美结合，是激光医学专业的里程碑和分水岭，将激光美容提高到一个新的高度，真正达到"去病不留痕"的新境界。

选择性光热作用即光通过人体正常组织到达病变部位时，靶组织对激光的吸收系统大于正常组织吸收系统，且两者的反差越大越好，以便在破坏靶组织时不伤及正常组织，另外，要求激光脉宽小于靶组织的热弛豫时间，使靶组织吸收激光热量来不及向外扩散，以免伤害靶组织周围的正常组织。

由于病变组织内的色素团含量远远多于正常组织，其吸收光能后产生的温度也高于皮肤，该温差使病变血管封闭，色素破裂分解成微细粉尘而不损伤正常组织。这细微粉尘通过血液循环和淋巴循环排出体外，如治疗太田痣等。

关于激光医学上的应用，Toshio Ohshiro 认为激光具有损害性，又具有活化性，只有一个因素决定激光作用的效果，即真正达到靶标生物的光量（即功率密度、能量密度）。如超过一定量，就会对组织产生破坏，这个量就是阈值，如果低于阈值的量，则不产生对组织的损害，而是把这个能量值作用在机体细胞中，将细胞和亚细胞器激活到不同活性的水平。

文献中，激光有一个作用，人们称之为"α效应"。α效应就是激光最流行的模式之一，被称为高斯模式，是钟形曲线，光束的中心功率高，周边部分逐渐减弱，周围组织温度略有上升，不引起组织结构的变化，但是可以激活细胞。这是无损的光热激活区，在最外的区域，组织温度完全不受影响，但组织级能吸收光能，并被激活，以不同方式发生反应，所以这个区域称为非热光活化区域，以上两个区域显示组织结构无变化，由于组织的反应低于损害性阈值，所以这种反应可以称为弱激光（或低强度激光）。

三、弱激光的发展概况

除以上提到的激光治疗，还有一种激光治疗目前正在迅猛发展之中，这就是弱激光治疗（或称为低能量激光、低水平激光、软激光、冷激光）。这种激光治疗常见于可见光中的红色激光（波长 630nm、650nm、680nm）和红外激光（803nm、808nm、810nm），以前常用的激光是 He-Ne 激光 CO_2 激光而现在则被半导体激光器取代。其功效一样，但具有耐用、体积小等很多优点。这种激光作用于人体，是光的刺激效应、光的化学作用和温热效应，而非高温效应（对细胞和组织有破坏作用），对机体不会造成不可逆的损伤，但对人体会产生一系列的生理生化改变，从而促进病变组织恢复到正常状态，这种治疗便称为弱激光治疗。

（一）生物效应的研究

美国早在 1961 年就开始激光生物学的研究。

1962 年德国 Bessis 等发表"激光对血细胞的作用研究"。

1965 年匈牙利 Mester 研究了 He-Ne 激光的生物效应，总结激光对生物体作用的规律，并证明它具有缓解疼痛、加速伤口愈合、减少瘢痕组织等功效，并有论文在匈牙利医学杂志发表。

1963 年 McGuff 发表"激光生物效应的探讨"；Gotdman 发

表"激光束对皮肤的作用"。

(二)临床应用

利用局部照射和激光针灸。1970 年苏联科学家用 He-Ne 激光治疗高血压等内科疾病。报道用激光穴位和反射区照射治疗高血压患者 118 例,其中 108 例血压恢复正常。

1972 年苏联科学家报道用 He-Ne 激光治疗支气管炎很有效果,肺活量增加 30%。

1973 年奥地利 Plog 用激光代替针灸做实验证明有同样效果,并在 1975 年成功做成 He-Ne 激光针灸仪,通过经穴进行疾病治疗取得成功。

在此期间,低强度激光治疗在欧洲和亚洲获得广泛应用,积累了大量的数据,有上百个循证医学证医学实验室证实它的临床疗效,发表了上千份的研究报告,说明此疗法是有效的临床治疗方法。

1985 年在日本召开了世界弱激光医学应用专题会,会上说明这种低强度激光治疗已延伸到对周围神系统的作用,提高免疫功能消除炎症的作用,而且促进伤口愈合的规律性,促进骨痂形成、骨细胞再生的作用等。

Toshio Ohshiro 认为弱激光治疗将引领未来治疗手段。

20 世纪 70 年代,我国开始将激光针灸应用于临床,治疗包括内、外、妇、儿、眼、耳鼻咽喉、口腔、皮肤和神经等学科 200 多种疾病,均取得一定疗效。

鉴于激光治疗无痛、不会感染、无明显的禁忌证,故特别适合儿童、老人和晕针的患者。

激光针灸已经广泛应用到慢性支气管炎、支气管哮喘、高血压、三叉神经痛、面神经麻痹、肩关节周围炎、风湿性关节炎、胎位不正、产后尿潴留等多种疾病的治疗中。

（三）激光血液辐照治疗

这个治疗方法是从紫外线照射以后发展激光血液照射，是从有创的治疗过程到无创血管外照射，方法日趋简单并避免了治疗中的交叉感染和由血管局部损伤的效果，而且治疗效果很好，甚至更好一些，现在国内外仍在广泛地应用，这种治疗方法大约分为三个阶段。

1. 紫外线血液辐照　在 1928 年美国的 Hancock 和 Knott 证明紫外线照射后的血液输给一例合并溶血性链球菌败血症的流产患者，使之转危为安开创了紫外线照射治疗的新方法。

1933 年 Knott 将这种方法应用到临床取得很好的效果。

1958 年瑞士 Wahrli 提出"血源性氧化疗法"，这方法可以解除红细胞表面吸附的通透性差的多糖蛋白质和其他中性分子，增加红细胞的弹性和渗透性，使之恢复膜表面的正常电位状态，因而降低了血液黏稠度，可以提高红细胞的携氧能力。

2. 激光血液辐照　苏联肿瘤研究中心的科学家受到以上疗法的启发，用 He-Ne 激光取代了紫外线体外照射血液后再回输给病人，发现对人的周围血液中的免疫力、生物化学、形态学指标均有明显作用，使肿瘤患者的免疫力恢复到正常的 65%～70%，对类 Ia 抗原的应合不产生任何反应，故被视为肿瘤患者术后增强机体免疫力、延缓肿瘤转移和复发的免疫治疗新方法。

1984 年苏联施瓦里布将体外血液照射改为静脉内照射，用于治疗肢体闭塞血管炎，发现它可以明显改善微循环障碍，而且可以保持疗效达半年之久，为低强度激光治疗开辟了一条新的通道。

1991 年我国王铁开首次在国内将低强度 He-Ne 激光血管内照射应用到临床。

目前，这种疗法已被证明可以改善血液黏稠度，提高红细胞的变形能力，改善微循环，提高红细胞的携氧能力，调节机体的免疫力，激活体力多种酶和激素，其中包括 ATP 酶、超氧化物歧化酶、泌乳素、性激素、甲状腺素、激肽释放酶等。临床常用之消炎、抗感染、降低血脂等。

这种疗法需要穿刺静脉，会给患者造成一定痛苦，而且只能在医院进行治疗，如何能让这种治疗方法走进千家万户，既有治疗效果又没有不良反应，而且要安全便捷，很多学者都进行研究，于是考虑用血管外照射方法，从皮肤黏膜外照射，这样对皮肤和血管壁均无损伤，激光进入血液的能量和血管内照射是一样的，同样能达到治疗效果。

3. **激光血管外照射** 1995 年有专家认为，沿着静脉走行的皮肤上照射的方法明显优于静脉内激光照射血液。

1998 年长春物理研究所孟继武、任新光两人也提出激光无损伤照射的新设想，他们证明软组织的光吸收主要来源于血清蛋白和血红蛋白等蛋白质，如用红色激光作为治疗谱线，可以有 10% 以上的光透过，针头不必刺入血管，固定在肘静脉的皮肤表面，就可达到治疗目的。

天津理疗专科医院用半导体激光在血管区体外照射，波长为 830nm，功率为 30mW，照射锁骨上静脉血管区照射 30min，治疗椎动脉颈椎关节病，治疗的有效率可达 95.3%，而单纯用药物组仅为 70%，有显著性差异。

2008 年北京军区总医院刘文等报道用半导体激光对颈部体表的两对血管（颈内动静脉和颈外动静脉，它们驿脑部供血，占脑部供血量的 90% 以上，经过这两对大血管的血流量占全身血流量的 18% 左右）进行治疗时，照射部位用颈托加以固定，为了更好地对颈部斑块进行治疗，将激光的输出进行频率调制频率为 5～2000Hz，频率覆盖了音频和部分超声波，治疗中可以根据病人情况进行选择性治疗，这种方法可以降低血液黏稠度，增加红细胞的变形性，降低血小板的聚集性。2002 年报道南京理工大学骆晓森，采用波长为 650nm 的半导体激光对成年人手背部（厚度为 1mm）的静脉壁（厚度为 0.2mm）进行照射，650nm 激光对手背皮肤的透射率为 20%，对静脉壁的透射率为 90%，如果用 10mW 的半导体激光从皮肤外直接照射手背皮下静脉，若手背设计照射一个点，则进入静脉的激光功率可在 0～1.8mW 之间可调，若调协两个照射点，则可以使进入静脉的激光功率在 0～3.6mW 直接可调，作者对皮肤厚度和静脉厚度和透射率进行检查，得出激光进入血液内的剂量。

手背、脚背、肘正中和小腿外侧皮肤的厚度分别为 1.0mm、1.0mm、1.4mm 和 2.2mm，650nm 激光对它们的透射率分别为 20%、20%、12% 和 6%。手背皮下静脉厚度约 0.2mm，同样波长激光对它的透射率为 90%。

魏华江报道 632.8nm 的 He-Ne 激光对人胃大网膜静脉的透射率为 83.3%。

郑金启等证明 632.8nm 的 He-Ne 激光对于厚度为 2.02nm 的黄种人下肢皮肤的透射率为 9.1%；对于厚度为 1.65nm 的黄种人背部皮肤的透射率则为 13.8%。

魏华江等证实动脉和静脉对红包激光的漫反射率和透射率显著不同。动脉对于红色激光的吸收系统显著大于静脉的吸收系统，但动脉的散射系统数也明显大于静脉的散射系数。

1980 年报道俄罗斯医学专家在实验性急性胰腺炎模式条件下，动脉内激光照射和静脉内激光照射和静脉内激光照射的资料相比较，证明动脉内照射对红细胞和胰腺代谢有更明显的效果，在临床治疗上也有类似的效果。

北京军区总医院、首都安贞医院的专家用 650nm 的半导体激光经皮照射桡动脉 30min，每天 1 次，7～30 天为一疗程，共治疗高黏血症、高脂血症患者 117 例，采用自身对照方法，证明血黏度、血脂、胆固醇在治疗前后均有显著性差异（P < 0.05）使用激光输出功率 20mW，对人体无任何损伤。结合穴位照射，如激光照射桡动脉加内关穴，取得很好的效果。

人们发现鼻腔内的血管网非常丰富，其中的血红蛋白和血清蛋白吸收更多的能量，其临床治疗效果更好。

1998 年报道李清美、陈荣和李彬等用激光鼻腔内照射取得好的疗效。

深圳人民医院率先在国内用鼻腔内激光内照射脑梗死患者，并且用先进的单光子电子计算断层来观察激光照射前后的角层脑组织内血循环的改变和脑功能的变化。结果证明激光鼻腔内照射有很好的疗效，因为鼻腔内血管非常丰富，有动脉的黎氏丛和静脉的克氏丛，老年人还有吴氏静脉丛，而且鼻黏膜血管深层的血液还可以不经过毛细血管而从小动脉直接进入小静脉（动静脉吻合），这种动静脉吻合占鼻黏膜血流的 60% 左右，所以，有的学者认为鼻腔内组织血流量比肝、脑和肌肉等组织相对还要多，而且鼻腔内的自主神经也非常丰富，它不但可以影响脑的血管收缩舒张功能，而且还会通过迷走神经影响消化系统的功能；再者，由于鼻腔的解剖关系，有某些潜在的微细交通与蛛网膜相联系，而且这种闻法不需要静脉穿刺，治疗时安全可靠，而且半导体激光器体积小、重量轻、操作简单、经济耐用，适合社区、家庭应用对于康复中而又行动不便的老人最为适宜，且值得推广。

总之，我国激光血液辐照治疗，已由抽出血在体外照回输，进展到激光血管内照射治疗，再进展到无创的血管外照射，这是我国独创的，领先其他国家，激光鼻腔内照射和手腕部桡动脉照射，在我国已广泛地应用并深入到千家万户，为百姓造福。今后更新更为精细，体积更小微型的、多用的、价格便宜的激光治疗仪，将深入到各家庭。

正如美国激光医学专家沃尔巴什特在《激光在医学和生物学中的应用》一书中写道："激光生物枣可能是激光在医学上的一种新型应用的标志，这种应用比激光破坏和切开组织的应用更有价值。"

目前，国内弱激光无创的除鼻腔照射、桡动脉照射。现在还有鼻腔照射和颈动脉、椎动脉同时照射，同时配合高浓度的氧气吸入治疗，从而提高红细胞的携氧能力和红细胞的变形性，这样提高了全身组织供血供氧情况，对由于缺血缺氧引起的冠心病、高脂血症、高血压、脑梗死患者起到辅助治疗效果。

另外，激光器的发展也随着电子工业的发展，其微型化更加突出。一个只有很小双鼻孔由照射鼻腔照射器，即可达到治疗效果，具输出功率为10mW的630nm激光，只要一开即能使用，而且有充电器，可以及时补充所需电流，携带方便、装在衣服口袋内即可，使用方便，更重要的是大大降低制造成本，所以价格便宜，更适合家庭和个人使用。这种小型鼻腔激光仪目前已面世，为广大老百姓造福，而且单管的产品除鼻腔之外，还可以结合传统医学进行穴位照射。

除以上常见的630nm、650nm、680nm红色激光用弱激光照射以外，河南医科大学、白求恩医科大学也成功地用532nm绿色激光进行兔子和犬的试验，证明用这种激光进行血液辐射，对人体无任何损伤，而在2mW以下，绿色激光更优于红色激光，尤其是可使红细胞总数上升，持续效果更为突出，测出其安全阈值、血液流变学、红细胞白细胞、T 淋巴细胞和 T 淋巴非特异性酶、乳酸脱氢酶、血浆脂质过氧化物和超氧化物歧化酶在弱激光血液辐射后的前后变化，为临床治疗打下了基础。而且在此基础上，对 30 例银屑病患者和 25 例血脂症进行 10 次治疗，银屑病的治疗效果和 He-Ne 激光相同（分别为 95% 和 93%），而治疗高脂血症患者，同样用 1mW 的剂量，绿光的治疗效果却远远大于红光的治疗效果（分别为 93% 和 40%）。

激光血液辐照除了照射鼻腔，照射桡动脉，以及相应的穴位照射以外，也有用在口腔部位的照射。如 2000 年北京友谊医院用 9mW 的 650nm 的半导体激光照射口腔内的咽后壁处，每日 1 次，每次 30min，10 次为一疗程，证明红色弱激光可以降低血黏度，血小板聚集率由浆纤维蛋白原含量，而且能激活患者的纤溶能功能，如增强患者 t-PA 活性（组织型纤溶酶原激活物），提高 FDP 含量（纤维蛋白解物）降纸 FBG〔凝血因子 I（纤维蛋白原）〕和 FAI（纤维溶酶原激活物抑制药），D-D（D-2 聚体）含量无明显增加，说明红激光照射可以降纤维蛋白原和纤维蛋白。这是因为口腔内有丰富的血管网，表面无角质细胞，而且有丰富的淋巴系统、神经系统和唾液分泌系统，从而激活血液中的有形成分和无形成分，使细胞内三磷腺苷增加，改善红细胞聚集性、变形性和携氧能力，具有改善血液黏稠度，调节免疫能力等作用。

第3章　半导体激光器
CHAPTER 3　（家庭用）

　　迄今，激光器的种类和分类方法很多，按工作物质形态分类，有固体激光器、气体激光器、液体激光器等。固体激光器又分为红宝石激光器、掺钕钇铝石榴石（Nd^{3+}:YAG）、铒激光器（Er:YAG）等。气体激光器则包括 NE-Ne 激光器、Ar^+ 激光器和 CO_2 激光器等。染料激光器则属于液体激光器。激光的种类很多很多，但我们介绍的常用半导体激光器（图 3-1），如半导红光激光器和半导体红外激光器，它小巧、轻便、寿命长、使用方便，输出谱线多，很适合家庭使用，治疗时既安全又有疗效，故可以走入千千万万户家庭。

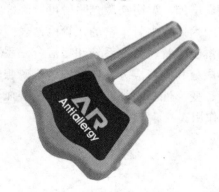

图 3-1　半导体激光器示意

半导体激光器又称激光二极管，是用半导体材料作为工作物质的激光器。由于物质结构上的差异,不同种类产生激光的具体过程比较特殊。常用的工作物质有砷化镓(GaAs)、硫化镉(CdS)、磷化铟(InP)、硫化锌(ZnS)等。激励方式有电注入、电子束激励和光泵浦 3 种形式。

半导体激光器件可分为同质结、单异质结、双异质结等多种。同质结激光器和单异质结激光器在室温时多为脉冲器件,而双异质结激光器室温时可实现连续工作。半导体二极管激光器体积小、寿命长,并可采用简单的注入电流的方式来泵浦,其工作电压和电流与集成电路兼容,因而可与之单片集成,并且还可以用 GHz(10 亿赫兹)级的频率直接进行电流调制,以获得高速调制的激光输出,因此是最实用的一类激光器。

一、半导体激光器的工作原理

半导体激光器是以一定的半导体材料做工作物质而产生激光的器件。其工作原理是通过一定的激励方式,在半导体物质的导带与价带之间,或者半导体物质的能带与杂质能级之间,实现非平衡载流子的粒子数反转,当处于粒子数反转状态的大量电子与空穴复合时,便产生受激发射作用。其激励方式主要有三种,即电注入式,光泵式和高能电子束激励式。电注入式半导体激光器,一般是由砷化镓(GaAs)、硫化镉(CdS)、磷化铟(InP)、硫化锌(ZnS)等材料制成的半导体面结型二极管,沿正向偏压注入电流进行激励,在结平面区域产生受激发射。光泵式半导体激光器,一般用 N 型或 P 型半导体单晶(如GaAS,InAs,InSb 等)做工作物质,以其他激光器发出的激光作光泵激励。高能电子束激励式半导体激光器,一般也是用 N 型或者 P 型半导体单晶(如 PbS、CdS、ZhO 等)做工作物质,通过由外部注入高能电子束进行激励。在半导体激光器件中,性能较好，应用较广的是具有双异质结构的电注入式 GaAs 二极管激光器。

（一）发光原理

根据固体的能带理论，半导体材料中电子的能级形成能带。高能量的为导带，低能量的为价带，两带被禁带分开。引入半导体的非平衡电子 - 空穴对复合时，把释放的能量以发光形式辐射出去，这就是载流子的复合发光。

一般所用的半导体材料有两大类，直接带隙材料和间接带隙材料，其中直接带隙半导体材料如 GaAs（砷化镓）比间接带隙半导体材料如 Si 有高得多的辐射跃迁几率，发光效率也高得多。

（二）发光条件

半导体复合发光达到受激发射（即产生激光）的必要条件如下。

1. 粒子数反转分布分别从 P 型侧和 n 型侧注入到有源区的载流子密度十分高时，占据导带电子态的电子数超过占据价带电子态的电子数，因而形成了粒子数反转分布。

2. 光的谐振腔在半导体激光器中，谐振腔由其两端的镜面组成，称为法布里－珀罗腔。

3. 高增益用以补偿光损耗。谐振腔的光损耗主要是从反射面向外发射的损耗和介质的光吸收。

半导体激光器是依靠注入载流子工作的，发射激光必须具备三个基本条件：

1. 要产生足够的粒子数反转分布，即高能态粒子数足够的大于处于低能态的粒子数。

2. 有一个合适的谐振腔能够起到反馈作用，使受激辐射光子增生，从而产生激光震荡。

3．要满足一定的阀值条件，以使光子增益等于或大于光子的损耗。

半导体激光器工作原理是激励方式，利用半导体物质（即利用电子）在能带间跃迁发光，用半导体晶体的解理面形成两个平行反射镜面作为反射镜，组成谐振腔，使光振荡、反馈，产生光的辐射放大，输出激光。

二、半导体激光器的发展及应用

（一）发展

在1962年7月召开的固体器件研究国际会议上，美国麻省理工学院林肯实验室的2名学者克耶斯（Keyes）和奎斯特（Quist）报告了砷化镓材料的光发射现象，这引起通用电气研究实验室工程师哈尔（Hall）的极大兴趣，在会后回家的火车上他写下了有关数据。哈尔立制定了研制半导体激光器的计划，并与其他研究人员一道，经数周奋斗获得成功。

半导体物理学的迅速发展及随之而来的晶体管的发明，使半导体激光器的发明设想成为可能。科学家们在20世纪50年代产生的梦想，到了60年代早期发展成为研究实践。

像晶体二极管一样，半导体激光器也以材料的p-n结特性为基础，且外观亦与前者类似，因此，半导体激光器常被称为二极管激光器或激光二极管。

早期的激光二极管有很多实际限制，例如，只能在77K低温下以微秒脉冲工作。后来才由贝尔实验室和列宁格勒（现在的圣彼得堡）约飞（Ioffe）物理研究所制造出能在室温下工作的连续器件。而足够可靠的半导体激光器，直到70年代中期才出现。

半导体激光器体积非常小，最小的只有米粒那样大。工作波长依赖于激光材料，一般为 0.6～1.55um。由于多种应用的需要，更短波长的器件也在发展中。据报道，以Ⅱ～Ⅳ价元素的化合物，如 ZnSe 为工作物质的激光器，在低温下已得到 0.46um 的输出；而波长 0.50～0.51um 的室温连续器件输出功率已达 10mW 以上。

光纤通信是半导体激光可预见的最重要的应用领域，一方面是世界范围的远距离海底光纤通信；另一方面则是各种地区网。后者包括高速计算机网、航空电子系统、卫生通讯网、高清晰度闭路电视网等。就目前而言，激光唱机是这类器件的最大市场。其他应用包括高速打印、自由空间光通信、固体激光泵浦源、激光指示，及各种医疗应用等。

20 世纪 60 年代初期的半导体激光器是同质结型激光器，它是在一种材料上制作的 pn 结二极管在正向大电流注入下，电子不断地向 p 区注入，空穴不断地向 n 区注入。于是，在原来的 pn 结耗尽区内实现了载流子分布的反转。由于电子的迁移速度比空穴的迁移速度快，在有源区发生辐射、复合，发射出荧光，在一定的条件下发生激光。只不过，这是一种只能以脉冲形式工作的半导体激光器。

半导体激光器发展的第二阶段是异质结构半导体激光器，它是由两种不同带隙的半导体材料薄层，如 G&As，GaAlAs 所组成，最先出现的是单异质结构激光器（1969 年）。单异质结注入型激光器（SHLD）是利用异质结提供的势垒把注入电子限制在 GaAsP 一 N 结的 P 区之内，以此来降低阀值电流密度，其数值比同质结激光器降低了一个数量级，但单异质结激光器仍不能在室温下连续工作。

1970 年，双异质结激光器的诞生使可用波段不断拓宽，线宽和调谐性能逐步提高，其结构的特点是在 P 型和 n 型材料之间生长了仅有 0.2Eam 厚的，不掺杂的，具有较窄能隙材料的一个薄层，因此注入的载流子被限制在该区域内（有源区），因而注入较少的电流就可以实现载流子数的反转．在半导体激光器件中，目前比较成熟、性能较好、应用较广的是具有双异质结构的电注入式 G&A。二极管激光器。

随着异质结激光器的研究发展，人们又大胆设想，如果将超薄膜（＜ 20nm）的半导体层作为激光器的激括层，以致于能够产生量子效应，结果会怎样？由于 MBE，MOCVD 技术的成就，在 1978 年出现了世界上第一只半导体量子阱激光器（QWL），它大幅度地提高了半导体激光器的各种性能。后来，又由于 MOCVD，MBE 生长技术的成熟，能生长出高质量超精细薄层材料，之后，便成功地研制出了性能更加良好的量子阱激光器。量子阱半导体激光器与双异质结（DH）激光器相比，具有阈值电流低、输出功率高，频率响应好，光谱线窄和温度稳定性好和较高的电光转换效率等许多优点。

QWL 在结构上的特点是它的有源区是由多个或单个阱宽约为 100 人的势阱所组成，由于势阱宽度小于材料中电子的德布罗意波的波长，产生了量子效应，连续的能带分裂为子能级。因此，特别有利于载流子的有效填充，所需要的激射阈值电流特别低。半导体激光器的结构中应用的主要是单、多量子阱，单量子阱（SQW）激光器的结构基本上就是把普通双异质结（DH）激光器的有源层厚度做成数十 nm 以下的一种激光器，通常把势垒较厚以致于相邻势阱中电子波函数不发生交迭的周期结构称为多量子阱（MQW）。量子阱激光器单个输出功率现已大于 1w，承受的功率密度已达 lOmW/cm^3 以上。而为了得到更大的输出功率，通常可以把许多单个半导体激光器组合在一起形成半导体激光器列阵。因此，量子阱激光器当采用阵列式集成结构时，输出功率则可达到100w以上。近年来，高功率半导体激光器（特别是阵列器件）飞速发展，已经推出的产品有连续输出功率5W，10w，20w和30W的激光器阵列。脉冲工作的半导体激光器峰值输出功率50W、120W和1500W的阵列也已经商品化。一个4.5cm×225px的二维阵列，其峰值输出功率已经超过45BW。峰值输出功率为350KW的二维阵列也已问世。

从20世纪70年代末开始，半导体激光器明显向着两个方向发展，一类是以传递信息为目的的信息型激光器；另一类是以提高光功率为目的的功率型激光器。在泵浦固体激光器等应用的推动下，高功率半导体激光器（连续输出功率在100w以上，脉冲输出功率在5W以上，均可称之谓高功率半导体激光器）在20世纪90年代取得了突破性进展，其标志是半导体激光器的输出功率显著增加，国外千瓦级的高功率半导体激光器已经商品化，国内样品器件输出已达到600W。

如果从激光波段的被扩展的角度来看，先是红外半导体激光器，接着是670nm红光半导体激光器大量进入应用，接着，波长为650nm、635nm的问世，蓝绿光、蓝光半导体激光器也相继研制成功，lomw量级的紫光乃至紫外光半导体激光器，也在加紧研制中。为适应各种应用而发展起来的半导体激光器还有可调谐半导体激光器，电子束激励半导体激光器以及作为"集成光路"的最好光源的分布反馈激光器（DFB-LD），分布布喇格反射式激光器（DBR-LD）和集成双波导激光器。另外还有高功率无铝激光器（从半导体激光器中除去铝，以获得更高输出功率，更长寿命和更低造价的管子）、中红外半导体激光器和量子级联激光器等等。其中，可调谐半导体激光器是通过外加的电场、磁场、温度、压力、掺杂盆等改变激光的波长，可以很方便地对输出光束进行调制。分布反馈（DF 式半导体激光器是伴随光纤通信和集成光学回路的发展而出现的，它于 1991 年研制成功，分布反馈式半导体激光器完全实现了单纵模运作，在相关技术领域中又开辟了巨大的应用前景。它是一种无腔行波激光器，激光振荡是由周期结构（或衍射光栅）形成光耦合提供的，不再由解理面构成的谐振腔来提供反馈，优点是易于获得单模单频输出，容易与纤维光缆、调制器等辆合，特别适宜作集成光路的光源。

（二）应用

半导体激光器是成熟较早、进展较快的一类激光器，由于它的波长范围宽，制作简单、成本低、易于大量生产，并且由于体积小、重量轻、寿命长，因此，品种发展快，应用范围广，已超过 300 种，半导体激光器的最主要应用领域是 Gb 局域网，850nm 波长的半导体激光器适用于）1Gb。局域网，1300～1550nm 波长的半导体激光器适用于 10Gb 局域网系统。半导体激光器的应用范围覆盖了整个光电子学领域，已成为当今光电子科学的核心技术。

半导体激光器在激光测距、激光雷达、激光通信、激光模拟武器、激光警戒、激光制导跟踪、引燃引爆、自动控制、检测仪器等方面获得了广泛的应用，形成了广阔的市场。1978 年，半导体激光器开始应用于光纤通信系统，半导体激光器可以作为光纤通信的光源和指示器以及通过大规模集成电路平面工艺组成光电子系统．由于半导体激光器有着超小型、高效率和高速工作的优异特点，所以这类器件的发展，一开始就和光通讯技术紧密结合在一起，它在光通讯、光变换、光互连、并行光波系统、光信息处理和光存贮、光计算机外部设备的光祸合等方面有重要用途。

半导体激光器的问世极大地推动了信息光电子技术的发展。到如今，它是当前光通信领域中发展最快、最为重要的激光光纤通信的重要光源。半导体激光器再加上低损耗光纤，对光纤通信产生了重大影响，并加速了它的发展。因此可以说，没有半导体激光器的出现，就没有当今的光通信。GaAs/GaAlAs.双异质结激光器是光纤通信和大气通信的重要光源，如今，凡是长距离、大容量的光信息传输系统无不都采用分布反馈式半导体激光器（DFB-LD）。半导体激光器也广泛地应用于光盘技术中，光盘技术是集计算技术、激光技术和数字通信技术于一体的综合性技术。是大容量、高密度、快速有效和低成本的信息存储手段，它需要半导体激光器产生的光束将信息写入和读出。同时，半导体激光器的医学应用也越来越多，针对人类各种疾病的干预，半导体激光器的种类也越来越丰富。

三、半导体激光器示例

（一）波长与颜色

波长不同的电磁波，人眼感觉到的颜色是不同的。

红光：770～622nm。

橙光：622～597nm。

黄光：597～577nm。

绿光：577～492nm。

蓝靛光：492～455nm。

紫光：455～390nm。

以过敏性鼻炎（allergic rhinitis AR）半导体激光器为例，AR 使用的是 630nm 窄波段红光，能够增强吞噬细胞的噬菌能力，影响 Ca 离子在细胞内外的迁移，抑制活性氧产生，从而可以减少组织胺等有害物质的释放，不需要抗组胺剂，有效修复鼻腔粘膜受损，改善鼻腔内毛细血管循环障碍，同时可以间接作用于心脑血管等。这种半导体激光器小巧、方便，很适合家庭应用，其基本构造见下图 3-2。

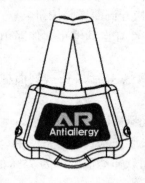

图 3-2 过敏性鼻炎半导体激光器

1. **技术参数** AR 半导体激光器的主要技术参数如下表 3-1。

表 3-1 AR 半导体激光器的主要技术参数

型号	AR-100
光波长	630nm 窄带光波
照明强度	每个鼻孔的最低照明强度为 10.0mW（±20%）
定时器	十分钟（±5%），可手动关闭（长时间按压侧面橡胶按钮）
电池容量	80mAh
功耗	<120mW
续航次数	充满电后使用约 8 次
充电方式	MicroUSB
充电电压 / 充电电流	5V/1A
仪器尺寸	50mm×40mm×16mm
供电方式	内部锂电池

2. 半导体激光器的使用　　半导体激光器的使用非常简便。

（1）按下橡胶按钮，红色光源点亮，开始工作。

（2）按住侧面橡胶按钮调整光源间距，将红光光源插入鼻孔 1～1.5cm 左右，松开侧面橡胶按钮。

（3）10min 后，红灯自动停止并伴随 10 声"滴"响，提示治疗结束。

（4）在红光光源点亮后，长按侧面橡胶按钮 8 秒可直接关机。

使用半导体激光器需注意以下事项。

（1）儿童使用必须在家长监督下使用。

（2）清洁时，用软布蘸取浓度为 75% 的医用酒精擦拭，请勿用水浸泡。

（3）避免直视光源。

（4）灵应避免在高温环境下使用及贮存。

（5）一起使用时，若出现三声短促的"滴滴"提示声且红光闪烁，则表明系统电量不足，请及时充电。

（6）首次使用时，若未能开机，则需充电。充电时，系统蓝灯会点亮，充满约需要 1h，蓝灯熄灭标识充电完成。

（7）为延长电池使用寿命，提高效能，产品使用中，出现电量报警提示后请立即充电，不需要等电全部放完再充电。

（8）当按下侧面橡胶按钮红灯不亮时，需要充电；当红灯闪烁时，显示电量不足。

四、半导体激光器优势

（一）穿透组织深

半导体红外激光不管是 805mm 或是 810mm、830mm 都比 He-Ne 激光 632.8nm 波长要长，对人体组织的穿透力强（表3-2）。

表 3-2　半导体激光和 He-Ne 激光比较

名称	波长 （nm）	穿透深度 （μm）	最大功率 （mW）	照射时间 （min）
半导体激光	790～830	1200	500	3～5
He-Ne 激光	632.8	550	50 以下	10～20

　　半导体激光另一穿透力深的原因是从它的吸收曲线可以看出（图 3-3），808～830nm 波长的激光穿透组织时被水吸收，黑色素吸收和血红蛋白的吸收量少，所以穿透组织最深，其最大穿透深度可达 5～7cm。而其他波长的可见光和远红外线部分则分别被血红蛋白、黑色素和水吸收的较多，所以穿透力比较浅。

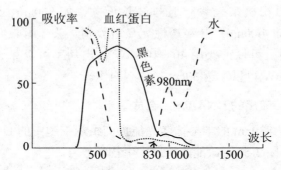

图 3-3　半导体激光吸收曲线

　　据文献报道，该波长的穿透力比 Nd：YAG 激光深约 1.3 倍，比 He-Ne 激光深约 2 倍，比 Ar⁺ 激光深约 5 倍（图 3-4）。

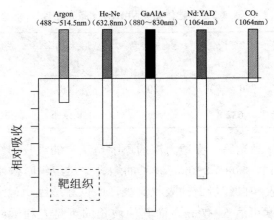

图 3-4 不同波长激光对组织的穿透深度

在输出功率 40～100mW，激光从手背照射穿透手掌用充电式照相机来确诊，但与波长无关。如 810nm、500nm、和 830nm、600nm，其穿透性无显著差别。关于对骨骼的穿透性，照相机可以证实用 40～100mW 输出功率可以穿透人体骨骼，100mW 可以穿透 30cm 厚的骨组织。

（二）较高的 DNA/RNA 合成率

808～830nm 的半导体激光能提高组织细胞中的 DNA/RNA 的比值（图 3-5），故能产生最大生物学效应。

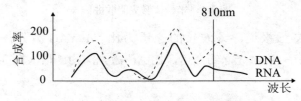

图 3-5 波长与 DNA/RNA 合成的速率关系

（三）损伤阈值高，安全性强

当激光束照射人体组织时，造成组织细胞产生不可逆损伤的功率密度值称为该光束的"损伤阈值"。不同波长的激光有不同的损伤阈值（表3-3）。790～830nm 的半导体激光损伤阈值高，临床无不良反应，安全可靠。980nm 处于人体组织吸收率高的曲线，易于干燥创面消炎、消肿。

表 3-3　几种激光的损伤阈值比较

名称	波长（nm）	损伤阈值（W/cm²）
CO_2	10 600	0.3
He-Ne	632.8	1.0
半导体激光	790～830	＞20

（四）输出功率高

激光作用于生物组织必须有足够的剂量才能产生生物效应，国内生产的半导体激光功率可达 500mW，已充分满足临床治疗的需要。

（五）作用面积大

由于半导体激光作用的发散角大，可以达到20mrad，当激光束照射到组织上，其有效治疗面积为光斑的 10 倍，约 3～5cm 的范围（图3-6），故对大的病变，如大面积烫伤、肩周炎等均可包括在治疗范围之内。

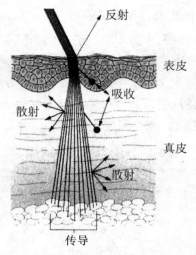

图 3-6　半导体激光辐射范围

（六）其他

半导体激光器体积小、重量轻、转换效率高、结构简单、价格便宜、工作速度快，而且激光管的寿命长、波长丰富等优点，是其他激光器无可比拟的。半导体激光管的寿命可达100 000h，而且使用 220V 的电源。

第 **4** 章 激光的生物效应

激光对人体组织产生的作用有很多因素直接影响，特别是组织结构的不同，则会产生不同的生物效应。

激光生物效应总的可以分为热效应和非热效应。

热效应可以使组织凝固变性，它随着入射激光增强，温度升高更明显，可以导致局部组织烧灼、炭化、汽化、凝固、蒸发。从组织病理学角度看，这是一个局部生物组织的烧伤性凝固坏死过程。

非热效应主要是以机械损伤为主，同时有光化等一系列非线性效应，现在激光的生物效应一般分为五种，包括：激光的热作用、压强效应、光化学效应、电磁场作用和生物刺激作用。

一、热效应

主要是可见光和红外线波段的激光辐照引起的效应。当激光照射生物组织后，激光的光子能量被生物组织的分子吸收，被吸收的光能加剧生物分子本身的振动和转动，同时也加剧这些受激分子和周围分子的碰撞，分子的运动加剧使受照部位逐渐变热，以温升的形式表现出来，特别是组织含有多种色素（黑色素、血红蛋白、胡萝卜素等）更增加了光能的吸收，促进了生物组织的变性，尤其是蛋白质变性，从而使组织细胞遭受到不同程度的损伤。

在激光的作用下，可能触及某些吸热的化学反应，叫热化反应。这种热化反应是反应速度随温度的增加而增加，生物体内存在各种各样的热化反应。因为热化反应是随着温度增高，使分子的能量增加而且碰撞频率也增加。

激光的作用下还可以产生光化反应，就是组织吸收了光子的能量，它不是由分子碰撞产生的，光化反应速率几乎和温度没有关系。

光化反应和热化反应的另一区别是光化反应可以产生其他受激原子、分子和自由基，而热化反应是不可能发生的。

光化反应和热化反应实际上是不易区别的，因为生物体的初级反应可能是光化反应，而次级反应是热化反应。

激光对组织产生的热作用有些规律。

（1）组织升温将随着激光的能量上升而上升。

（2）红外激光的生热效率高。

（3）生物组织对光的吸收率高者生热多。

（4）生物组织的比热和热容量（即含水量）小者生热快。

（5）生物组织的血流量和热导率高者生热慢。

对局部组织来说，由于温升不同，对生物组织的影响也不同，如激光照射皮肤和黏膜时，因温升不同会相继出现不同程度的改变。

低强度激光使局部组织温升 1～2℃，故局部组织产生温热感，这种温度绝对不会热致损伤，主要是引起光化学改变，使机体产生一系列生理生化的改变，从而调节了机体的功能来达到治疗的目的，临床常用的 He-Ne 激光，半导体激光进行局部照射、穴位照射、反射区照射、鼻腔内照射、血管内照射等。

1～2mW He-Ne 激光或 630nm 的半导体激光照射离体皮

肤，可以使照射部位平均升温 0.05～0.1℃，如照射迎香、颊平穴 5min 以后，局灶温升 1.5～5℃不等，弱激光血液照射时，局部可以有温热感，说明有轻微的热产生，它可以激活血液的酶和血管壁上的感受器，使机体产生一系列的改变，鼻腔内激光照射时，有时患者自觉鼻腔内发干，甚至不能坚持，这是由于鼻腔较封闭热不易散出，水分蒸发所致，缩短作用的时间即可。

二、压强效应

生物组织被激光照射时，由于光子在其表面撞击而产生的压力，称为光压。一般认为形成压力的激光主要是脉冲激光，如Q开关锁膜激光，其脉冲冲击波力量很强大，故而形成光压。

一般低强度激光照射生物体时，其光子在其表面上碰撞形成辐射压力，这种光压非常微小，可以忽略不计，激光的光压虽然很小，但集中起来，其功率也是有一定强度的。

脉冲低强度激光照射鼻腔后产生轻微的压力，如用脉冲频率 8～13Hz 与快速睡眠被（REM）频率一致（产生共振），这样对促进睡眠有更好的效果。

REM 正常，可以长寿。脉冲频率为 2000Hz 对颈动脉斑块的消退有帮助。

三、光化学效应

当一个分子吸收一个光子后，将该分子上升到电子激发态，从而开始一系列此激发分子返回到它起始的基态及其能量不断地降低的过程。在这个过程中，除了发生辐射和非辐射之外，激发态分子还可以经过若干键断裂与键合成的化学反应，这就是旧键完全破坏或新键形成的过程。简单地说，利用光能作为激活能而发生的化学反应是光化反应。

激光的化学反应主要发生在紫外波段，少数发生在蓝绿光波段，这是由于生物分子的光谱吸收特性所决定的，如嘌呤、嘧啶、核苷酸、核酸、维生素 A、B 族维生素、维生素 D，维生素 E、核黄素，氨基酸、多肽蛋白质等物质的光谱吸收峰都处在 260～371nm 波长范围，而细胞色素 a、b、c，还有还原血红蛋白、氧化酶、胡萝卜素、黑色素、类黑色素、视紫红质等物质的主要光谱吸收峰处在 400～550nm 波段。由此可见，激光波长越短，光化学效应越明显。

对生物组织来说，一般光化反应是生命存活所必需的，是一种储能方式，在正常生物体内不断地进行，例如视网膜的视紫红质异构化，在紫外线照射下皮肤产生维生素 D，植物叶绿素的光合作用等。

根据体外试验的结果，光化学反应可以分为以下几种类型。

（1）光致聚合反应。

（2）取代反应。

（3）光致分解。

（4）交致氧化。

（5）光致异构。

（6）光敏化作用。

超剂量激光照射所产生的光化学效应，可使生物体损伤，分子键共振效应可使 DNA 键断裂。

在激光辐射时，其能量没有达到破坏生物组织，热效应与压强效应不占主导地位时，在生物组织中可能主要是光化学效应。

大多数细胞对可见光是不敏感的，因为它们的有机组成对可见光没有明显吸收，但是如果有适当的光敏化剂存在，并在生物组织细胞内浓集时，某些细胞器大分子能选择地吸收这些光敏化剂，受到激光照射后，光敏化剂分子吸收光能引起化学反应，从而使细胞器遭到破坏，甚至将细胞杀死。所以低强度激光血液照射时一定要慎用药物，特别是光敏药物。光敏化剂不发生永久性化学反应，它仅仅是催化光学化反应。

光敏治疗中，在临床上我们将之分为两大类。

一类是不需要氧分子参加的补骨脂素，它是高效的光敏化剂，而且温度对光敏化反应速率几乎没有什么影响，在病变处涂以补骨脂酊这类药物，再用紫外光的氮分子激光，准分子激光进行照射，可以治疗银屑病和白癜风，如有呋喃香豆素存在时，用365nm的紫外光照射，可以迅速把细菌杀灭。

另一类光敏治疗是需要氧分子参加的光动力学疗法。这种光敏治疗的方法的先决条件是特殊波长的光，光敏物质和分子氧反应过程中的关键是单态氧的形成。血卟啉衍生物是早使用的光敏剂，给癌症患者静脉注射血卟啉衍生物以后，再用630nm的染料激光照射癌瘤局部，由于光敏化作用破坏供应肿瘤的血管组织和癌细胞，从而造成癌细胞的死亡，这种方法在国内外已广泛地应用于胃癌、肺癌、直肠癌和皮肤癌等，有效率可以达到80.6%，除癌症以外，这方法还可以用以治疗良性病变，如牛皮癣、鲜红斑痣等，均取得良好的治疗效果。

除了血卟啉衍生物常用的光敏剂之外，新的光敏剂出现层出不穷，如中药的黄柏、黄连、竹红霉素……

光敏治疗除以上应用外，还可用于病毒性角膜炎，老年性黄斑变性外阴血斑，甚至获得性免疫缺陷综合征（艾滋病）等。

这种方法除了治疗以外，还可以用于早期诊断，如射血卟啉衍生物之后用氩离子或氮离子蓝绿色激光照射，在5个癌细胞的厚度即可显示橘红色荧光，可以诊断癌前期病变和癌症早期。故可以早期进行癌症治疗，以防扩大和转移，其诊断符合率可以达到 88%。

也有用注射荧光素钠以后，用蓝光的 He-Cd 激光照射宫颈口处，如出现紫葡萄颜色的荧光，则可以诊断为宫颈癌。通过胃镜照射胃黏膜，如显示黄绿色荧光，则可以诊断胃癌。

四、电磁效应

由于激光属于电磁波，它在和生物物质相互作用中都会引起电磁效应，而电磁场强度大小取决于激光辐射能量的大小。

由于弱激光输出的功率很小，所以电磁效应的影响也较小，但是即使低强度激光与生物体作用产生的电场强度也比地面最强的太阳光产生的电场强度大 50 倍左右，它的电磁场力可以使细胞膜象改变，包括膜受体、膜表面电荷、膜脂质双层、膜蛋白等，使膜表面的负电荷增加，可以使红细胞和血小板的聚集性降低，血沉减慢，故可以降低血液的黏稠度。

但如果激光功率太大，则可能造成细胞损伤破裂。如一束功率为 10^{15}W/cm^2 调 Q 的红宝石激光，其电场强度可达 10^9V/cm，用这样高的场强作用于生物组织就可以使生物组织系统发生变化，导致细胞破坏，出现水肿。

五、生物刺激作用（光生物调节作用）

前面讨论的四种激光生物效应，主要是强激光的生物作用，许多生物效应无法用热效应、光化作用、压强作用和电磁作用来解释，所以可以用生物刺激来解释。

由作用于机体后引起机体应答反应的任何动因都叫"刺激"，刺激源可以是物理、化学因子……各种刺激作用生物体的各种感受器，然后转化成相应的神经冲动。经神经纤维传导到大脑皮质，再由大脑皮质综合分析后发出指令，经传出神经纤维传到效应器,对上述的刺激做各种应答反应。但生物体对刺激的应答反应可能是兴奋,也可能是抑制。

大量临床病例表明,弱激光照射机体后使机体产生消除病理过程的应答性反应,这一过程可以分为以下三个阶段。

1. 生物组织吸收光子　大量实验证明,只有被生物组织吸收的光子,光被组织细胞内的色素基吸收,这些色素基吸收光能后会改变线粒体中的氧化还原反应,细胞的氧化还原反应和生物机能有更大关系。这种反应量化后造成巨大变化,即"生物刺激效应"。生物分子吸收光子的过程也是一个能量转换过程,当处于不同病理状态的生物分子吸收了不同能量的光子后,光能可转化为热能、化学能或生物分子的内能。当然,由弱激光引起转化的热能、化学能和内能都是微量的,只会引起靶组织功能或结构改变,而不会损伤靶组织。

2. 生物刺激作用　生物分子在吸收了激光的光子能量后,其能量将发生转换,这种能量转换过程本身可能就是一种刺激源。另外,伴随产生微弱的热作用和光化作用则理所当然成为理化刺激源,当这些刺激直接或间接地作用于神经、肌肉和腺体等,可使这些组织兴奋,这种兴奋使这些系统的活动由弱变强,如蛋白质合成增强、提高酶活性等。但另一些刺激强度下,则有可能使上述生命活动减弱变成抑制。如迷走神经兴奋则可以抑制心跳,使心率变慢。

3. 生物反应　实践证明,激光照射的剂量太小,不能对组织产生刺激作用,太高时则易损伤靶组织。只有大于刺激阈值而小于损伤阈值之间的激光剂量才会引起生物刺激作用所需要的量。

当选择适当波长的激光,适当剂量的弱激光作用于人体的适当部位,就会产生所需要的刺激作用。

受照组织对这种刺激应答性反应，在分子水平上是调节蛋白质的合成，核酸的合成，影响 DNA 的复制，调节酶的功能；在细胞水平上则是动员代偿、营养、修复、免疫和其他的再生或防御机制来消除病理过程。

治疗时，需根据病人的疾病种类、性质、症状、病程和个体差异来选择激光不同波长、不同剂量、不同照射时间和不同作用方式（如是脉冲或连续）等，以对机体产生必要的刺激剂量，产生有利于疾病恢复的应答反应。

六、激光生物效应的影响因素

1. 生物组织的机械性质（密度、弹性等） 组织密度高、激光对它的作用强度降低。

2. 热学性质（比热、热导率、热扩散率） 组织的热导率越高，则激光对它的作用也越大；组织的热扩散率高，则激光对它的损伤越小；电容量越大，皮肤温度上升越慢。

3. 电学性质 阻抗，极化率。

4. 光学性质（反射率、吸收率、透射散射） 激光对组织的吸收率越高，则反应越大；反射率、透射率越高，对组织的作用越小。

5. 声学性质 声阻，声吸收率。

6. 生物特性 组织的色素，含水量、血流量不均匀性，层次结构等。组织色素越多，激光对它的作用越强。

由此可见，激光对生物组织的作用是由许多复杂因素所决定的，特别是生物组织的层次结构，使因素变得更为复杂，但激光照射生物组织中影响生物反应程度的主要因素是激光的波长，入射光的强度，激光发射角的大小，辐射面积和辐射持续时间，靶组织的吸收特性，含水量和色素含量等。

　　紫外光由于光子能量太大，不能为分子所吸收或储存，但是能破坏酶，诱发基因突变等。对于红外光，则由于光子能量太小，只能使分子发生振动、转动对生物组织加温。对于近紫外线可见光直到近红外线，则可引起大部分在生命过程中至关重要的光化学过程。激光对细胞内生化过程的作用最重要的是阐明共振吸收的实际价值，以及当细胞内代谢物的最大吸收与所用激光波长一致时，则产生选择性损伤，这里就不一一详述了。

　　当激光照射体表和组织时，从紫外到近红外波段，波长越长透入组织越深，在红色和近红外光透入组织的深度达到最大值。

　　激光对生物组织的作用，必须要考虑生物组织的吸收系统和激光实际的透入深度两个因素，根据实验得出以下结论。

　　（1）有色组织比无色组织吸收大。

　　（2）有色组织的吸收有选择性。

　　（3）激光透过软组织易于透过皮肤。

第 **5** 章　弱激光临床治疗基础

CHAPTER 5

一、弱激光的生理影响

当弱激光照射机体时，激光作为一种刺激源，将引起机体产生一系列的生物效应。但其能量低到不足以破坏组织中分子键结合能力（如氢键等），不会造成分子结构的改变，蛋白变性或细胞死亡等现象也不会使治疗部位温度明显上升（小于0.5℃），现将其主要生物效应叙述如下。

（一）生物细胞

各种实验表明，不同波长的弱激光照射生物细胞时，激光对细胞内的色素，胚胎细胞、细胞器（包括内质网、核糖体、溶酶体和线粒等），细胞功能（包括细胞的分裂、生长、分化、抑制、免疫等）均有不同程度的影响。

（二）细菌和微生物

当激光的能量密度小时，对细菌生长起到促进作用，当能量密度大到一定值（不同菌种的值不同）时，则对其产生抑制作用。

用 $0.1J/m^2$ 的 He-Ne 激光照射大肠杆菌 CR54，其细菌数明显比对照组多，但激光加大剂量到 $120J/m^2$ 时，细菌的成活率明显下降。

（三）血红蛋白

用能量为 $0.05\sim26J/m^2$ 的红宝石激光照射试管中培养大鼠骨髓，结果：激光能量小时亚铁红素的合成随照射剂量增加而增加，当激光能量大到一定程度时就会出现抑制；血红蛋白的合成对激光照射相反，先是少许降低然后略有增加。

（四）白细胞

用红宝石激光照射白细胞群，当能量密度为 $0.05J/m^2$ 时，白细胞噬菌作用强；当能量密度逐渐增加到每平方米几个焦耳时，其噬菌作用反而减少。

（五）肠绒毛

肠绒毛是非常敏感的，当用 $1.0\sim3.0J/m^2$ 的红宝石激光照射狗的肠绒毛时，绒毛运动加快；能量密度再大时，绒毛运动受到抑制；达到 $7.0J/m^2$ 时，肠绒毛则受到破坏。

（六）免疫系统

激光辐射通过神经系统促使下丘脑分泌调节性多肽（HRP）。当 HRP 与膜上受体结合后，激活了腺苷酸环化酶，从而使免疫细胞分泌功能增强。

3 种剂量激光辐照对巨噬细胞，EA 和 Ye 花环形成率均较对照组有显著性升高，巨噬细胞中 CAMP 含量随照射剂量增加而有不同程度的增高。

大家知道，机体的免疫反应是由细胞免疫和体液免疫组成，分别由 T 和 B 淋巴细胞所介导。在免疫反应过程中，除 T 和 B 淋巴细胞外，尚有其他免疫细胞参加，如巨噬细胞、杀伤（K）细胞和自然杀伤（NK）细胞等。各种免疫细胞在免疫过程中的作用都是由细胞内的信使分子介导的。**Cheng Baihua**

等（1994）报道用 810nm 的半导体显示激光在不同功率和照射时间照射离体的巨噬细胞或 NK 细胞，显示对巨噬细胞与 NK 细胞的活性有明显影响，证明半导体激光具有抗炎作用，并且与照射功率和时间有关。

高美华通过实验证明弱激光照射可以增强机体的免疫功能，如照射胸腺区，可以增强细胞免疫功能；照射脾区可以促进 B 细胞分化，从而增强机体的体液免疫功能；照射腹部可使腹腔区巨噬细胞吞噬活性增加，证明激光可以起双向免疫调节作用。

郑金娟报道用弱激光照射儿童的会阴、天枢、遗尿穴等，其中 58% 的儿童细胞免疫功能有显著提高，68% 患儿血中 IgG 提高，60% IgG 提高，49% IgM 提高，其中性白细胞也较治疗前有明显提高，提示在激光照射过程中近期以提高体液免疫为主，远期则以增强细胞免疫为主。

葛通远报道，激光穴位照射可以调节血清中的 IgG、IgM 的含量。对 IgG 亢进的患者治疗中发现其 IgG 值迅速降低，随后又继续升高至正常范围。

（七）肝胆

肝最贴近人体表面，又系实质性器官，血液又非常丰富，是最易受低强度激光影响的器官。

弱激光照射肝体表面时，使肝细胞的线粒体活性显著增加（$P < 0.05$），随着这些酶活性增加，它所消耗的底物必然增加，致使底物在组织中的浓度下降。实验证明谷氨酸、天门冬氨酸和丙氨酸均下降显著（$P < 0.05$）。

弱激光照射后，细胞内糖原含量增多，以大小不等的小群分散存在于线粒体或内质网之间，在照后 17 天才基本与对照组无差异，表示弱激光辐照有促进能量代谢的作用。

弱激光还可以使枯否细胞吞噬功能明显加强，其细胞数量无变化，但其体密度、面密度及数密度均增加，这是由于弱激光直接刺激枯否细胞原位增殖之故，从而提高了其质量。

弱激光照射胆囊区可使胆囊收缩、松弛；Oddi 氏括约肌封闭时间明显缩短，对胆汁的 pH、电导率、表面张力、黏滞性和胆汁成核时间均有良好影响。

经研究，弱激光照射并不改变肝细胞增殖的过程，但可以作用于 DNA 的合成期（G）和分裂期（M），加强 DNA 的合成和分裂活动，但不影响 G_1 期（DNA 合成前期）。看来，激光促进肝细胞增殖的机制在于给 DNA 合成和分裂提供能源，而不是给 G 和 M 提供物质基础。

（八）胃肠

胃肠功能紊乱多由于自主神经调节紊乱造成，激光照射后使自主神经得以调节，使胃肠功能紊乱得以恢复，使便秘、腹泻得以正常化，胃和十二指肠溃疡得以愈合。这主要是由于激光照射后，防止抗脂质过氧化物活性下降，增加了细胞膜的稳定性，进而促进溃疡的修复。

He-Ne 激光照射脾细胞悬液，它的化学发光强度增加 0.8～1.0 倍（发光强度反映细胞线粒体的呼吸水平），发光增强主要是脾细胞中的粒细胞，增强的原因可能氧化酶中产生的黄色半醌吸收了 632.8nm 的激光，使活性增加的结果。

而 He-Ne 激光照射可以减轻离子化辐射的有害影响，这可能使激光促进脾的造血功能。

（九）呼吸系统

可以改善肺的通气量，增强肺活量。如用弱激光照射耳穴和手太阴肺经上的穴位，每穴 1～2min，可以改善慢性阻塞性肺病变的通气量，增强肺活量，所以对支气管哮喘患者肺功能有明显改善。

（十）内分泌系统

低强调激光可以调节肾上腺功能、甲状腺功能、前列腺功能和胰岛细胞功能，对卵巢功能也有刺激作用。临床上常用于治疗内分泌紊乱病患，如激光照射乳头、乳晕，可以促进乳汁分泌；照射天突、人迎穴，可使碘性甲状腺肿得以恢复，治愈率可达 82.55%；照射扶突穴可以使甲状腺 T_3、T_4 恢复正常。

由于弱激光照射血液可以降低血黏稠度、血脂，可以激活多种酶和可以加速自由基清除，所以对辅助治疗糖尿病，预防并发症，有很大的帮助。

（十一）血液系统

大量实验和临床应用证明弱激光无论是局部照射、穴位照射还是血液照射，均会引起血液系统的变化。

河南医科大学在 1991 年报道用 10mW 的 He-Ne 激光照射高血脂兔的心前区和足三里，不仅发现兔子的心肌血管扩张，血液黏稠度下降，血脂下降，还使乳酸脱氢酶和 Na^+-K^+-ATP 酶的活性增加。

630nm 和 650nm 的红色激光血液照射可以降低红细胞、血小板的聚集性，使内源性肝素水平和纤溶性提高，红细胞沉降率和纤维蛋白原水平下降，红细胞变形能力增强，使血液黏稠度下降形成血液的低凝状态，从而改善组织器官的血流动力学和微循环。

（十二）心血管系统

用弱激光照射证明可以激活细胞（心肌细胞、神经细胞），可以改变它们波动频率,可以使血液中粒细胞、DNA、RNA 明显增高,脂质过氧化明显降低,血液黏稠度下降;射血功能改善;重搏指数、舒张指数均明显下降。

在心前区和左内关穴激光照射,心电图 ST-T 和心脏的射血功能明显改善。

对于慢性缺血性血管病,激光照射后(腰交感神经节)可以看到下肢血循环明显改进,超声波检查发现微血管增多,血流加快,下肢的温度升高。

用激光照射Ⅱ度烫伤并伴有血循环障碍的小白鼠的伤口面后,在其耳郭上观察微循环,结果表明,微静脉管腔变小,微动脉管腔变大,红细胞聚集白细胞贴壁均减少,血流正常率达到 66.6%,显著高于对照组($P < 0.05$)。

用弱激光(半导体、激光)照射脑性瘫痪的病人,其波长为 810nm,输出功率为 100mW,治疗后用多普勒对照射前后颈总动脉血流量的测定,在 12 例患者中有 8 例照射后颈总动脉血流量平均增加 0.25L/m。

(十三)神经系统

弱激光照射血液能改善脑缺血病灶使血循环明显改善,而且脑细胞功能活动有明显升高。

用 100mW/cm^2 的 He-Ne 激光照射大脑皮质匀浆 1~1.5min,检测氧化型,还原型谷氨酸脱氢酶,细胞质的天门冬氨基酸,同工酶,看四种酶的活性,发现照射 1min 时,前三种酶的活性增加;照射到 15min,则四种酶活性均下降,说明酶的活性与激光照射剂量时间有关。

神经受到挫伤或发生断裂后,可以发生再生现象,但再生速度极其缓慢,特别是哺乳动物的中枢神经系统损伤后,其轴突延长是受限的、无序的。如何促使其再生，引导轴突向靶器官的延伸以及再生后的功能恢复是人们关注的焦点。除了神经营养因子和一些化学药物外，物理因子也可以促进神经再生。

近红外半导体激光有广泛的生物学刺激作用，对组织的穿透力深，文献已证明弱激光辐射改变了神经断端组织中胶原蛋白的分子结构，使之重新构筑新的分子并发生交联，激光的热作用和生物效应作用于神经元促进了损伤神经的新陈代谢，进而促进损伤后神经的再生。

如 Wu 等用波长 810nm、功率 150mW、光斑面积 $0.3cm^2$ 激光，对脊髓半切伤和挫伤经皮连续照射 14 天后，治疗组再生轴突的长度与数量显著比对照组长，治疗组的功能恢复评分比对照组明显高。

Bymes 等用波长 810nm、功率 150mW 半导体激光经皮照射损伤点，结果表明激光照射可显著增加脊髓轴突的数量和再生神经的长度，并且能显著抑制免疫细胞的激活和细胞因子与趋化因子的表达，进一步证实激光可以改善脊髓损伤后的运动功能恢复，是脊髓损伤后一项有效的治疗方法。

Rochkind 等初步观察了脊髓完全横断以后，在脊椎断端移植胚胎干细胞的基础上应用波长 780nm、功率 250mW、照射时间 30min 的弱激光照射，每日 1 次，共 14 天。结果证明，胚胎干细胞移植与弱激光照射综合治疗，大鼠腿部活动能力、步态和脊髓的诱发电位都有显著提高，表明胚胎细胞移植术后给予弱激光照射可以提高轴突的再生速度与脊髓的修复功能。

其他很多学者在这方面研究也取得丰硕的成果，这里不一一叙述。

近红外激光的穴位照射对脑血管病、血管性痴呆、颅脑损伤和帕金森病均有一定疗效，这主要是由于激光照射后，脑内血循环明显改善，脑细胞功能也明显增强。

特别是外周神经损伤后，弱激光照射可以促进神经的再生，其再生过程主要是损伤区的神经细胞变性崩解，同时神经膜细胞增生，形成一个实心的细胞索，最后直接增加形成髓鞘。由于这一再生过程很慢，每日 1~3mm，因此神经修复时间很长。

He-Ne 激光照射大鼠头部时，发现脑组织有可逆形态学及功能变化，表现为锥体细胞和星状神经细胞染色体的核糖蛋白发生变化，照射时发现一些溶酶体活性显著降低，这证明弱激光照射后，可以提高径离子比辐射动物的存活率。

弱激光血液照射已广泛用于治疗脑病，对于缺血性脑病、血管性痴呆、颅脑损伤、帕金森病均有一定疗效。

对周围神经来说，如周围神经损伤后，用弱激光照射可以促进神经再生，其再生过程主要是损伤区的神经细胞变性崩解，同时细胞膜细胞增生形成一个实心的细胞索，最后直径增加形成髓鞘。由于再生过程很慢，每天只有 1~3mm。

荷兰学者 Breugel 分离子 Wiston 大鼠坐骨神经中的神经膜细胞，然后 6mW 的 He-Ne 激光局部照射，证明 He-Ne 激光照射后轴索伸长率明显增加。

Walker 用 1mW 的 He-Ne 激光刺激患者手臂的尺神经，证明激光能产生神经冲动。这是由于激光刺激时，蛋白质某些分子改变了渗透性导致钠、钙的流离，被刺激组织足以诱发一种活动电位或神经冲动。

在临床上用于治疗面神经麻痹、三叉神经痛、臂丛神经炎、坐骨神经痛很有效。

除对中枢神经和周围神经很有效以外，对内脏活动的自主神经系统也有调节作用。

如苏联学者 Zalessky 报道 56 例前庭依赖性心动过速，用 He-Ne 激光配合药物治疗使患者的发作次数和发作持续时间均降低，作者认为这是由于激光生物刺激疗法产生 β 阻滞型的交感神经抑制效应，这有助于疾病的治疗。

二、弱激光的治疗作用

（一）促进创口愈合

激光主要对细胞刺激起到增殖作用。因为在受伤区域，产生阻止细胞生长的条件（低氧浓度和 pH 值偏酸，缺乏必要的营养等），以至细胞进入 G_0 相或停留在 G_1 相。对这种细胞，光作为启动信号，起到加快细胞增殖速度的作用，当辐照新的伤口时，辐照效应最小，甚至根本没有作用。当细胞正在进行增殖和组织修复再生时，激光的作用效率最高，这就是为什么对实验性伤口通常观察不到激光的治疗效果，而对于"老的"或"坏的"伤口都有比较明显效果的原因。

Galletti 观察红外半导体激光，He-Ne 激光和 CO_2 激光对慢性皮肤溃疡的影响，发现无论哪种激光，溃疡均能逐渐地愈合，新生上皮覆盖，无瘢痕形成。

通过实验也证明在弱激光照射后，可见光和红外光辐射均可刺激毛细血管生长，颗粒状组织形成和改变细胞素产物。另一研究揭示，激光照射可以改变角化细胞游动性和成纤维细胞运动，激光照射啮齿类兔子的实验也显示对早期创伤的治愈情况有所改善。1987 年 Kana 用不同弱激光照射鼠背皮肤缺损区，可以看到伤口胶原纤维明显增加，加速愈合。

日本田口也治疗了很多病例，如脉管炎造成的溃疡、糖尿病患者烫伤后引起的顽固性溃疡等。另外，他也在豚鼠背部做成 1cm 大小的溃疡，用半导体激光照射 5 天左右，溃疡修复、变平。对患者用激光治疗后，平均 12～13 天可以治愈，和对照组比较，治愈时间比对照组快 1～2 天（大部分为 2 天）。

德国学者用输出功率为 $2J/cm^2$ 的半导体二极管，治疗已有 2 年以上的 $12cm^2$ 顽固性面部溃疡，经 2 个月治疗已完全恢复。

Mester 曾报道用 He-Ne 激光照射溃疡面，功率密度 1～$4J/cm^2$ 使慢性软组织溃疡得以治愈，其治愈率可达 70%。

Babayant 用功率为 $4mW/cm^2$ 的 He-Ne 激光治疗 109 例难治疗的溃疡，结果有 73 例完全愈合，35 例改善，溃疡面长满肉芽，60%～70% 面积的溃疡生长了表皮。他认为对静脉曲张型溃疡和溃疡性血管类疗效最好。

（二）改善血液循环

在弱激光的作用下，其中以近红外激光效果更为明显，可使血液循环明显改善，这是由于以下 3 种因素造成的。

1. **直接刺激**　可引起小动脉扩张。

2. **轴突反射**　激光照射皮肤后，使皮肤的感受器受到刺激，然后沿着传入神经传入，经过毛细血管，传导到小动脉，使小动脉扩张而引起充血。

3. **血管扩张物质释放**　激光照射到皮肤上，释放出组胺，这种物质作用于毛细血管，使毛细血管内皮细胞间隙扩大，管内容物外渗。

以上 3 种因素合称为三联反应，这些反应中引起较长时间充血的是组胺的释放。

除了皮肤血管扩张之外，更深层的肌肉组织血液循环也得到改善。目前已知皮肤血管扩张和肌肉组织血液循环改善与肌肉中的 ADP、ATP 等物质有关，这些物质具有强烈的扩张血管作用。另外，深层组织供血增多也与刺激自主神经系统有关系。

（三）消炎、抗感染

弱激光之所以有消炎、抗感染的作用，主要有以下5种功效。

1. 扩张血管，改善血液循环和局部组织的营养状态；另外，也增加血管壁的通透性，有利于炎性渗出物的吸收。

2. 激光照射可使巨噬细胞功能加强，可提高巨噬细胞系统的廓清率。至于弱激光的抑菌作用，可能与不同生物吸收不同光谱及辐射照剂量有关，GaAlAs因能量密度大而抑制细菌生长。

3. 激励交感 - 肾上腺系统，增强机体的抗炎能力，减少5-HT、LPO等血管内皮损伤的物质。

4. 改善微循环，能更好地为细胞提供氧和营养物质，为细胞发挥正常功能创造条件，从而增强抗炎能力。

5. 增加DNA的复制，使表皮细胞、成纤维细胞、纤维联结蛋白增殖，从而修复组织缺损，治愈炎症。

（四）镇痛

在20世纪七八十年代有学者就提出弱激光可使组织感受器细胞膜上生物大分子受刺激，膜通透性改变，导致生物电变化，当变化达到一定阈值时，则产生神经冲动，此信息可改变神经中枢的功能状态，造成中枢神经抑制，再有疼痛信息传入时，这两种同时上传的信息在各级中枢内整合，改变了痛信息的质和量，因而产生镇痛效应。

铃木认为，有炎症、外伤时，形成一种刺激，它作为神经末梢受体，传递到脊髓后根，在这里交换神经元后再传递到中枢，受刺激后末梢神经受体中致痛物质生成增多，如缓解激肽，还有组胺、5-羟色胺、氢离子、钾离子，以及前列腺素等，治疗就是要去除这些致痛物质，可以使用致痛物质的拮抗药，以降低疼痛。

疼痛恶性循环：机体受到伤害性刺激及致痛物质兴奋伤害到受体后，冲动传入脊髓并上行进入丘脑再传送到大脑后感觉区，产生痛觉；同时兴奋交感神经，儿茶酚胺分泌增加，进一步引起血管收缩，大脑感受疼痛后，冲动沿脊髓下行，反射性兴奋运动神经，肌肉张力增加也加重了血管收缩。因此疼痛部位、血管收缩、血流不畅、局部缺血、细胞缺氧、无氧代谢生成致痛物质，又加重疼痛，如此形成疼痛的恶性循环（图5-1）。

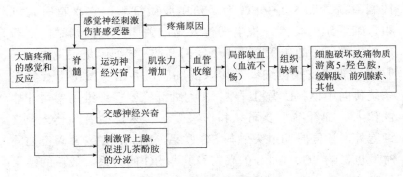

图 5-1　疼痛的恶性循环

红激光和近红外激光具有很强的镇痛效果，照射后疼痛可以立即减轻，有任何其他物理因子和药物治疗所不能及时产生"光封闭"的效果，对大多数急、慢性软组织损伤，关节部位的疼痛，进行局部照射，结合照射经络穴位均能取得满意效果；对于头痛、腰痛、肌肉痛等难治疾病，半导体激光都具有令人惊奇的疗效。1985年日本小幡纯一用小功率输出半导体激光治疗一些慢性病患者，隔日一次，结果证明对肌收缩性头痛、三叉神经痛、肩关节周围炎、腰背痛、腱鞘炎、足劳累引起的足底部痛和足背部痛、风湿性关节炎引起的多关节痛等均有效果。

日本田和宗报告用红外热像观察半导体激光治疗肩背痛等，治疗后血循环增加，而使局部由于血循环障碍引起的疼痛缓解。

对于半导体激光能产生镇痛效果的原因现有如下几种解释。

1. 即时镇痛作用

是指激光治疗后数分钟或数小时之内发生的镇痛作用。

（1）神经机制

①闸门控制学说：认为在脊髓后角处存在有疼痛的闸门控制系统。图 5-2 中 SG 为后角中胶质细胞，它兴奋时抑制粗、细纤维的传入，相当于传入闸门关闭，它抑制时，则开放粗、细纤维的传入，相当于闸门开放；T 细胞是接受内脏、躯体深部和皮肤粗细纤维传入的细胞，并由它发出上行触发系统传向中枢；L 为粗纤维；S 为细纤维。粗纤维主要司非痛性传入，细纤维主要司痛和伤害性的传入，两者除传入到 T 细胞外，还同时通过突触与 SG 联系，因此，L 或 S 兴奋的同时，也影响 SG、L、S 的兴奋及其与 SG 的关系，最后的结果见表 5-1。

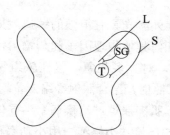

图 5-2　疼痛的闸门控制系统

L. 粗纤维；S. 细纤维；SG. 胶质细胞；T. 向中枢投射的细胞

表 5-1 L，S 的兴奋及其与 SG 的关系

纤维种类	状态	SG 作用	闸门	结果
粗（L）	+	+	关	痛传入受阻
细（S）	+	−	开	痛传入通畅

+ 表示兴奋；− 表示抑制

从表 5-1 中可知，L 兴奋将会减弱或停止痛的传递。L 是一些直径大、易兴奋、传导快和主要传导震颤、触觉和关节肌肉活动感的纤维，在日常生活中的触摸、揉擦、颤动、轻拍等兴奋 L 的刺激，可以减轻痛的感觉，故只要刺激兴奋 L，引起闸门的关闭而达到镇痛的目的。当半导体激光照射时，L 受到刺激，通过调节作用"门卫"就会将门关闭，从而使疼痛刺激减弱或缓解，但这种学说还有不完善之处，主要在脊髓后角处找不到功能与 SG 类似的细胞。

②皮质干扰假说：如果激光的刺激冲动和痛冲动同时传入皮质感觉区，则在该区中发生干扰，从而减弱或掩盖了痛的感觉，这一学说不否认闸门学说，但更强调中枢的作用。

③掩盖效应：通过在另一神经通路上施加传入兴奋而使疼痛传导受阻或干扰的现象，称为疼痛的掩盖效应。

一般认为，掩盖效应发生在脊髓、网状结构、丘脑等处，闸门效应发生在有 SG 细胞的脊髓后角，皮质干扰效应主要发生在大脑皮质。

（2）体液机制：现已证明，物理刺激神经系统可以释放出一些镇痛的物质，从而产生镇痛效应，如内源性吗啡样物质（脑啡肽、内啡肽等），还有 5-HT，激光照射后 5-HT 浓度增加，可以产生镇痛效应。韩力胜通过用激光照射小鼠，证明小

鼠的脑干、间脑、端脑中的 5-HT 含量明显增高。

①脑啡肽：这种物质镇痛作用持续时间不长，一般只有 3～4min，这是因为这种肽很快被体内的氨肽酶和羧肽酶破坏。

②内啡肽：其镇痛作用比吗啡强 3～4 倍，持续时间也长得多，一般可达 3～4h。

2. 多次治疗后的镇痛效果　这种效果是由各种因素造成的，如通过轴突反射兴奋扩张血管和神经及 ATP 等肌肉活动代谢产物引起局部血液循环加强，减轻局部酸中毒，加速致痛物质和代谢产物的排泄，改善局部代谢等作用。

P 物质在脊髓内与脑啡肽和阿片受体有密切关系。脑啡肽或吗啡与受体结合，能明显抑制疼痛兴奋传递介质 P 物质的释放，激光照射后，可能促进脊髓脑啡肽的释放，通过突触前和突触后，抑制 P 物质引起疼痛物质的释放，从而起到镇痛作用。

在临床治疗上，是对疼痛进行评分来评定治疗效果，假如在未照射前疼痛为 1 分，那么治疗效果为显效（0～3 分）、有效（4～7 分）、无效（8～10 分）。

半导体激光治疗疼痛有效率可达 80% 以上，中国科技大学刘新等和安徽医科大学陈家骅对半导体激光治疗各种疾病的治疗效果评定见表 5-2。

表 5-2　半导体激光治疗各种疾病的疗效评定

疼痛部位	病例数	无效	有效	显效	有效率(%)
腰腿痛	22	2	16	4	90.9
头痛	5	1	2	2	80.0
颈部痛	10	3	5	2	70.0

（续表）

疼痛部位	病例数	无效	有效	显效	有效率(%)
胸背部痛	4	0	4	0	100.0
肩周炎	20	4	14	2	80.0
膝部痛	9	4	5	0	55.5
指腕部痛	19	2	16	1	98.5
面部痛	9	1	7	1	88.9
肘、臂部痛	6	1	4	1	83.3
合计病例数	104	18	73	13	82.0
所占比例（%）		17.3	70.2	12.5	

从表 5-2 可见用近红外半导体激光治疗有很好的效果。

（五）骨折愈合加速

Cherurov 和 Vrazalin 分别用 He-Ne 激光照射狗的桡骨骨折处和下颌骨骨折处，证明可促进骨细胞再生、分化和骨痂形成。

1986 年汤雪明在电镜下观察，在弱激光照射下，使桡骨骨折周围血肿吸收加快，巨噬细胞早早出现，成纤维细胞增殖，软骨细胞活跃，毛细血管增多，钙盐沉积明显，使骨折得到更快的修复。

1987 年 Trelles 发现弱激光照射可刺激骨痂部分血管新生，加速骨折恢复。

（六）促进皮瓣成活

Mesten 通过动物试验证明 He-Ne 激光与免疫抑制剂治疗相结合，可以延长异体皮肤移植存活时间，实验组和对照组相比，存活时间可以增加 84.7%。Toshio 曾报道多例用半导体激光照射使坏死的组织瓣成活，这为整形美容提供一种挽救频死组织瓣，促进它成活的新手段。

Kovytngi 也研究证明用 He-Ne 激光照射移植的皮肤组织一个月以后，在受照射的皮片里，可见具有器官特异结构，恢复完全，瘢痕轻，毛发生长快（对照组皮片毛发生长在 60 天才恢复原来分布的面积），他还证明 He-Ne 激光照射皮肤可以使表皮糖原和 RNA 合成及其含量增加。

三、He-Ne 激光刺激生物组织的规律

匈牙利 Mester 总结了 1966—1972 年的 8 年临床经验，得出以下的规律供大家参考。

（1）激光能量小时起刺激作用，能量大则起相反的作用，如小剂量 He-Ne 激光可以刺激酶的活性，提高血液中红细胞和血红蛋白的含量，加速血管的生长和发育，促进血压下降。如果大剂量 He-Ne 激光照射不仅没有刺激作用，反而起到抑制作用。至于多少是大剂量，多少是小剂量，不能一刀切，它随生物机体不同功能状态和不同组织结构性能而不同，如 Kana 用 $4 \times 10^4 \mathrm{J/cm^2}$ 的 He-Ne 激光照射大白鼠伤口，每日 1 次，3～12d 起到刺激作用，13～17d 则是抑制作用。

（2）He-Ne 激光的累积效应：即多次小剂量照射之和与一次大剂量照射，所引起的生物效应是一样的。由于机体有修复能力，受刺激后在一定时间内可以恢复到原来状态，在修复完毕后再施以第二次刺激，则刺激有累积作用（图 5-3）。由于刺激强度不同和修复时间长短不同，某一刺激是否有累积作用，要根据具体情况判断。

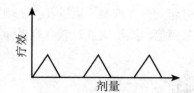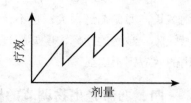

图 5-3　He-Ne 激光的累积效应

（3）抛物线效应：随着 He-Ne 激光刺激次数增加，反应强度达到峰值，再增加刺激时，作用强度明显降低（图 5-4）。一般来说，激光引起的效应从第 3d 开始逐渐加强，到 10～17d 达到最大值，再刺激下去效应会逐渐减低强度，至某一天则会变成抑制作用，所以一般疗程以 10～15d 为好，中间休息 7～10d 再进行第 2 个疗程，因此问题比较复杂。因机体有修复作用，有时要因病因人而异。

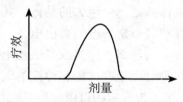

图 5-4　抛物线效应

由此可知，在用弱激光治疗时，若想消除病理过程的应答反应，必须连续多次照射才能奏效，同时，又应考虑疗效的抛物线规律，在连续照射一定次数后，必须停照一段时间方可再做第 2 疗程。

（4）刺激效应的相变规律：激光的物理剂量等于垂直入射时激光照射的功率密度和照射时间的乘积。按理说，当照射面积不变时，激光功率加倍，则作用时间减半，其生物效应应该是一致的，但实践证明，当激光功率密度小于某一值时，无论作用时间多长，即便剂量很大，也不会引起兴奋和抑制，所以要产生刺激效应，激光的功率密度要超过某阈值，低于阈值时激光刺激作用的效应则不明显。

四、弱激光生物调节的机制

弱激光在临床已应用了几十年，但其生物效应还不十分清楚，所以很多科学工作者提出各种各样的假说。

（一）生物电场理论

Gurvich 认为人体的组织和器官联系不限于神经和体液的调节控制，在每一个细胞、组织、器官的周围均存在着独特的生物场，使细胞组织和器官维持一个正常生理状态。

苏联 Inyushin 在生物电场理论的基础上认为，生物组织具有半导体性质，机体就是一个巨大的晶体。其中有结构复杂的导电区，因其中存在着一定密度的自由电荷，这种电荷称为生物等离子体，这种生物等离子体构成了生物电场，这种场能处于特定的能态，在平时由于有神经和体液的调节、控制，以及生物电场的控制，能维持一定的自由电荷密度（生物等离子体）处于内稳定状态，因而电场平衡。如果在不利的内外因素作用下，生物等离子体失去平衡则产生疾病，而弱激光红色光的无量子能量正好与生物电场的能量的特征相近，所以用红色弱激光照射会引起生物组织对这种激光能量的共振吸收，吸收以后可以扰动机体不正常的场能使之达到平衡，从而使健康得以恢复。

匈牙利 Mester 也认为人的细胞膜和晶体相似，弱激光照射后，细胞膜极化分子按偏振光电场力方向重新排列，这种改变膜表面电荷的重新分布，就会影响细胞的生命过程。

（二）受体学说

苏联 лРохочнков 认为，人体存在一种受体蛋白质，这种受体蛋白质大多镶嵌在细胞膜脂质双分子层中，在弱激光的照射下增加细胞的内能，改变了构型，这种改变可以引起细胞内一系列的生化过程，从而使细胞的功能得以调节。

（三）光色素系统

гамалег 认为人体存在光色素系统，而这系统可以调节机体的生物代谢，这系统就是过氧化氢酶，弱激光的能量被光色素系统吸收，对人体多种生理变化起到触发作用，从而调节和控制 RNA 蛋白的合成。

（四）神经反射学说

激光照射人体后刺激皮肤的感受器和深部组织的皮肤感受器，如牵挂感受器、压力感受器、腱器官等游离神经末梢，而弱激光对组织的穿透深度可以达到这些感受器的部位，故可以通过神经反射系统，使机体产生良好的反应，从而改善机体各项功能，达到治病的目的，如弱激光照射星状神经节部位可以反射性引起血管扩张，使血压下降。

（五）经络传导学说

弱激光照射穴位，弱激光的能量通过循经传导，从而达到疏通经络、调节脏腑、行气和血的目的，从而达到扶正祛邪，治病防病的目的，如弱激光照射足三里可以治疗胃部疾病，照射上廉泉穴可以治疗咽喉疾病，照射会阴穴治疗前列腺疾病等。

（六）自由基学说

Chichuk 提出自由基机制的假说，认为弱激光产生的红光，照射到内源性卟啉（porphins），它是红光波段的一种生色团，吸收激光的能量，诱导产生自由基后，参与了自由基反应，使细胞产生脂质过氧化，导致 Ca^{2+} 在内的离子透率升高，导致 Ca^{2+} 依赖的细胞被激活，使细胞功能电位升高，细胞被激活产生更多的氧化物前体及其他活性物质，包括 NO 及一系列参与微循环调节的细胞活性因子。

（七）细胞线粒体能量增加学说

Wilden 等提出关于细胞能量传递（呼吸链）的自给理论模型。他认为在红外和红色弱激光的照射下引起呼吸链中有关物质吸收其能量，从而激活细胞，可以提高红细胞内的线粒体、ATP 的产量，从而增加了细胞组织和器官的活力，改善了组织、器官的功能。

（八）孤子态 - 混沌态假说

1993 年由我国周凌云提出的孤子态 - 混沌态假说，即在弱激光照射下，能使 DNA 分子从孤子态进入到混沌态，从而导致空间结构随时间"无规则"地演变，就会产生遗传改变。

（九）光生物调节作用

1977 年刘承宜即提出光生物调节作用。这一理论认为激光或单色光对生物体功能刺激或抑制，不会引起生物系统损伤的这种效应，称为光生物调节作用。

这种光生物调节作用有以下特点。

1. 光生物调节作用具有细胞的特异性　如 Kipshidze 用不同剂量的弱激光照射离体培养的兔和人血管内皮细胞，结果证明，弱激光不仅能使血管内皮细胞增殖，而且能抑制平滑肌细胞增殖，防止球囊成形术后冠状动脉内再狭窄。

2. 光点对不正常细胞或组织具有调节作用　生物组织如果

处于功能内稳态（生理状态功能处于正常状态）时，激光的光生物调节就不起作用。如 Karu 对离体细胞和动物进行实验，当动物处于功能内稳态（正常时），则没有任何反应。但对高血压患者，经弱激光照射后，血浆中 NO 代谢产物较治疗前明显升高，但血液流变学不正常时，则红细胞的变形性和血液黏滞度明显改变，对糖尿病患者则可以使红细胞泵的功能趋于正常。

3. **弱激光照射的最佳光强和照射时间**　如果不在最佳光强度和照射时间，光就没有生物调节作用。1998 年 Karu 在做 HeLa 细胞实验时证明这一点。实验曲线有一阈值，即一个非常明确的最大值。

4. **双向调节作用**　大量实验表明，弱激光照射具有双向调节的作用，如免疫功能低下时可使之上升，T 淋巴细胞和 B 淋巴细胞升高的患者照射后使之下降。另外，实验也证明，除免疫功能双向调节以外，其他也有双向调节功能，如血中氧自由基（ROS）和肝素的研究中发现其双向调节作用。

5. **传导信号信息作用**　一般认为，眼是接受光信号的器官，是视网膜上的视色素受体吸收光子以后引起视觉，但在 1998 年 Camphell 等发现除视觉以外，其他部位也可以有光信号的传播，如用弱激光照射人的腘窝可以调节人体生物节律。

人们也发现细胞膜上存在大量肽类激素等信号分子的受体，这些受体包括信号分子的识别、转换和效应器的活化等，其中主要是由蛋白凝酶构成信号传导通络，血细胞、血管内皮细胞、平滑肌细胞、巨噬细胞均按此信号传导途径进行传导。

6. **对基因表达的调节作用**　无论是在细胞水平还是整体水平的研究都表明，光生物调节作用对细胞或组织功能的调节是通过基本表达来调节的。从 2003 年 Zhang 等用 DNA 芯片技术研究表明，在用 623nm 红光促进 HS27 成纤维细胞增殖的过程中，有 111 个基因的表达被调节，大部分基因直接或间接促进细胞的增殖或抑制，引起细胞凋亡。

7. 非共振作用　对细胞的光生物调节由弱激光对细胞膜上的受体产生非共振作用，这在 2001 年已被 Minkorich 等研究证实。在弱激光照射前、照射中和照射后，稀释的静脉血（加肝素抗凝）的透射光谱不变，说明弱激光照射血液时，任何分子的作用都是非共振的。

以上各种假说都是在一定实验观察的基础上得出的一些结论，都有一定的科学依据，但是均不是很完善，所以这些假说、理论均有一定的参考意义，但仍需进一步加以分析、研究和确认。

对于弱激光为什么能治病，虽然有以上很多的假说，但现在发现它的一种特殊作用，这种作用不是由于热效应所产生的，不产生不可逆的反应，而是一种特殊光辐射产生的作用，人们把这特殊的作用称为激光生物刺激作用。从细胞水平的研究，这种光的生物刺激作用表现为两个方面：

（1）提供生物能量：已证明弱激光照射对细胞线粒体的细胞色素起作用，可以促进 ATP 的合成，这种作用在 1996 年已被 Yactal 所证实。在 1994 年 Yactal 证明弱激光对没有线粒体的红细胞也有生物刺激作用，说明弱激光不只作用于细胞色素，还作用于细胞含有生色团的分子。

（2）生物信息传递：弱激光照射组织后，目前公认细胞内的 Ca^{2+} 是细胞内重要的信息分子，它可以将细胞外的信息传递到细胞内，使细胞内 Ca^{2+} 浓度发生改变而引起细胞的功能变化，从而产生有益的生理反应。在弱激光照射后，在最初的 2～3min 内，使细胞内的 Ca^{2+} 增加 2～3 倍，Ca^{2+} 浓度的变化对细胞功能的调节起到重要作用。

最近很多学者的研究达成以下共识。

其一，弱激光的光生物刺激是一种光生物学现象，与激光的相干性无关，理由包括：①激光出现前即存在有光的刺激作用；②激光通过光输系统后，激光已发生散射，对组织作用已是散射光；③在治疗消化系统疾病如溃疡时已证明相干光和非相干光有同样的治疗效果。

其二，弱激光治疗和单色性有明显的关系。1987年Karu研究发现用狭窄波段的光照射能产生光生物刺激作用，而宽的波段就不产生光的生物刺激作用。不同波长的激光被不同组织所吸收，如血红蛋白吸收488.5nm的绿激光最多，水吸收1060nm波长的红外线激光最多。不同波长的激光对组织的穿透力也不同，如近红外线激光穿透组织的深度远远大于紫外线激光；又如He-Ne激光穿透组织0.5～1mm时，衰减可达37%，而808～830nm的半导体弱激光为He-Ne激光穿透深度的2倍，比488.6nm激光穿透深5倍，而800nm的激光对组织的穿透力可达7cm。我国2000多年以前就知道用不同颜色的光治疗不同的疾病，如暖色（红色、橙色、黄色）用于慢性虚寒诸证，冷色（青色、绿色、蓝色、紫色）用于阴虚阳亢诸证，刘承宜等也证明暖色可以兴奋交感神经，冷色则兴奋副交感神经。

其三，激光产生的效应和激光照射强度有关。激光有累积效应，少量光刺激则可以产生兴奋作用，过量则会产生抑制，其作用随着光剂量的变化而变化，呈抛物线的特点。一般我们用较低剂量（10～1000J/cm^2）和短周期（10～100s）的辐射能导致较长持续时间的效应，就是出于光在细胞代谢重新调整过程中只起到触发器作用的考虑。

其四，弱激光照射和治疗作用的主要靶位在细胞器，主要在细胞膜双层结构中的脂质或脂质与蛋白质连接处，使该处的酶活化，而这活化必须要能量很小。

其五，弱激光照射产生光生物刺激作用和照射前细胞生理状态有关，照射前细胞功能低下时，其光生物刺激效果更为明显。

其六，弱激光照射可加强细胞的氧化还原能力，促进细胞的新陈代谢，如剂量太大，则会造成光动力损伤。

第 **6** 章　弱激光物理疗法
CHAPTER 6

　　激光医学始于眼科，之后很快被应用于内、外、妇、儿、五官、肿瘤、皮肤等各科疾病的治疗。随着各种激光器的改进和创新，进一步提高了激光医疗的疗效，拓宽了应用领域，使激光医学的水平又向前迈进了一大步。在医学上用于手术治疗的激光，称之为强激光，因不属于本书的介绍内容，所以在此不再赘述。另一类激光非手术治疗，这就是弱激光治疗。弱激光治疗常用的有半导体红激光治疗和半导体红外激光治疗。

　　弱激光治疗横跨临床各科，是应用激光的生物刺激效应进行非侵入式照射以治疗各科疾病的新型边缘学科。什么是弱激光治疗呢？概括地说，激光照射人体后，不会引起生物组织产生不可逆的损伤，但是可以促进机体产生一系列生理、生化改变，这种变化，促进疾病向好的方向发展。

　　弱激光常用于局部照射和反射区照射，以达到治疗目的，我们称为弱激光物理疗法。这门学科一出现，即与经络学说、针灸学说结合起来，形成弱激光针灸疗法。使用激光直接或间接照射血液，使血液产生一系列的改变，来达到预防和治疗疾病的目的，我们称为弱激光血液辐射疗法。所以通常将弱激光治疗分为弱激光物理疗法、弱激光针灸疗法和弱激光血液辐照疗法三种。本章我们主要介绍弱激光物理疗法。

弱激光物理疗法简称激光理疗，属诸多物理治疗中光学治疗的范畴，是应用不同波长的激光，选择不同的输出功率和照射方法作用于人体，有针对性地治疗不同疾病，并通过神经、体液、内分泌和免疫等生理调节机制，达到保健、预防、治疗和康复的目的。

一、激光理疗的照射方法

（一）病灶局部体表照射

是直接对病变部位进行弱激光照射的方法，激光的输出功率 < 100mW，照射的功率密度为 $50mW/cm^2$。此法分原光束扫描照射法、散焦病灶局部照射法及体腔内照射法。

1. 原光束扫描照射法　此方法适用于大病灶，激光输出功率小者，对 $2cm^2$ 以内的圆形病灶，照射一点即可；若病灶较大，则每隔 2～3cm 做一扫描点，横向或纵向扫描均可，每点照射 3～5min，每日 1 次，扫描点遍布整片病灶，多次进行扫描。

2. 散焦病灶局部照射法　由于激光覆盖面（病灶）较大，需要激光功率较大（> 25mW），并需附有散焦装置，每次照射 10～15min，每日 1 次。

3. 激光体腔内照射法　将激光通过内镜进入到体腔内进行照射，一般激光光纤的头部可以是平面的，所以受到一定限制，目前激光光纤头部有柱状、球状、扇形等，这样可以根据部位不同，选用不同的光纤进行照射，如食管选用柱状光纤，膀胱则选用球状光纤，胃部则选用扇形光纤等。这种光导纤维的透光率可达 85%。

这种治疗方法还可以用激光光导纤维配合针头插入病灶内进行治疗。

4. 痛点照射　局部照射就是哪里有病，就对该部位进行治疗。简单地说，哪里痛，激光就照射该部位，就可以达到治疗效果，所以治疗时要准确查找压痛点。强烈疼痛的点，往往是病变所在部位或内脏疾病在体表的反映，此时其他部位所感到的疼痛多是由该疼痛点辐射引起的。特别是以内脏器官疾病引起的疼痛，像胃、心脏的疾病会在背部和肩部引起疼痛，这是一种被称为疼痛关联的现象。在这种情况下治愈压痛点的疼痛就可以同时抑制其他关联部位的疼痛，实践证明这种照射方法非常有效。

（1）压痛点的定位：人体不同部位的肌肉和脂肪厚度不同。像手指及关节的肌肉和脂肪都是比较少的部位，可以比较容易地找到压痛点，但在股关节、肩关节、髋关节这些肌肉发达和脂肪组织较厚的部位，由于病变点较深，寻找压痛点就比较困难，因此在治疗过程中，要用手指触及压痛部位的方法来寻找。首先问患者疼痛的大致部位，然后在该部位逐点按压，同时观察患者的反应。当手指触及压痛点时反应最为强烈，由此可以断定压痛点的位置并将激光治疗头压在该点进行治疗。有时压痛点很多，就需要耐心寻找所有的压痛点。也可以用诱发疼痛的方法来寻找，如急性腰痛和肩周炎发作时，可以让患者活动腰部或是做幅度较大的关节运动以引起或感知疼痛。在寻找压痛点时，也需患者密切配合，解除心理压力，密切进行交流，这样才能更准确地找到压痛点。

（2）掌握治疗时间：找到压痛点进行治疗时，正确掌握治疗时间也非常重要。因激光照射对末梢神经有刺激作用，长时间的刺激会导致神经疲劳，若继续照射，对组织、细胞的活化作用反而降低，不能达到预期的治疗效果。对于不同功率的激光器，都应有一个最佳的治疗时间（图 6-1），这要从实际治疗过程中摸索。

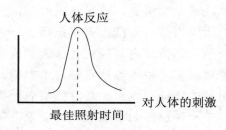

图 6-1　最佳照射时间

（3）适度的照射治疗：激光照射头按压力的大小对激光的穿透深度有一定的影响，如人体脂肪的厚度、血管内的血红蛋白均对激光的吸收有很大影响，所以按压力增加时，可使激光的穿透深度更深，但是，不是压力越大越好，压力过大会引起疼痛、不适，故压力适度即可。

（二）反射区激光照射疗法

1903 年 Горачев 和 1909 年 Руштейн 提出光疗的反射性作用机制，即利用激光照射某一内脏的特定皮肤反射区。主要是通过神经调节达到治病效果，其基本结构是通过神经纤维传入信息到达中枢神经系统（脑或脊髓），再通过传出神经与骨骼肌、内脏各系统的效应器相联系，这是在中枢神经系统参与下，机体对内外环境刺激引起的适应性反应。

神经调节，反射过程有 5 个环节（图 6-2）：①感受器，接受刺激产生冲动信息；②感觉或传入神经，将感受器的神经冲动信息传给中枢神经系统；③神经中枢（脑或脊髓），为中枢神经系统内参与某一反射活动的神经元群或突触联系；④运动或传出神经，把整合加工后的神经冲动，由神经中枢传到效应器；⑤效应器（如肌肉、腺体），是执行指令或发生应答反应的器官。这5个环节总称为反射弧，反射弧的任何环节被破坏，都将使这一反射不能出现或发生紊乱，这时神经调节作用就不能实现。1903年 Горачев 和 1909年 Руштейн 提出光疗的反射性作用机制，即利用激光照射某一内脏的特定皮肤反射区（即感受器），例如心脏的皮肤内脏反应区（图6-3）、呼吸器官的皮肤内脏反射区（图6-4）和胃的皮肤内脏反射区（图6-5）-传入神经 - 脊髓侧角的支配该内脏的自主神经细胞 - 传出神经 - 相应内脏（效应器）。

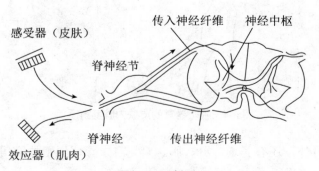

图6-2 反射弧

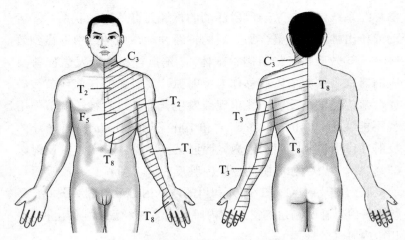

图 6-3　心脏的皮肤内脏反射区

C 为颈椎；T 为胸椎

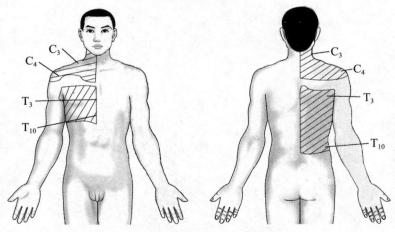

图 6-4　呼吸器官的皮肤内脏反射区

　　另外，还有肠道、肝、胆、肾 - 输尿管、生殖器官等反射区，在这里就不一一叙述。

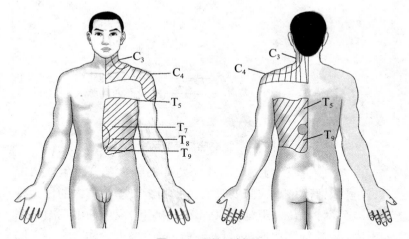

图6-5　胃的反射区

（三）常用的神经反射部位

激光治疗主要通过非条件反射机制，如温热刺激或光的刺激，使血管扩张、腺体分泌，影响造血功能、免疫机制、呼吸和消化等功能，这属于非条件反射。经过多次治疗后可形成条件反射，如颈交感神经节经多次弱激光照射后，血压便开始下降，现将常用的神经反射疗法介绍如下。

1. 颈交感神经节　颈交感神经节包括上、中、下三个神经节：颈下节与第一胸交感神经节，合称为星状神经节或颈胸神经节，主要支配头部和上胸部的组织器官，包括眼、耳、涎腺、汗腺、心脏、气管、肺、上肢、血管；颈上神经节最大，呈梭形或扁平形与C_2、C_3或C_4颈椎横突水平等高；颈神经节很小，约与C_6椎体同高，星状神经节呈星状，位于C_7椎横突及第1肋骨头高度（图6-6）。

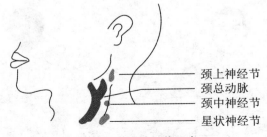

图 6-6　颈交感神经节示意

颈上神经节
颈总动脉
颈中神经节
星状神经节

2. **颈动脉窦**　为颈内动脉起始处的膨大部分。生理情况下，动脉内血压增高或降低时的牵张刺激可影响窦内的压力感受器，经窦神经传递至延髓血管运动中枢，反射性地调节心率及周围血管的舒张，使血压稳定在一定范围内，体表定位于胸锁乳头肌前缘平喉结处（图 6-7）。

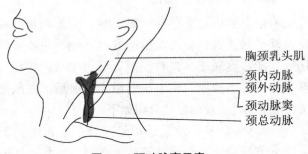

图 6-7　颈动脉窦示意

胸颈乳头肌
颈内动脉
颈外动脉
颈动脉窦
颈总动脉

3. **面神经**　是第 7 对脑神经，离开脑桥脚后，从茎乳孔出颅骨（图 6-8），穿过腮腺，呈扇形分为 5 支（颞支、颧支、颊支、下颌支和颈支），分别支配面部各表情肌，其体表定位如下。

（1）面神经膝状神经节：外耳道孔。

（2）面神经干：在乳突前 2cm 处。

面神经分支：在乳突前2cm处为起点分为5支，即颞支（指向颞区）、颧支（指向颧支）、颊支（指向口角）、下颌缘支（指向颌部）、颈支（指向颈前）。

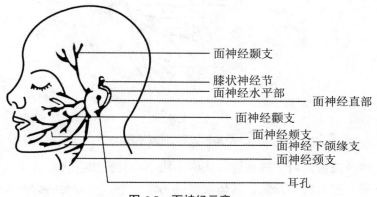

图6-8　面神经示意

4. 三叉神经　是第5对脑神经，从脑桥分出后，在颅中窝处通过眶上孔、圆孔、卵圆孔出颅，在出颅前感觉神经元的胞体，聚集成膨大的神经节，称为半月神经节，出颅后分为上（眼神经）、中（上颌神经）、下（下颌神经）三支，分布至头面部皮肤和鼻腔、口腔黏膜，主管感觉，其体表定位如下（图6-9）。

（1）三叉神经半月神经节：外耳道孔与眉弓外缘连线后1/3处。

（2）三叉神经上支：自半月节走行至眼。

（3）三叉神经中支：自半月节走行至鼻。

（4）三叉神经下支：自半月节下行至颏部。

5. 臂丛　由$C_{5\sim8}$神经和T_1神经的前支组成，这5支神经又分为6股3束，最后在锁骨下动静脉的外侧进入腋窝，三束

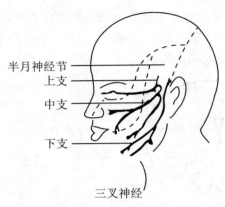

半月神经节

上支

中支

下支

三叉神经

图6-9　三叉神经示意

神经在腋窝内包围动脉，在胸小肌下缘处分出各神经分支，供应上肢肌肉和皮肤，其体表定位为锁骨中点上方至胸锁乳突肌后缘（图6-10）。

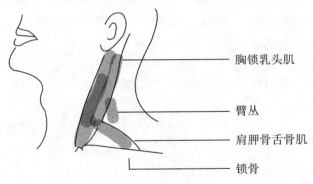

胸锁乳头肌

臂丛

肩胛骨舌骨肌

锁骨

图6-10　臂丛神经示意

6. 腹腔神经丛　又称太阳神经丛，是两侧的内脏大小神经（交感神经），由腰交感神经节及右迷走神经腹腔支所组成，丛内有一对腹腔神经节，位于腹腔动脉的两侧，腹腔动脉发出很多分支和肠系膜上、下动脉的分支，分配着膈、胃、肝、脾、肾、肠系膜、腹主动脉、精索、睾丸、卵巢等，其中心体表定位为剑突和脐连线中点（图6-11）。

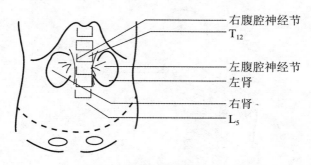

图6-11　腹腔神经丛示意

7. **腰交感神经节**　位于腹膜后脊柱的前外侧，一般由$L_{4\sim5}$交感神经组成，左右不完全对称，腰交感神经节后纤维随脊神经分布到两下肢，其内脏则分支到直肠、膀胱和生殖器官，其体表定位为$L_{2\sim4}$椎棘突旁开3cm处（图6-12）。

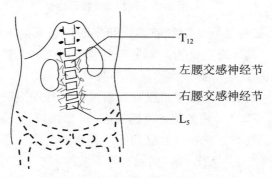

图6-12　腰交感神经示意

8. **颈胸神经根**　颈神经8对，胸神经12对，除第1对颈神经由枕骨和寰椎之间出椎管外，其余的颈胸神经根均自脊柱的颈、胸段同序的椎间孔分出，颈神经根在椎管内短，近于水平位方向，胸神经根在椎管内稍长，其体表定位为颈胸神经根与同序棘突等高，神经根出口处约在离后正中线两旁 1.5cm（图 6-13）。

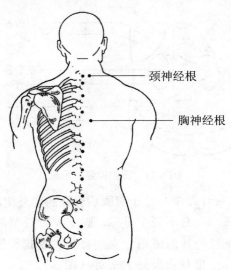

图 6-13　颈胸神经根示意

9. **短裤区**　是指盆腔器官和皮肤内脏反射区所包括的区域范围，其体表定位为前面上界两髂嵴连接、下界为两大腿上 1/2，后面上界 L_2 棘突水平、下界两臀沟连线。

10. **领区**　又称谢尔巴克反射区，包括项至肩胛上部（颈 C_2 至 T_4 节段）。刺激此处可影响颅脑、胸部和上肢血液循环及心、肺、气管、食管等器官功能。其体表定位为前面上界甲状软骨水平、下界腋连线，后面上界为发际水平、下界腋连线。

二、激光理疗的主要作用

机体在激光的刺激作用下，调节了神经系统、免疫系统和组织代谢系统的病理生理状态，使之利于治病，直至康复。

弱激光理疗主要有以下作用：①镇痛；②消炎；③促进皮肤溃疡和伤口的愈合；④促进骨痂生长，加速骨折愈合；⑤促进神经修复；⑥双向调节免疫系统；⑦改善血液循环，使血管扩张，血液循环速度加快。

三、激光理疗的适应证

1. **各种皮肤病变**　带状疱疹、斑秃、皮肤溃疡、褥疮、白癜风、湿疹性皮炎、过敏性皮炎、瘢痕、痤疮感染等。

2. **神经病变**　面神经麻痹、神经根炎、神经痛、末梢神经炎、坐骨神经炎、臂丛神经炎、三叉神经痛、脑卒中后遗症、失眠、血管神经性头痛。

3. **关节病变**　风湿性关节炎、类风湿关节炎、骨性关节炎、颈椎病等。肋软骨炎、横穴综合征、肩关节周围炎、肱骨外上髁炎、腱鞘炎等。

4. **肌肉、肌腱、肌筋膜炎、血管病变**　如急慢性扭伤、肌肉痛、急慢性肌纤维组织炎等。

5. **眼**　睑腺炎、睑板腺囊肿、部分眼底病变、弱视等。

6. **耳鼻咽喉科**　鼻炎、鼻黏膜溃疡、突发性聋、外耳道湿疹、卡他性中耳炎、咽喉炎等。

7. **口腔科**　唇炎、舌炎、黏膜病变、牙周病变、颞颌关节紊乱等。

8. **妇产科**　急性或慢性盆腔炎、功能性子宫出血、痛经、外阴瘙痒症、外阴营养不良、溃疡等，乳腺炎、产后尿潴留。

四、注意事项

过敏患者，如红斑狼疮、卟啉病、光照性皮炎患者禁用。

恶性肿瘤患者，不能局部进行治疗。心动过缓患者（心率＜60次/分），治疗时应当注意心率的变化。据报道，2/3患者心率不受影响，但有1/3患者心率减弱，心率恢复到正常的有部分患者也不占少数。孕妇腹部和睾丸区禁止照射。有出血性疾病和急性出血期禁用。初生婴幼儿禁照。治疗时应注意调整功率、时间、距离以免引起烫伤。

激光治疗的种类不同，其生物效应也不相同。如He-Ne激光和650nm的半导体激光对人体作用主要是光化学作用，不是热作用，故对急性炎症均可以治疗，而810nm的半导体激光属红外激光，用于亚急性、慢性疾病效果较好，急性炎症不宜治疗。

注意：不能直视激光光束，以免损伤眼球，因眼睛是对光最敏感的器官，激光的能量较大，故不宜直视（除一些眼部疾病，如黄斑病变、弱视、中心性浆液性视网膜病变等需用弱激光治疗时）。

第 7 章　弱激光针灸疗法

CHAPTER 7

弱激光针灸（又称为激光穴位照射疗法）是指用弱激光光束直接聚焦或扩束照射穴位，对穴位进行有效的光化学或光热刺激。这种疗法是基于中医理论的一种整体的自然疗法，以经络学说为指导，通过现代激光技术对传统的针灸穴位进行照射，以起到疏通经络、调节脏腑、行气活血的作用，从而扶正祛邪、治疗疾病。

一、弱激光针灸疗法的特点

1. 弱激光针灸具有与针灸法同样的效果，同时具有无痛、无菌、安全等特点。它不存在针灸时偶尔出现的弯针、滞针、晕针、刺伤重要脏器等异常情况。

2. 弱激光针灸与毫针虽然都是对穴位刺激达到治疗效果，但毫针输入的是机械能，艾灸输入的是浅表热能和药物，而激光输入的是光能，由光能转化为热能，产生的是光化学作用和光热作用。热的穿透力较深，红光的 He-Ne 激光和半导体激光照射到穴位上，如功率为 5mW 左右，其皮肤温度上升仅为 $0.8\sim2℃$，故除光化学作用外，尚有轻度热灸作用。CO_2 激光或 810nm 的半导体激光作用在穴位上则热效应更为明显。激光如果是脉冲输出，则更会出现一些冲击波的机械能。

3. 由于弱激光针灸疗法所产生的酸、麻、胀、痛等得气感觉小于针灸治疗，所以很合适老年人、儿童、体弱和晕针的患者，故可作为针灸治疗的一种补充治疗。

4. 弱激光治疗除了不可照射眼睛（眼疾病者例外，如黄斑变性、弱视、中心性视网膜炎等）以外，其他无明显禁穴。如激光针灸可以直接照射神阙穴治疗婴幼儿腹泻等疾病，而针刺则不可以；激光可以直接照射血管部位的穴位，通过激活血管内的各种因子达到治疗效果。

5. 弱激光针灸时需用激光器和相关配件，如激光套管针等，价格较高，而且操作不如针灸方便，穴位容易位移，故往往不为针灸医师所接受，特别有些较深的穴位，如环跳穴等。激光透射达到的深度较浅，故只能作为一种补充治疗方法，不能取代传统的针灸疗法。

6. 弱激光针灸在临床治疗上效果明显，但其作用机制的研究还不是很成熟，尚需进一步探索。此外，激光的治疗剂量、照射时间、激光照射的"补"与"泻"、激光照射的穴位选择、深度调节、行针模式等，尚需进一步标准化、科学化，以满足治疗中的个性化需求。

二、弱激光针灸有效性的依据

穴位照射是否与针刺一样"得气"呢？"得气"就是治疗时，人体沿着经络的径路会出现酸、胀、麻的感觉，这种现象的出现与疗效有很大的关系，正如《黄帝内经·灵枢》记载："刺之要，气至而有效。"《针灸大成》中也记载："气速至则速效，气迟至则不治。"事实证明，激光穴位照射治疗时能激发经络中的经气，一些患者显示出穴位和经络的特异性反应。有人统计335例，其中一些患者有麻、胀、沉重感、抽动、蚁走感、电流感等 34 种反应。如激光照射人迎穴，可有顺足阳明胃经的循行路线传至缺盆穴的感觉；照射丝竹空穴、光明穴位，眼球有不自主运动；照射天突穴时患者有憋气感。这些说明激光穴位照射后可以循经传导，但是不如针刺感觉强烈，那么为什么治疗有效果呢？1983 年 Walker 用 1mW 的 He-Ne 激光照射足神经上一个点，就能在附近某点上记录到这种神经冲动，潜伏期 4ms，说明激光照射后能产生神经冲动，只不过是由针刺的机械能刺激转换为激光的热光能刺激而已。

1981 年刘德博报道用 3mW 的 He-Ne 激光照射合谷穴，用与肌电图机相连的两根银针一支刺入曲池穴，另一支刺入尺泽穴，刺入时均有酸、麻、胀的感觉，4～5min 后可以看到曲池穴上的银针连线在肌电图机荧光屏上出现有规律的低频涨落电波，而尺泽穴为手阳明大肠经，则无此反应。重复 12 例，9 例均有此反应（注：合谷穴和曲池穴均为手阳明大肠经，而尺泽穴为手太阴肺经）。He-Ne 激光照射合谷穴、曲池穴出现的有规律的低频涨落电波，说明 He-Ne 激光循经传导。

1987 年田道中用 He-Ne 激光照射 30 例远端穴位，激光输出功率为 2.7mW，以叩击找出敏感点，在 106 次的试验中，得出径路传感线，60.38% 阳性结果，比非穴位照射的试验高得多，这稳性传感线是处于比较浅的部位，能使受压（压力为 2～3mmHg）而阻断，松手后可以再现。以后田道中又做激光经络测定，从测量方面研究 15 例患者 1404 穴位不同情况下的原穴导电量，5min 前后变动率，发现照射穴位与不照射或照射非穴位点时均有显著的差异。

人的皮肤表层厚 0.5～1.5mm，真皮厚 2.1mm，皮下层厚 2.5mm，而神经末梢感受器位于真皮质中。穴位中有多种神经感受器，据上海市针灸研究所林文注研究，患者主诉有针感的

50 个点中，可看到数量不等的有髓小神经束、无髓小神经束、游离神经末梢、环层小体、肌梭和神经干支；患者主诉无针感的 13 个点中只有肌梭、运动终板、小神经束和游离神经末梢，经统计学处理有非常显著的差异（$P < 0.001$）。据国外报道，He-Ne 激光的穿透深度为 10～15mm，而国内学者刘德博观察为 16mm，田道中观察可以达到 18mm，故光能量可以直接刺激穴位中的感受器。

针灸穴位分为两种，即感受器穴和效应器穴，其组织结构完全不同。感受器仅以神经成分占优势，如 Meissner 小体、Krause 络球、Hoyer-Grosser 器官等；而效应器则由平滑肌组成。1975 年 Riederen 研究表明，以感受器占优势的穴位所分泌的 5-HT 明显比由效应感受器穴位分泌得多。

有学者认为，中医理论认为的穴位就是属于功能性的。日本学者间中喜雄认为，生物体内有能量、信息两大系统。能量系统包括肌肉、血液、呼吸、消化系统等，信息系统包括神经和内分泌系统等。信息系统控制并作用于能量系统，刺激信息系统比刺激能量系统所需能量小得多。信息系统又称为"X- 信息系统"，该系统的信息输入部位及反应输出部位均具有特异性，它是由点到线，由线到面形成的综合功能结构，构成一个整体体系。这一体系中起支配作用的是全息图模式，即任何一个局部都有整体的投影，这一精密体系，能够感受并辨别给予经穴的轻微刺激。

1975 年 Kellner 实验证明，激光照射组织的深度足以刺激到触觉小体（Meissner 小体）、Hoyer-Grosser 器官、终末血流带（小动脉到静脉中毛细血管的过渡），也可以刺激到 Vater-Pacini 小体，故认为激光穴位照射刺激这些组织可引起机体反应。

山东省荣成县人民医院用半导体砷化镓激光穴位照射后胃电效应显示双向调节作用，静脉注射纳洛酮后可使胃电效应逆转，提示半导体砷化镓激光穴位照射有类似传统针刺作用；单独用激光照射足三里穴，胃电以兴奋效应为主，类似针刺补法，可治疗胃功能低下疾病；激光加低频电照射足三里穴，以抑制效应为主，类似针刺泻法，可治疗胃功能亢进疾病，提示激光穴位照射可产生内源性阿片物质的释放，因而具有镇痛作用。

1977年博尔茨曼研究所的Kroetlinger将激光穴位照射和针刺穴位进行比较，证明激光照射井穴（四肢上经络的终末穴位），电位升高与针刺效应相似，激光照射穴位后所产生的电位平衡作用也与针刺结果无显著差异，激光照射穴位电位升高10mV，而照射假穴则电位明显下降。

法国学者Vernejoul等将微量放射性同位素（高锝酸钠）注入穴位，用连续电子计算机闪烁摄影机跟踪，显示同位素的通过与中医理论的经络相符，而同位素的移动速度取决于和注射穴位经络相关的器官是否正常。

Kroetlinger进行温度测试中，激光照射穴位前，双侧尺泽穴平均皮温为35.4℃，照射穴位后，局部皮温无明显上升，而未照激光的对侧皮温却上升0.27℃，有显著性改变（$P < 0.001$），见图7-1。

激光穴位照射后红外热图变化

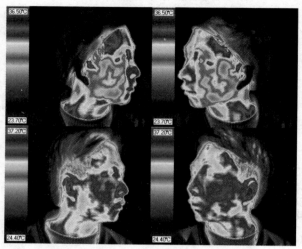

图 7-1　激光穴位照射图

　　张桂芳等报道也证明激光照射的穴位皮温均发生变化，较照射前升高或降低，故认为这可能是穴位温度感受器接受了激光能量，沿着经络走向的路线向外扩散的结果。

　　日本根井养智等按中国的循经传感理论，在人体传感线上注射药物可使传感受阻或增强，循经传感可进入脏器或患部影响脏器功能，或缓解患部症状。

　　华南师范大学王先菊等报道用连续或脉冲激光针灸均能使穴位组织的温度和血流灌注率升高。随着激光功率密度升高，穴位组织的温度和血流灌注率亦升高，从而用连续激光光针使穴位组织的温度升高比脉冲激光针灸高得多，微循环较差的人血流灌注率低。从治疗中发现激光针灸对微循环的改善有一定效果，这些研究为激光针灸在临床实际中的应用提供了理论基础。

1980 年 Kroetlinger 报道用弱激光照射穴位可以引起机体内生化指标的改变，如钙、镁、钠、钾、磷离子以及 17- 酮类固醇，17- 羟皮质内固醇均和银针引起机体效应相符。

在 20 世纪 70 年代，有研究者提出肥大细胞与经络穴位有密切关系。肥大细胞可以在弱激光穴位照射下产生脱颗粒，释放组胺现象，这种活性物质进一步激发了局部的经络感传现象。越来越多的说明发现穴位处的肥大细胞数量的确比旁边组织要多，肥大细胞作为一种免疫细胞，在受到弱激光照射后释放组胺对人体产生重要的调节作用。

20 世纪 90 年代，同仁医院用弱激光照射攒竹、瞳子髎、四白、迎香等穴位，用红外热图像进行观察，发现面部温度均显著增加。

以上均证明，激光穴位照射沿着经络的循环路线传导和针刺是一样的，经络和其周围非穴位皮肤比较，它们的电阻小，因而容易传导电磁波。而激光是一种方向性好、能量集中、单色性和相干性好的电磁波，可以沿着阻抗最小的经络传导以定波动形式传导刺激信息趋向于所属的脏腑器官，从而达到治病目的。

三、弱激光针灸中医理论基础

（一）经络学说

经络系统包括经脉和络脉，其中十二经脉和奇经八脉中的督脉和任脉合称十四经脉（图 7-2）。经络学说是中医理论的重要组成部分，对激光针灸具有重要指导意义。经络是人体运行气血、联络脏腑、沟通内外、贯穿上下的通络。主要通道称为经络，其分支称为络脉。体内各组织、脏器之间，借助于经络系统联结成一个相互依存、相互制约、相互影响的有机整体，

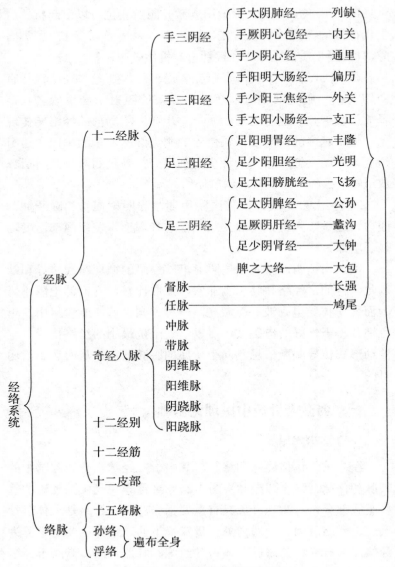

图 7-2　经络系统的组成

使人体和外界环境保持相对的平衡统一。

1. 十二经脉　内属于腑脏，外络于肢节。中医的"脏"是指五脏（心、肺、脾、肝、肾），"腑"是指六腑（胆、胃、大肠、小肠、膀胱、三焦）。十二经脉中的手阴经、足三阴经在体内皆有属脏络腑的关系，而手三阳经和足三阳经在体内皆属于腑络脏。十二经脉在四肢以下和头面部又都有分支相连通，而形成一个密布于周身的网络系统。

2. 奇经八脉　督脉行于后正中线，任脉行于前正中线，还有冲脉、带脉、阴跷脉、阳跷脉、阴维脉、阳维脉，合称奇经八脉，是沟通和连接十二经脉的较大经脉，故称奇经八脉。

3. 十二经别　是主经脉分出的，分布于胸腹和头部，它可以沟通表里两经并加强与脏腑的联系。

4. 十五络脉　是十二经脉在四肢部各分出一路，再加躯干部的任脉（前身）、督脉（后身）及脾之大络（身侧）共十五经脉。其主要是沟通表里两经，又补充经脉循环的不足。

5. 十二经筋　全身筋肉按部位分为手足三阴三阳，即十二经筋，起于四肢末端，结聚于关节的骨骼部，有的进入胸腹腔。

6. 十二皮部　在体表的皮肤部分也是按经络来分区，称为皮部。

（二）经络的功能

功能主要有三方面。在生理方面，运行气血，协调阴阳；在病理方面，抗御病邪，反映证候；在防治疾病方面，传导感应，调整虚实。

1. 调节气血运行　运输营养物质，营养全身，保证各组织器官的供给，为各组织器官的功能活动提供必要的物质基础。

2. 抗御病邪　保卫机体，加强皮肤之保卫作用，使外邪不能入侵。

3. 反映全身功能状态　由于经络在人体各部分的关系，如内脏有病时则可在相应的经络循环部位出现各种不同的症状和体征，内脏疾病可在五官部位出现反应，如心火上炎，可致口舌生疮；肝火升腾，可耳目肿赤；肾气亏虚，可使两耳听力下降。

4. 传导感应　经脉穴位治疗之所以能防病、治病，是由于经络具有传导感应和调整虚实的功能，针刺治疗中的"得气"现象和"气行"现象是径路传导感应功能的表现，与经络密切相关的"经气"如表现出来的生命现象则概括地叫作"神气"，《黄帝内经》中说："泥丸、百节皆有神"，意思是脑子和全身百节都有神气活动，说明脑与"神气"活动有关。

5. 调节阴阳平衡　经络在正常情况下能运行气血和调节阴阳平衡；在疾病情况下，则出现气血不和、阴阳偏胜的虚实证候，这时运用针灸或激光穴位照射治疗则可以"调气""治神"，扶正祛邪，使人恢复到正常状态，也就是"泻其有余，补其不足，阴阳平复。"

临床大量事实均可以证实，针刺和激光穴位照射，具有通过经络调整虚实的功能。例如针刺健康人和病人的足三里和手三里时，原来胃弛缓的，可以使收缩波加强；胃紧张的，可以使之弛缓，这通过X线钡餐检查以及胃动波摄影均可以证实。针刺非穴位则变化不明显。又如针刺心包经的神门、曲泽、内关等穴位治疗心律失常有好的治疗效果；而取脾经上的三阴交、胃经上的足三里和膀胱经上的昆仑穴等，则效果不明显。

（三）腧穴

腧穴是人体脏腑经络之气输注出入的特殊部位，既是疾病的反应点，又是各种经络穴位疗法的刺激点。腧穴归属于各经脉，经脉又隶属于一定的脏腑。故它们之间形成了不可分割的密切关系。

1. 腧穴的分类　十四经穴分属于十二经脉和任、督二脉的腧穴，共有 361 个穴，各穴均能主治所属经络的病症。其中，十二经脉的腧穴均为左右对称双穴；督脉和任脉的腧穴则分别分布于前、后正中线上。

经外奇穴凡未归入十四经的腧穴则成为奇穴，这些奇穴分布较为分散，大多数不在十四经脉循行线上，这些穴位对某些疾病有奇特的功效。

阿是穴无具体名称，也无具体固定位置，是人体患病时以病灶或非病灶部位出现的疼痛、过敏点或压痛点作为定位依据，多随疾病的发生而出现，疾病痊愈而消失，临床上大多用于痛症的治疗。

2. 腧穴定位法　正确的穴位定位，与治疗效果有很大关系，常用的取穴方法有以下四种。

（1）骨度分寸法：将人体各部位分别规定其折算长度为量取腧穴的标准，不论病人高矮胖瘦，在同一部位按比例折成相同的寸数，例如肘横纹至腕横纹折成 12 寸，前发际正中至后发际正中为 12 寸。两乳头之间为 8 寸，膝中至外踝尖为 16 寸等（图 7-3）。

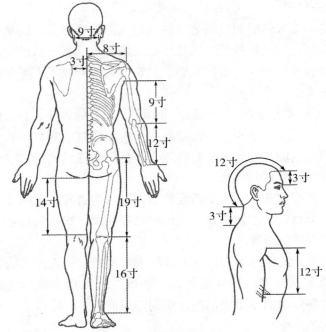

图 7-3　骨度分寸法

（2）体表解剖标志定位法：

①固定标志。指不受人体活动影响而固定不移的标志，如五官、毛发、指（趾）甲、乳头、脐及各种骨关节突起和凹陷部，如两眉之间的印堂穴、两乳之间的膻中穴等。

②动作标志。指必须采取相应的动作才能出现的标志，如张口于耳屏前方凹陷处取听宫穴，握拳于手掌横纹头取后溪穴等。

（3）手指同身寸定位法：以患者手指为标准，进行测量定穴的方法，临床常用的有以下 3 种（图 7-4）。

①中指同身寸。以患者的中指中节屈曲时内侧两端横纹头之间作为 1 寸，可用于四肢部取穴的直寸和背部取穴的横寸。

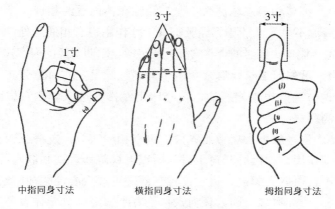

中指同身寸法　　　　横指同身寸法　　　　拇指同身寸法

图 7-4　手指同身寸定位法

②拇指同身寸。是以患者拇指指节关节的横度作为 1 寸，亦适用四肢的直寸取穴。

③横指同身寸。又名一夫法，是指令患者将示指、中指、环指和小指并拢，四指测量为 3 寸。

（4）简便取穴法：临床上常用一种简便易行的取穴方法，如双耳尖直入取百会穴，两手虎口交叉取列缺穴，垂手中指端取风市穴等。

（四）腧穴的选择原则

1. **本经腧穴主治本经病**　如心脏病取心包经的络穴内关穴；牙痛取手阳明大肠经的原穴——合谷穴；胃病则取足阳明胃经的穴位，如郄穴、梁丘、合谷、足三里等。

2. **表里脏腑经脉选穴**　因表里经脉在生理和病理上有紧密的关系，所以在患病相表里的经脉上选穴，同样具有较好的疗效，如皮肤病取肺经脉相表里的大肠经脉的合谷、曲池穴，治疗效果较好，胃病取脾经的公孙穴等。

3. **循环相邻经脉选穴** 十二经脉在体内逐经相连，循环传注，周流不息。循环相邻经脉，其治疗作用也有相通之处，如牙痛除取手阳明大肠经的合谷穴外，还可取足阳明胃经的内庭穴等。

4. **对侧同名经脉取穴** 由于同名经脉呈左右对称分布，它们的调节功能也是相通的，在临床上经常有选取健侧穴位而治愈患侧疾病。

5. **依据脏腑生理功能取穴** 选取相应穴位，发挥脏腑功能的调节作用，如因肝开窍于目，所以近视眼和远视眼取穴肝俞；消化不良可取穴脾俞、胃俞；神志疾病可取穴心经的神门穴。

6. **局部取穴** 因为任何穴位均有十二经脉分布体表各部，如眼病取穴睛明穴、攒竹穴、阳白穴、承泣穴；胃病取穴中脘穴、梁门穴等；膝关节疾病取穴内、外膝眼、鹤顶穴，阳陵泉；耳病取穴耳门、听宫、听会、翳风等。

7. **特殊穴** 长期治疗有特效的穴位，如哮喘可取经外奇穴，定喘穴；落枕可取手背部的落枕穴，发热取大椎穴；矫正胎位取至阴穴；治疗腹泻和便秘取天枢穴；减慢心动过速的心率取内关穴等。

8. **远近端相配取穴** 如胃病可取中脘穴，远取足三里穴，牙痛可近取承浆穴、颊车穴，远取合谷穴等。远治的经脉在肘关节和膝关节以下的穴经，不但可以治疗局部病症还可以治疗远隔部位组织器官的病症，甚至可以影响全身的功能，如足三里穴不但可以治疗下肢病，还可以调整消化系统功能，甚至对全身免疫功能都有一定作用。

9. **前后或左右相配取穴** 如肺病，前取募穴中穴位，后取俞穴肺俞；胃病前取中脘穴，后取胃俞穴等。

10. **按子午流注时辰相配取穴** 古人将一昼夜分为 12 个时辰，子与午是相对的两个时辰。子时是夜间 23—1 点，是阴退阳进的时候；午是中午 11—13 点，是阳退阴进的时候。另外还有将五输穴配以木、火、土、金、水行，如肺经表现实证时，则应泻属水的子穴（尺泽穴），如肺经表现为虚证时则应补属土的母穴（太白穴）。

四、弱激光针灸的剂量选择

激光针灸剂量是比较复杂的问题，因激光器种类不同，剂量大小、选穴的多少、照射的时间等均无定论。一般认为，小剂量照射为"补"，大剂量为"泻"；短时间照射为"补"，长时间照射为"泻"。常取穴 4～5 个，每穴照射 3～5min，每日照射 1 次，10～15 次为 1 个疗程，如穴位较多，可分次轮流使用，需做第 2 个疗程者，可间隔 5～7d，这样效果更好。

五、十四经穴中激光常用穴位

对十二经脉分布于肘、膝关节以下，经气出、溜、注、行、入之处的名为井、荥、输、经、合的五类特定穴称为五输穴。历代医学家将气血在经脉中运行的情况和水流现象相比较，经气流注由小到大，由浅入深，经气所出如水的源头，故称为"井"；经气流过之处，如刚出的泉微流，故称为"荥"；气流所灌注之处，如水流由浅入深，故称为"输"；经气所行经的部位，像水流在河流中流过，故称为"经"；经气最后如百川汇入海，则称为"合"。

又有原穴（人体原气作用汇集的部位，人体脏腑的病变往往反映于此）、络穴（多位于表里经的联络之处，使经络相互联络成一整体）、俞穴（脏腑之气输注于后背的俞穴）、募穴（脏腑之气汇集于胸腹部的俞穴）；八脉交会穴（任、督、冲、带、阴跷、阳跷、阴维、阳维，八脉交会于十二经中的八个穴位）；

八会穴（即脏腑、气、血、筋、脉、骨、髓的精气汇聚之处）；郄穴（郄即孔隙之意）；下合谷（是手三阳经下合于足三阳经之腧穴）等特殊命名。

1. 手太阴肺经

（1）肺经的走行：具体如下所示。

起于中焦→大肠→胃上口→膈→肺→喉→腋下→上臂内侧→肘→臂

（手阳明大肠）指尖←腕←寸口←鱼际→拇指尖

（2）肺经的主要功能：肺主皮毛、肺、胃、大肠和悲之情。

①脏腑病：主治肺疾病，如咳嗽、气喘、气短、心烦不安，因肺和口鼻相通，故也出现鼻塞、感冒、流涕症等。因肺向下络大肠，故还可以治疗大肠的疾病。

②外经病：沿肺经循行线上的麻木、疼痛、发冷、酸胀等异常感觉，一般出现在锁骨上窝、上臂、前臂内侧上缘。

③调节情绪异常：肺在志主悲，可使情绪淡泊，心中平静。

④皮肤疾病：因肺主皮毛的关系，故导致皮肤的疾病，如过敏性皮肤病、色斑等。

肺经的经气旺在寅时，即早上 3—5 点，但正是睡眠时间，故可在同名经上找，就是上午 9—11 点脾经旺时。

（3）激光常用的穴位：肺经共用 12 个穴位，但激光常用的穴位主要有 3 个（表 7-1，图 7-5）。

表 7-1 手太阳肺经激光针灸常用穴位

穴名	定位	主治
中府	肺部疾病常用穴，在第 1 肋间，距正中线 6 寸凹陷处	咳嗽、气喘、胸痛，又因为此穴是手、足太阴之会，故能健脾，治疗脾胀、肩背痛等

（续表）

穴名	定位	主治
尺泽	位于肘横纹中，肱二头肌腱桡侧凹陷处	咳嗽、咯血、气喘和咽喉肿痛和肘臂痛
列缺	在前臂桡侧缘，桡骨茎突上方，腕横纹上1.5寸。当肱桡肌与拇长展肌腱之间。两手交握，左手示指在右腕背部，示指下即是	列缺穴是三经会穴，故可以同时调节肺经、大肠经和任脉的经气。头痛、鼻塞、流涕可用之疏卫解表。由于和任脉相连，可补肺肾阴虚，故中年糖尿病、耳鸣、双目干涩及更年期的烦躁、失眠均可用之调节，腕部疼痛不适，亦可用之

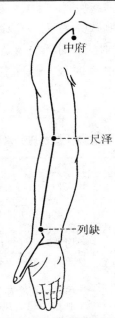

图 7-5　手太阳肺经激光常用穴位

2.　手阳明大肠经穴

（1）大肠穴的走行：起于商阳，止于迎香，左右共 20 穴，分布于示指桡侧、上肢背部桡侧及颈、面部。

（2）大肠经的主要功能：和足阳明胃经络属的肠胃是人消化、吸收以及排除废物的器官。大肠经发生病变时，主要表现为以下疾病。

①上身部位病：手阳明大肠经气血不通畅则会导致示指、中指、上肢、后肩等经络线上的疼痛和酸、胀、麻等不舒服的感觉。

②五官病：从其走行可以看出手阳明大肠经与面部、下牙、鼻关系密切，所以有病时可有眼睛发干、发红、口干、流涕、鼻出血、牙龈肿痛、咽喉痛等。

③肺病：对于呼吸系统疾病，肺和大肠看起来风马牛不相及，但日常大肠通了，咽喉肿痛也就好了，可以说明肺和大肠有关系。

大肠经气血最旺时对应卯时，也就是早上 5—7 点，但有人不习惯早起，则下推 12 个时辰，与同名经（足阳明胃经最旺时）辰时，也就是上午 7—10 点。

（3）激光常用穴位：共 5 个穴位（表 7-2，图 7-6）。

表 7-2　手阳明大肠经激光常用穴位

穴名	定位	主治
合谷	在手背第 1、2 掌骨间，当第 2 掌骨桡侧的中点处，即二指合并，虎口肌肉凸起部中央处	此穴为手阳明大肠穴的原穴（也就是人体原气经过和留止的部位），有"面口合谷收"之说。主治头痛、牙痛、咽喉痛、扁桃体炎、鼻炎、腮腺炎、中风等，因和胃经均是阳明经气，故可以治疗肠胃道疾病
曲池	曲肘关节时，位于肘横纹外侧端	此穴为手阳明大肠经的合穴，大肠经经穴经此处汇合于脏腑，故对调节阳明经经气和脏腑功能有重要意义，如对高血压、高血糖的患者用激光照射此穴对控制血糖和血压有所帮助；另外对咽喉痛、吐和泻、上肢瘫、上肢麻木、荨麻疹均有效，为强壮穴之一
肩髃	在肩部、三角肌上，臂外展，当肩峰前下方凹陷处	肩关节痛、上肢瘫、上肢麻木

（续表）

穴名	定位	主治
扶突	在颈外侧部，喉结旁，胸锁乳突肌的前、后缘之间	咽喉肿痛，肩臂痛等
迎香	位于鼻翼旁 0.5 寸，鼻唇沟中	急慢性鼻炎、甲状腺功能亢进（可降低 T3 和 T4）、三叉神经痛、变应性鼻炎和面部疾病等

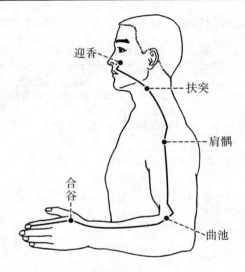

图 7-6　手阳明大肠经激光常用穴位

3．足阳明胃经

（1）胃经的走行：起于承位，至于厉兑，左、右各 45 穴，分布于头面、颈、胸腹、下肢的前外侧。

（2）胃经的主要功能：脾胃是"后天之本"，说明脾胃具有消化吸收功能，是气血生化之源、人体代谢能量的来源。脾胃功能不好则代谢紊乱，五脏六腑均不能好好工作，其主要病变如下。

胃肠系统，如腹痛、肠鸣、腹胀、吐、泻；面部疾病，如牙痛、眼疾、咽痛、面瘫；神经、神志疾病，如受惊、狂躁；经脉所过部位的病痛，如口角㖞斜、膝关节、胸乳部、腹部、大腿处、下肢外侧疼痛等，特别是卒中偏瘫后肢体萎缩无力时，常常取胃经穴，即"治痿独取阳明"，一方面可以使健脾胃，脾胃是气血生化的来源；另一方面使肌肉萎缩逐渐恢复。

治疗最佳时间：每天早上 7—9 点是胃经经气最旺时，故这时疗效最佳。

（3）激光常用穴位：有 15 个（表 7-3，图 7-7）。

表 7-3　足阳明胃经激光常用穴位

穴名	定位	主治
承泣	阳跷脉、任脉与足阳明胃经的合穴，在面部，瞳孔直下，当眼球与眶下缘之间	眼部疾病，如外眼炎症、屈光不正、青光眼、视神经炎、视网膜炎、视神经萎缩、白内障、眶下神经痛等
四白	在面部，瞳孔直下，眶下孔凹陷处	眼病、三叉神经痛、面神经麻痹、鼻窦炎等
地仓	手阳明大肠经于足阳明胃经的会穴，在面部，口角外侧，上直对瞳孔	面神经麻痹、三叉神经痛、面肌痉挛等
颊车	在面颊部，下颌骨角前上方约一横指，咀嚼时咬肌隆起，按之凹陷处	腮腺炎、颞下颌骨关节炎、面神经炎、三叉神经痛
下关	足少阳胆经与阳明胃经之交会穴，在面部耳前方，在颧弓与下颌切迹所形成的凹陷中	牙痛、耳痛、耳聋、颞下颌关节炎、颞下颌关节紊乱、面神经炎、三叉神经痛
人迎	在颈部，喉结旁，在胸锁乳突肌前缘，颈动脉搏动处	高血压病、哮喘、咽喉痛、甲状腺疾病、喉炎、偏瘫
乳根	在胸部，在乳头直下乳房根部，在第 5 肋间距前正中线 4 寸	乳汁分泌不足、乳腺炎等

（续表）

穴名	定位	主治
梁门	在上腹部，脐中上4寸，距前正中线2寸	胃痛、腹胀、腹泻、食欲缺乏等
天枢	在腹中部，距脐中2寸	天枢穴是"募穴"，是五脏六腑之气集中于胸腹部的穴位，所以不论病发生在内或外邪入侵，都可以在募穴上有反应，天枢穴正好对应肠道，所以可以治疗便秘、消化不良、恶心、呕吐、腹胀等，还对月经不调、痛经有效
水道	在下腹部，在脐中下3寸，距前正中线2寸	小腹胀满、尿道感染、肾炎、水肿、尿潴留、月经不调、痛经、不孕症等
梁丘	屈膝，在大腿前面，当髂前上棘与髌底外侧端的连线上，髌底上2寸	梁丘是胃的郄穴，郄就是"孔隙"的意思。郄穴阴经常用来治疗血症，阳经常用于治疗急性病，属于阳经，梁丘治疗急性胃痛、胃痉挛效果很好。另外，也用于治疗膝关节痛、腿膝风湿痹痛等
犊鼻	屈膝，在膝部，髌骨与髌韧带外凹陷中	膝关节痛、膝风湿痹痛
足三里	为人身第一长寿穴，位于小腿前外侧，犊鼻下3寸，距胫骨前缘一横指（中指），是本经的合穴	刺激足三里穴可使胃肠蠕动有力而规则，可以提高多种消化酶的活力，增进食欲，帮助消化，改善心脏功能，调节心律，增加红细胞、白细胞和血色素，调节血糖，使之平衡，促进内分泌腺分泌，提高免疫力等功能，故有"肚腹三里留"的说法，故对消化系统常见病均有好的效果。除胃肠外，对胆囊炎、胆结石、肾结石绞痛以及糖尿病、高血压等均有很好的良效。对脑卒中和血管性疾病、妇科月经不调、痛经等均有好的效果
丰隆	在小腿前外侧，外踝尖上8寸，距胫骨前缘两横指（中指）	咳嗽、痰多、咽喉肿痛和下肢瘫痪麻木、酸痛等
厉兑	位于第2趾末节外侧，距指甲角0.1寸，属于井穴	热病、面神经麻痹、牙痛、昏厥等

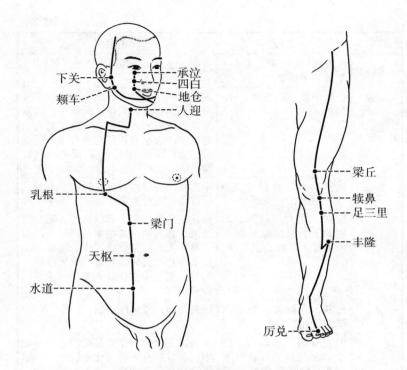

下关
颊车
承泣
四白
地仓
人迎
乳根
梁门
天枢
水道
梁丘
犊鼻
足三里
丰隆
厉兑

图 7-7 足阳明胃经激光常用穴位

4. 足太阴脾经穴

（1）脾经的走行：起于隐白，止于大包，左、右各 21 穴，分布于大趾、内踝、小腿、大腿内侧、胸腹部第 3 侧线。

（2）脾经的主要功能：与脾经有关的内脏有脾、胃和心。其主要功能主统摄，约束血液行于脉内而不外溢的作用，称为"脾统血"。一般出血症多与火热有关，血受火热之邪干扰时就会不受约束而妄行，于是出现各种出血症。另一出血与火热主邪无关，是脾气来约束血在脉管中规矩的运行，如脾气虚，不能约束血的运行，则出现出血病症，如紫癜、产后出血、便血、尿血，这时则需要补脾而不是泻火。如不通，则会出现线路上的冷、酸、胀、麻、疼痛等。

①五官病：包括舌与咽，"脾开窍于口，其毕于唇，在液为涎"，故有病时，可以出现不自主地流口水、饭后即吐等。

②脏腑病："阴主里，阳主表"，故脾经可以治疗全身乏力、全身疼痛、胃痛、腹胀、大便稀、心胸烦闷、心窝下急痛。

脾经旺时在上午9—11点，这时人体的阳性正处于上升期，是治疗最佳时间。

（3）激光常用穴位：4个穴位（表7-4，图7-8）。

表7-4 足太阴脾经激光常用穴位

穴名	定位	主治
太白	是腧穴，原穴，位于足内侧缘，在第1跖趾关节后下方赤白内际凹陷处	食欲不佳、腹胀、腹泻等脏腑病
三阴交	为足阳太阴脾经、足少阴肾经、足厥阴肝经三经会穴，位于小腿内侧，内踝尖上3寸，胫骨内侧缘后方	妇科病，所以又称"女三里"，如痛经、月经不调、更年期综合征等
阴陵泉	本经合谷，位于小腿内腿，胫骨内侧髁后下方凹陷处	腹胀、腹痛、腹泻、黄疸、水肿、遗尿、遗精、月经不调
血海	位于大腿内侧，髌骨底内侧端上2寸，股四头肌内侧头的隆起处。（左手掌抵住右膝盖，大拇指下肌肉凹陷处）	治血要穴，对妇科病、湿疹、丹毒和血液病（如白细胞低下等）效果好

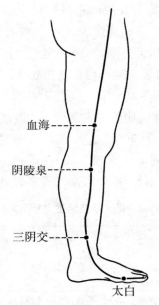

血海

阴陵泉

三阴交

太白

图 7-8 足太阴脾经激光常用穴位

5. 手少阴心经

（1）心经的走行：起于极泉，止于少冲，左、右各 9 穴，分布于腋下、上肢掌侧的尺侧缘和小指的桡侧端。

（2）心经的主要功能：中医讲"心主神"，心经与神志、精神有关。心经异常的人可以出现心胸烦闷、疼痛、手臂阴面常靠小指侧麻木、疼痛，故对失眠、冠心病和颈椎病引起的上肢麻木等有效。

心经最旺时在午时，即中午 11—13 点，这是阴气最盛的时候，然后向阴转化，阴气开始上升。

（3）激光常用穴位：2 个穴位（表 7-5，图 7-9）。

表 7-5　手少阴心经激光常用穴位

穴名	定位	主治
极泉	在腋窝顶点，腋动脉搏动处	心脏病（如冠心病）和颈椎病所致上肢麻木
神门	为腧穴，原穴，位于腕掌侧横纹尺侧端，尺侧腕屈肌腱的桡侧凹陷处	失眠、癔症和心痛、心悸等

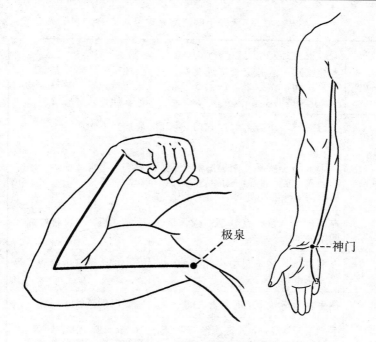

图 7-9　手少阴心经激光常用穴位

6. 手太阳小肠经

（1）小肠经的走行：起于少泽，止于听宫，左、右各 19 穴，分布手指掌尺侧、上肢背侧面的尺侧缘、肩胛、侧颈部及颊部。

（2）小肠经的主要功能：小肠经与手少阴心经相表里，故临床上也可以用小肠经来清"心火"。对神志病、体液病、疮疡肿毒等均有效。

小肠经气最旺时在未时，也就是下午 13—15 点，这是阳气开始下降，阴气开始上升，这时候治疗最好。

（3）激光常用穴位：7 个穴位（表 7-6，图 7-10）。

表 7-6　手太阳小肠经激光常用穴位

穴名	定位	主治
后溪	本经腧穴，八脉交会穴通督脉。在手掌尺侧，微握拳，在第 5 掌指关节后的远侧掌横纹头赤白肉际	头项强痛，特别是急性腰扭伤特效穴、落枕、肋间神经痛、肩臂痛等
肩贞	在肩关节后下方，臂内收时，腋后纹头上 1 寸	肩痛（五十肩等）
臑俞	为手太阳小肠经，阳维脉和阳跷脉的会穴，位于肩部，腋后纹头直上，肩胛冈下缘凹陷处	肩痛
颧髎	在面部，当目外直眶下，颧骨下缘凹陷处	面神经炎、三叉神经痛
天宗	在肩胛部，冈下窝中央凹陷处，与第 4 胸椎相平	颈肩综合征（电脑病）等
落枕	在手背示指和中指的掌骨之间	睡觉时的落枕
听宫	手少阳三焦经，足少阳胆经于手太阳小肠经的会穴，位于面部耳屏前，下颌骨髁突的后方，张口时呈凹陷处	耳聋、耳鸣、中耳炎、头痛、牙痛、颞下颌关节紊乱

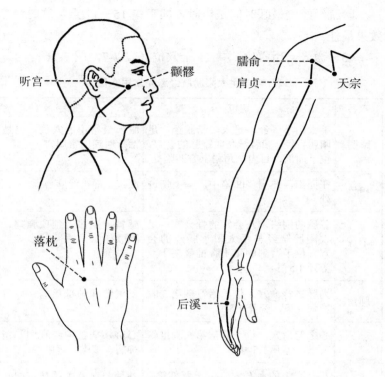

图 7-10 手太阳小肠经激光常用穴位

7. 足太阳膀胱经

（1）膀胱经的走行：起于睛明，止于至阴，左、右各 67 穴，是十四经中穴位最多的一条经。共有一条主线、三条支线，分布于眶周、前头、头顶、颈部、背腰部的脊椎两侧，下肢后外侧及小趾末端。

（2）膀胱经的主要功能：因膀胱经大部在背后，所以膀胱经出问题就会项背部僵硬、疼痛，还可沿着腿部向下进行，如可有腓肠肌痛、膝关节屈伸不灵、足小趾不能随意运动。

膀胱经经气最旺时间是申时，即下午 15—17 点，这时治疗效果最佳。

（3）激光常用穴位：共 21 个穴位（表 7-7，图 7-11）。

表 7-7　足太阳膀胱经激光常用穴位

穴名	定位	主治
睛明	手太阳小肠经、足太阳膀胱经、足阳明胃经、阳跷脉与阴跷脉的会穴，位于面部，目内眦角稍上方凹陷处	眼疾最常用的穴位，也是治疗呃逆的常用穴
攒竹	在面部，在眉头凹陷中，眶上切迹处	眼疾、面神经麻痹
大杼	督脉的别络，八会穴的骨会穴，足太阳膀胱经与手太阳小肠经的会穴，位于背部的第 1 胸椎棘突下，旁开 1.5 寸	感冒、发热、颈项强痛、咽喉痛
肺俞	为肺之背俞穴，位于后背部第 3 胸椎棘突下，旁开 1.5 寸	支气管和肺部疾病、肩背痛等
心俞	心之背俞穴，位于背部第 5 胸椎棘突下，旁开 1.5 寸	心脏疾病、神经衰弱、精神病、咳嗽、哮喘等
膈俞	八会穴中的血会穴，位于背部第 7 胸椎棘突下，旁开 1.5 寸	各种与血有关的病，如吐血、衄血、便血、尿血、贫血、呃逆、呕吐、咳嗽等
肝俞	肝之背俞穴，位于背部第 9 胸椎棘突下，旁开 1.5 寸	肝胆疾病、胃病和肋间神经痛
胆俞	胆之背俞穴，位于背部第 10 胸椎棘突下，旁开 1.5 寸	肝胆疾病、胃病和胸肋痛
脾俞	脾之背俞穴，位于背部第 11 胸椎棘突下，旁开 1.5 寸	胃肠疾病和出血性疾病
胃俞	胃之背俞穴，位于背部第 12 胸椎棘突下，旁开 1.5 寸	胃部疾病和胸胁痛

（续表）

穴名	定位	主治
肾俞	肾之背俞穴，位于腰部第2腰椎棘突下，旁开1.5寸	生殖系统和泌尿系统疾病，如阳痿
大肠俞	大肠之背俞，位于腰部第4腰椎棘突下，旁开1.5寸	腹胀、腹痛、肠鸣、肠泻、便秘、腰痛等
关元俞	在腰部第5腰椎棘突下，旁开1.5寸	小便不利、尿路感染、遗尿、糖尿病、腰痛等
小肠俞	小肠主背俞穴。在骶部的骶正中嵴旁1.5寸，平第1骶后孔	遗精、遗尿、尿血、腹胀、糖尿病、腰骶痛
膀胱俞	膀胱之背俞穴，位于骶部的正中嵴旁1.5寸，平第2骶后孔	泌尿和生殖系统疾病，如尿道感染、阳痿、遗尿、小便不利、糖尿病、腰骶痛等
承扶	位于大腿后面，臀下横纹中点	下肢瘫痪和坐骨神经痛
殷门	位于大腿后面，承扶与委中连线上，承扶下6寸	腰腿痛、下肢瘫痪
委中	本经合穴，四总穴。位于腘横纹中点，股二头肌腱与半腱肌肌腱的中间	腰腿痛和膝关节痛，故有"腰背委中求"之说
承山	小腿后面正中，委中与昆仑之间，当伸直小腿或足跟上提时腓肠肌肌腹下出现尖角凹陷处	腰背痛、小腿痉挛、瘫痪，对痔疮也很有效
昆仑	位于足外踝后方，在外踝尖与跟腱之间凹陷处	头痛、头昏、项背腰腿痛、下肢瘫痪
至阴	本经井穴，位于足小趾末节外侧，距趾甲角0.1寸处	胎位不正、难产、头痛、眩晕等

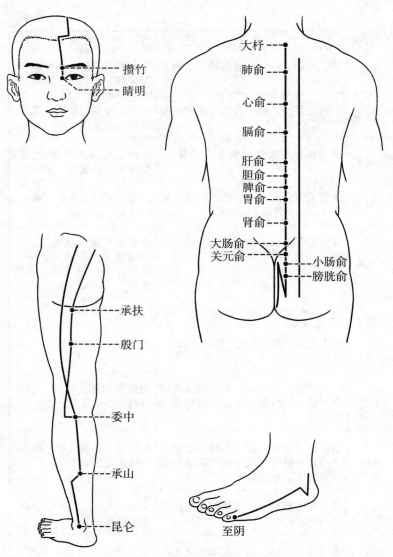

攒竹
睛明
大杼
肺俞
心俞
膈俞
肝俞
胆俞
脾俞
胃俞
肾俞
大肠俞
关元俞
小肠俞
膀胱俞
承扶
殷门
委中
承山
昆仑
至阴

图 7-11 足太阳膀胱经激光常用穴位

8．足少阴肾经

（1）肾经的走行：起于涌泉，止于俞府，左、右各 27 个穴，分布于足心、内踝后、下肢内后侧缘、腹胸前侧部。

（2）肾经的主要功能：因为肾经与脏腑器官联系最多，所以沿经刺激可以疏通众多经络不平之气，对联络的器官内脏有很好的调节作用。

肾经气血最旺时间为酉时，17—19 点，这时治疗效果最佳。

（3）激光常用穴位：3 个穴位（表 7-8，图 7-12）。

表 7-8　足少阴肾经激光常用穴位

穴名	定位	主治
涌泉	是人身第二长寿穴，位于足底部，卷足时足前部凹陷处，第 2、3 趾趾缝纹头端与足跟中点连线的前 1/3 与后 2/3 交点处	高血压、糖尿病、心绞痛、过敏性鼻炎、口腔溃疡和白发，对呼吸系统疾病也很有效
太溪	位于足内侧，内踝尖和跟腱之间的凹陷处。它主要是肾经的"原穴"，治疗时它具有"滋肾阴，补肾气，壮肾阳，理胞宫"的功能	生死泌尿系统疾病，如肾炎、遗尿、阳痿、阴冷、月经不调和下肢瘫痪等，还能治咽炎和气喘病
照海	为八脉交会之一，通阴跷脉、足少阴肾经和阴跷脉的会穴。位于足内侧，内踝尖下方凹陷处	妇科疾病，如月经不调、痛经、阴痒、子宫脱垂和尿足感染等

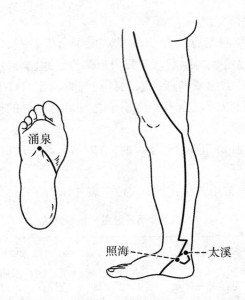

图 7-12　足少阴肾经激光常用穴位

9. 手厥阴心包经

（1）心包经的走行：起于天池，止于中冲，左、右各9穴，分布于乳旁、上肢掌侧中间、中指末端。

（2）心包经的主要功能：主要是代心受过，替心受邪，主要心脏是"五脏之大主"，所以由心包来替心君受邪、受过，从心包经循行路线可以看出治疗时可以改善皮肤的感觉异常和心绞痛、冠心病。

心包经在晚上戌时气血最旺，就是 19—21 点，但最好是饭后半小时治疗，这时不会影响气血的运行。

（3）激光常用的穴位：2个穴（表 7-9，图 7-13）

表7-9　手厥阴心包经激光常用穴位

穴名	定位	主治
内关	本经络穴，八脉交会穴之一，通阴维脉。位于前臂掌侧，腕横纹上2寸，掌长肌腱与桡侧腕屈肌腱之间	是在防病治病首推的穴位，内关穴有"宁心安神，理气止痛，和胃降逆"的作用，在心脏病和胃肠不适的均可用之，如有冠心病、高血压、胃肠疾病的可以用之，在打嗝时、恶心呕吐时均为有效的穴位
劳宫	本经荥穴，位于手掌心的第2、3掌骨之间偏于第3掌骨、握拳屈指时中指尖处	中风、昏迷、心痛等

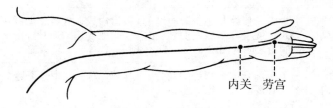

内关　劳宫

图7-13　手厥阴心包经激光常用穴位

10. 手少阳三焦经

（1）三焦经的走行：起于关冲，止于丝竹空，左、右各23穴，分布于环指尺侧、手背、上肢外侧面中间、肩颈部、耳郭前后缘头皮、眉梢。

（2）三焦经的主要功能：三焦经分布在人体体侧，为"少阳为枢"，因这条经绕耳朵转了大半圈，所以耳聋、耳鸣、耳痛、炎症均可选用此穴治疗，还可以改善全身血循环，增强免疫力，改善大脑功能，所以三焦经所治的病基本上是经络循环所过之地"经络所过，主治所及"。

手少阴三焦经气血最旺的时间是亥时，也就是21—23点，这时治疗最好。

（3）激光常用的穴位：6个穴位（表7-10，图7-14）。

表7-10　手少阳三焦经激光常用穴位

穴名	定位	主治
中渚	为本经腧穴，位于手背环指掌指关节的后方，即第4、5掌骨间凹陷处	耳聋、耳鸣、咽喉痛、手臂痛
支沟	本经经穴，位于前臂背侧、腕背横纹上3寸，尺桡骨之间	便秘、落枕、肋骨痛
肩髎	在肩髃后方，当臂外展时，肩峰后下方凹陷处	肩关节周围炎、上肢瘫痪
翳风	手少阳三焦经与足少阳胆经的会穴。位于耳垂后方的乳突与下颌角之间的凹陷处	善治内风、外风、如肝风内动（脑血管病）而神经麻痹、腮腺炎、耳鸣、耳聋等
耳门	位于面部耳屏上切迹的前方、下颌骨髁状突后缘、张口有凹陷处	耳聋、耳鸣、中耳炎等
丝竹空	在面部眉梢凹陷处	眼病、面瘫和偏头痛

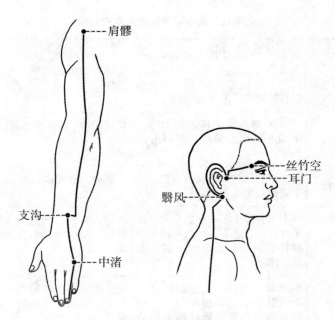

图 7-14　手少阳三焦经激光常用穴位

11. 足少阳胆经

（1）胆经的走行：起于瞳子髎，止于足窍阴，左、右各 44 穴，分布于目外眦、颞部、耳后、肩部、胁肋、下肢外侧、足第 4 趾外侧。

（2）胆经的主要功能：它是身体上循行路线最长的一条经络，故沿着经络循行刺激肯定能改善气血的运行，它可以从小腿到上身，再到颈部和头。

胆经气血在子时最旺，也就是 23 点到次日 1 点，这时阴气最重、阳气开始生，但这时人正在睡觉，故改在三焦经气最旺时，也就是 21—23 点。

（3）激光常用穴位：8 个穴位（表 7-11，图 7-15）。

表 7-11　足少阳胆经激光常用穴位

穴名	定位	主治
瞳子髎	手太阳小肠经、手少阳三焦经与足少阳胆经的会穴，位于面部目外眦旁，眶外侧缘处	头痛、眼疾、面瘫、三叉神经痛
听会	位于面部耳屏间切迹的前方，下颌骨髁突的后缘，张口有凹陷处	耳疾病和下颌关节紊乱
阳白	足少阳胆经与阳维脉的会穴，位于前额部瞳孔直上，眉上 1 寸	前额痛、眼病和面瘫
风池	是少阳胆经于阳维脉的会穴，位于项部枕骨之下，与风府相平，胸锁乳突肌与斜方肌上端之间的凹陷处	感冒、头痛、高血压、神经衰弱、眼疾病和鼻炎、鼻窦炎
肩井	手少阳三焦经、足少阳胆经于阳维脉的会穴。位于肩上，前直乳中，大椎与肩峰端连线的中点上	颈肩综合征（电脑病）、肩周炎、高血压、偏瘫、落枕等
日月	足太阳脾经和足少阳胆经的会穴位于上腹部乳头直下第 7 肋间隙，前正中线旁开 4 寸	黄疸、呃逆、胁痛、胃痛、腹胀
阳陵泉	本经合穴，八会穴中的筋会穴。位于小腿外侧，腓骨小头前下方凹陷处	膝关节肿痛和慢性胆囊炎（包括阳陵泉下 1 寸的胆囊穴）
悬钟	八会穴中的髓会穴。位于小腿外侧外踝尖上 3 寸，腓骨前缘	偏瘫、足麻木、头痛、颈椎病

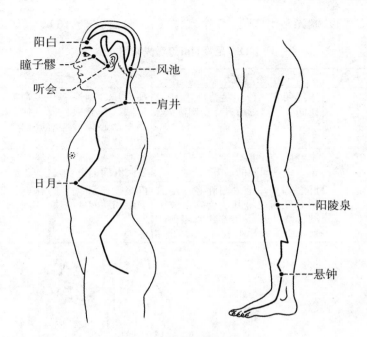

图 7-15 足少阳胆经激光常用穴位

12. 足厥阴肝经

（1）肝经的走行：起于大敦，止于期门，左、右各 14 穴，分布于足趾外侧、足跖支内侧、下肢内侧、前中线、腹部、下胸部的侧面。

（2）肝经的主要功能：肝经和肝、胆、胃、肺、膈、眼、头、咽喉均有联系，虽然穴位不多，但作用也不少。肝经有病，就会出现咽干、胸闷、腰痛、腹泻、呕吐、癃闭、腹痛等。

肝经气最旺的时间为丑时，也就是凌晨 1—3 点，这时身体阴气下降，阳气开始上升，治疗时间最好改在同名经手厥阴心包经的气血最旺时，即 19—21 点。

（3）激光常用穴位：3 个穴位（表 7-12，图 7-16）。

表 7-12　足厥阴肝经激光常用穴位

穴名	定位	主治
行间	本经荥穴。位于足背部第 1、2 趾间，趾蹼缘后方赤白肉际处	高血压、糖尿病、头顶痛、失眠、青光眼、夜盲症、泌尿系统感染等，对肝硬化、脂肪肝均有效
太冲	本经腧穴，原穴。位于足背部第 1 跖骨间隙的后方凹陷处	失眠、高血压、痛经，也是各类肝病的重要穴位
期门	肝之募穴，足太阳脾经，足厥阴肝经与阴维脉的会穴。位于胸部乳头直下第 6 肋间隙前，前正中线旁开 4 寸	肝炎、肝硬化、胆囊炎、胆石症和肋间神经痛、腹水等

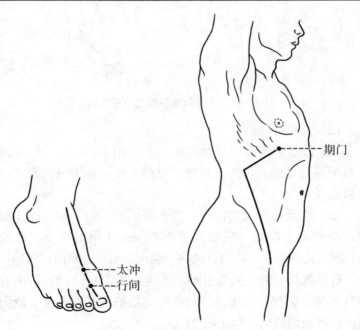

期门

太冲

行间

图 7-16　足厥阴肝经激光常用穴位

13. 任脉 属于奇经八脉，不属于十二正经，不同于十二经分布于全身，胳膊上就没有奇经的分布，其次，它与脏腑没有直接的络属联系。

（1）任脉的走行：起于会阴，止于承浆，共24穴，分布于会阴、腹、胸、颈、颌部正中线。

（2）任脉的主要功能：任脉有妊养的作用。它循行路线和人体的生殖系统相对应，故主要是人体强壮的要穴，除生殖泌尿系统外，还和消化系统、呼吸系统疾病有关。因为任脉位于前正中线，"腹为阴，背为阳"，任脉与诸阴经交会，故刺激任脉可以调节人体的阴经，为"阴脉之海"。任脉不正常时，可以出现小腹痛、小腹不利、遗尿，也会出现咽肿、痛，胃部痛、胀等症状。

（3）激光常用穴位：共9个穴（表7-13，图7-17）。

表7-13 任脉的激光常用穴位

穴名	定位	主治
会阴	任、督二脉和冲脉的会穴。位于会阴部，男性阴囊根部与肛门连线的中点，女性为大阴唇后联合与肛门连线的中点	尿道炎、前列腺炎、子宫脱垂、阴道炎等
中极	膀胱的募穴。为足少阴肾经、足太阴脾经、足厥阴肝经与任脉的会穴。位于下腹部，前正中线上，脐中下4寸	遗尿、尿频、尿急、功能性子宫出血、妇科疾病等
关元	足太阴脾经、足厥阴肝经、足少阴肾经与任脉的会穴。在下腹部前正中线上脐中下3寸。为第一性保健大穴	生殖泌尿系统疾病，包括妇女白带病、痛经，男科的阳痿、前列腺疾病等
气海	肓之原穴，位于下腹部前正中线上，脐中下1.5寸，又名丹田。为"生气之海"，精力的源泉	性功能衰退，妇科的月经不调，崩漏，带下或是男性的阳痿，遗精，脱肛等

穴名	定位	主治
神阙 （肚脐眼）	位于腹中部脐中央	消化道疾病和生殖系统疾病，由于此处腹部表皮角质层最薄，屏障功能最弱，药物和激光最易穿透扩散，而且有丰富的静脉网和腹下动脉分支，故常用之脐疗（药物和激光治疗）效果最好
下脘	足太阴脾经于任脉的会穴，位于上腹部正中线脐中上2寸	消化道疾病，如胃痛、呕吐、腹泻、消化不良等
中脘	胃之募穴，八会穴中的脏会穴，也是手太阳小肠经、手少阳三焦经、足阳明胃经与任脉的会穴。位于上腹部前正中线脐中上4寸	"一切脾胃之疾，无所不疗"。故对消化系统疾病效果较好，如胃十二指肠溃疡、急慢性胃炎、肠炎、消化不良等，除此以外，还可以减肥，因为它可以改善胃肠功能低下，加强胃肠蠕动
膻中	为心包之募穴，八会穴中的气会穴，足太阴脾经、足少阴肾经、手太阳小肠经、手少阳三焦经与任脉的会穴。位于胸部前正中线上，平第4肋间，两乳头连线中点	呼吸系统疾病，包括咳嗽、哮喘、胸痛等，也可以治疗循环系统、消化系统病症，如心绞痛、噎嗝等
廉泉	阴维脉与任脉的会穴。位于颈部前正中线上，喉结上方，舌骨上缘凹陷处	咽喉部疾病，如咽喉炎、声带小结、声带麻痹等

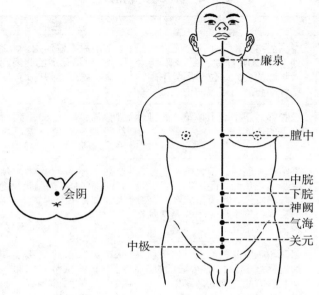

图 7-17　任脉的激光常用穴位

14．督脉属于奇经八脉

（1）督脉的走行：督脉主要循行于人体后正中线及头正中线上，起于长强，止于阴交，共 28 穴。

（2）督脉的主要功能：督脉在背部，背为阳，所以督脉主要是对全身阳经脉气有统率、督促的作用，故可以阳经气血，因与手足三阳经和阳维脉多次交汇，所以对全身阳经气血也起调节作用，因督脉走行阳脊里，入络脑，又络肾，所以与脑、髓、肾关系密切。如果督脉气血异常，则会发生头脑、五官、脊髓和四肢的疾病，如头痛、头昏、颈部发硬、眼花、背部僵硬，甚至麻木、卒中等。

（3）激光的常用穴位：6 个穴位（表 7-14，图 7-18）。

表7-14　督脉激光常用穴位

穴名	定位	主治
长强	督脉的络穴，足少阴肾经之所结处，足少阴肾经、足少阳胆经与督脉的会穴。位于尾骨下端，尾骨端与肛门连线的中点处	生殖泌尿系统疾病，如遗精、阳痿，对消化道的腹泻、便秘、便血、脱肛、痔等均有疗效
命门	在腰部后正中线上，第2腰椎棘突下的凹陷处	腰脊强痛、遗尿、尿频、阳痿、盆腔炎、痔疮、脱肛、坐骨神经痛等
大椎	手阳明大肠经、手太阳小肠经、手少阳三焦经、足阳明胃经、足太阳膀胱经、足少阳胆经与督脉的会穴。位于后正中线第7颈椎棘突下凹陷处	发热、感冒、咳喘、颈椎病和脑部疾病，如脑炎后遗症、大脑发育不全
风府	督脉与阳维脉的会穴，位于项部后发际直上1寸，枕外隆凸直下，两侧斜方肌之间的凹陷中	感冒风寒引起的头痛和高血压引起的头痛、眩晕，颈椎病引起的颈部神经、肌肉疼痛等，也可以治疗中风、癫痫等神志病
百会	有"三阳五会"之称，即是三阳经与督脉、足厥阴肝经的交会穴，是人体阳气会聚的地方，其功能是开窍醒脑，回阳固脱，升阳举陷。位于头部，当前发际正中直上5寸，前顶后1.5寸（大拇指插进耳洞中，两手的中指朝头顶伸直，两手中指指尖相触之处）	中风、记忆力下降、头痛、头晕、失眠、神经病、脱肛、子宫脱垂等
神庭	在前发际正中直上0.5寸（一横指）	头痛、眩晕、失眠、记忆力减退、精神分裂症、鼻出血、角结膜炎等

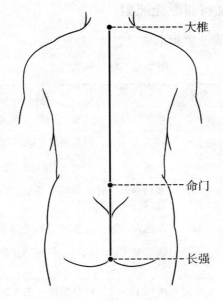

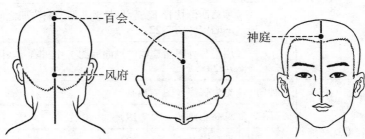

图 7-18 督脉激光常用穴位

六、常见病弱激光照射

常见病弱激光照射取穴见表 7-15。

图 7-15　常见病取穴

病名	穴位	定位
高脂血症	内关	掌侧腕横纹上 3 寸，两筋之间（图 7-19）
	足三里	膝盖下 3 寸，胫骨外一横指（图 7-19）
	三阴交	内踝上 3 寸，胫骨后缘（图 7-20）
高黏血症	扶突	喉结旁开 3 寸在胸锁乳头肌的胸骨头与锁骨头之间（图 7-21）
失眠症	安眠	风池穴与翳风连线中点乳突后下缘（图 7-22）
	神门	腕掌侧横纹尺侧端，尺侧腕屈肌腱的桡侧凹陷处（图 7-22）
	三阴交	内踝上 3 寸，胫骨后缘（图 7-20）
	风池	项后两侧枕骨下方，胸锁乳头肌与斜方肌之间凹陷中（图 7-22）
	太阳	眉梢与外眼角连线中点向后约 1 寸凹陷处（图 7-22）
轻度认知障碍——健忘症	神门	见失眠症（图 7-22）
	三阴交	见高脂血症（图 7-19）
	足三里	见高脂血症（图 7-19）
	心俞	在背部第 5 胸椎棘突下，旁开 1.5 寸（图 7-23）
	肾俞	在第 2 腰椎棘突下，旁开 1.5 寸（图 7-23）
阿尔茨海默病	百会	后发际直上 7 寸（图 7-24）
	大椎	第 7 颈椎棘突下（图 7-25）
	肝俞	在背部第 9 胸椎棘突下，旁开 1.5 寸（图 7-23）

（续表）

病名		穴位	定位
阿尔茨海默病		肾俞	见轻度认知障碍（图7-23）
		脾俞	在背部第11胸椎棘突下，旁开1.5寸（图7-23）
		合谷	在手指第1、2掌骨之间，稍近示指侧（图7-26）
帕金森病		阳陵泉	在小腿外侧的上部，腓骨小头前下方的凹陷中（图7-27）
		丰隆	在外踝尖上8寸，条口穴外1寸（图7-19）
		足三里	见高脂血症（图7-19）
		委中	腘窝横纹中点（图7-28）
		曲泽	在肘横纹中，肱二头肌腱尺侧缘（图7-29）
		风池	见失眠症
		列缺	桡骨茎突上方，腕横纹上1.5寸（图7-30）
偏头痛		扶突	见高黏血症（图7-21）
		太阳	见失眠症
脑血管意外后遗症	语言障碍	廉泉	颈正中舌骨体上缘凹陷中（图7-31）
		哑门	项后正中，第1颈椎与第2颈椎棘突之间（图7-32）
	上肢活动障碍	大椎	见阿尔茨海默病（图7-25）
		身柱	第3、4胸椎棘突之间（图7-32）
		曲池	屈肘成直角，此穴在肘横纹头与外侧高骨之间的中点（图7-33）
		合谷	见帕金森病（图7-26）
		外关	腕背横纹上2寸，桡骨与尺骨之间（图7-33）
		环跳	侧卧屈膝，股骨大转子高点与骶骨裂孔连线外1/3与内1/3交点处（图7-34）

病名		穴位	定位
脑血管意外后遗症	下肢活动障碍	风市	大腿外侧正中，横纹水平线上 7 寸（图 7-35）
		足三里	见高脂血症（图 7-19）
		解溪	足背踝关节前横纹中央与外踝尖平齐，两肌腱之间凹陷处（图 7-35）
		悬钟	小腿外侧，足外踝尖上 3 寸，腓骨前缘处（图 7-35）对口眼㖞斜者可加地仓、颊车、迎香、下关、四白、阳白等穴对大小便失禁者可加关元、气海、中极、三阴交、大肠俞等穴
高血压		曲池	见脑血管意外后遗症（图 7-33）
		血压点	第 6 颈椎棘突下旁开 2 寸处取穴（图 7-36）
		涌泉	足底前 1/3 与中 1/3 连接处，足心中央前部凹陷处，第 2、3 距骨之间（图 7-36）
		内关	见高脂血症（图 7-19）
冠心病		内关	见高脂血症（图 7-19）
		心俞	见轻度认知障碍（图 7-23）
		厥阴	平第 4 胸椎棘突下旁开 1.5 寸处（图 7-23）
		膻中	前正中线平第 4 肋间（图 7-37）
支气管哮喘		肺俞	平第 3 胸椎棘突下旁开 1.5 寸（图 7-23）
		天突	在胸骨柄半月状迹中央上缘的凹陷处（图 7-37）
		膻中	见冠心病（图 7-37）
		定喘	平第 7 颈椎棘突下旁开 0.5 寸处（图 7-23）
糖尿病		胰俞	平第 8 胸椎棘突下旁开 1.5 寸处（图 7-23）
		八椎下	第 8 胸椎棘突下取穴（图 7-23）
		脾俞	平第 11 胸椎棘突下旁开 1.5 寸处（图 7-23）
		肾俞	平第 2 腰椎棘突下旁开 1.5 寸处（图 7-23）
卒中后抑郁症		百会	后发际正中直上 7 寸（图 7-38）
		神庭	前发际正中直上 1 寸（图 7-38）

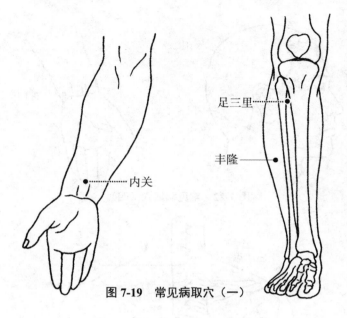

图 7-19　常见病取穴（一）

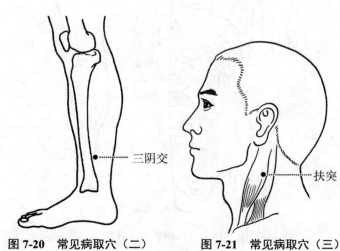

图 7-20　常见病取穴（二）　　图 7-21　常见病取穴（三）

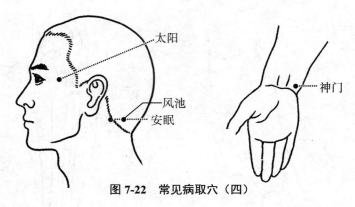

图 7-22 常见病取穴（四）

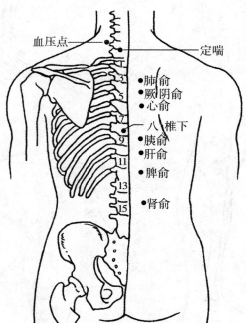

图 7-23 常见病取穴（五）

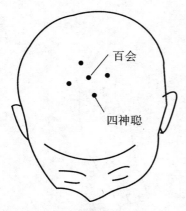

图 7-24 常见病取穴（六）

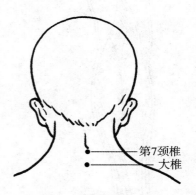

图 7-25 常见病取穴（七）

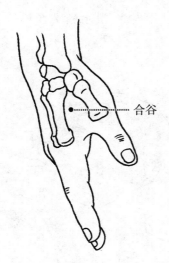

图 7-26 常见病取穴（八）

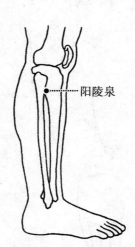

图 7-27 常见病取穴（九）

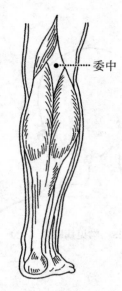

委中

图 7-28　常见病取穴（十）

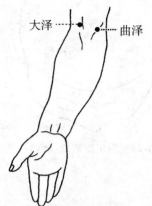

大泽　　曲泽

图 7-29　常见病取穴（十一）

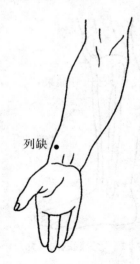

列缺

图 7-30　常见病取穴（十二）

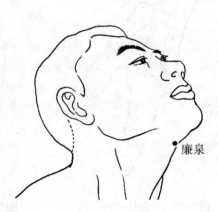

廉泉

图 7-31　常见病取穴（十三）

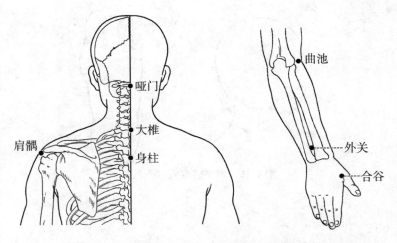

图 7-32 常见病取穴（十四）

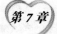

图 7-33 常见病取穴（十五）

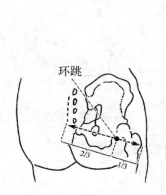

图 7-34 常见病取穴（十六）

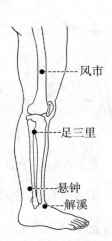

图 7-35 常见病取穴（十七）

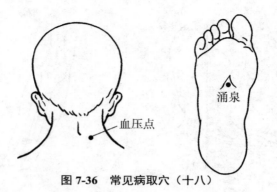

图 7-36　常见病取穴（十八）

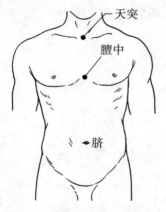
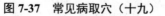

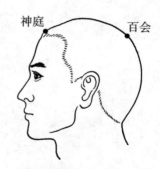

图 7-37　常见病取穴（十九）　　　图 7-38　常见病取穴（二十）

七、不同部位的穴位治疗常见病

（一）上肢常用穴

1.　鱼际　主治支气管炎、支气管哮喘、拇指痛、扁桃体炎等。
位置：第一掌骨中点桡侧，赤白肉际处。

2. 合谷　主治头面部疾病，如牙痛、咽喉炎、头痛、面神麻痹和鼻炎等。

位置：在手背、第 1、2 掌骨间，当第 2 掌骨桡侧中点处。

3. 中渚　主治头痛、心律失常、耳鸣耳聋。

位置：第 4、5 掌骨间凹陷处。

4. 内关　主治心脏疾病、胃病、失眠、正中神经麻痹。

位置：腕横纹上 2 寸。

5. 臂中　主治上肢痛、中指麻木。

位置：掌横纹中点和肘横纹中点连线的中间处。

6. 外关　主治腕关节痛、耳聋、耳鸣、上肢神经痛、牙痛。

位置：在前臂背侧，腕背横纹上 2 寸，尺骨和桡骨之间。

7. 支沟　主治落枕、便秘、胃疾病、腕关节痛、心肌炎、臂神经炎。

位置：在前臂背侧，腕背横纹上 3 寸，尺骨和桡骨之间。

8. 曲池　主治高血压、肘关节风湿症、上肢瘫痪、咽喉痛、桡神经痛、脑疾病。

位置：在肘横纹外侧端。

9. 臂臑　主治肩痛、上肢瘫痪。

位置：在臂外侧，三角肌上点处。

10. 肩髃　主治肩痛、上肢瘫痪。

位置：在三角肌、臂外展或向前平伸时，肩峰前下方凹陷处。

11. 肩髎　主治肩痛、上肢瘫痪。

位置：在肩部肩髃后方，于肩峰后下方呈凹陷。

12. 神门　主治失眠、心脏疾病、神经衰弱、鼻炎等。

位置：腕第二横纹之尺侧。

（二）下肢常用穴位

1. 环跳　主治坐骨神经痛、下肢瘫痪、髋关节痛。

位置：侧卧屈股，股骨大转子最凸点与骶骨裂孔连线的外 1/3 与中 1/3 交点处。

2. 风市　主治脑卒中、半身不遂、股外侧皮神经炎。

位置：直立，手下垂于体侧，中指所到处。

3. 殷门　主治腰背痛、坐骨神经痛、偏瘫。

位置：在大腿后侧，承扶与委中的连线上。

4. 委中　主治腰背痛、膝痛、腹痛。

位置：股二头肌腱与半腱肌的中间。

5. 承山　主治腓肠肌痉挛、痔疮、足跟痛。

位置：在小腿后面正中处。

6. 血海　主治膝关节痛、妇科病、荨麻疹。

位置：大腿内侧，髌底内侧端上 2 寸。

7. 阳陵泉　主治膝关节痛、下肢瘫痪、胁痛。

位置：在小腿外侧，当腓骨头前下方凹陷处。

8. 阴陵泉　主治膝关节痛、泌尿系统疾病、妇科疾病。

位置：在小腿内侧，当胫骨内侧髁后下方凹陷处。

9. 足三里　主治消化道疾病、下肢瘫痪、高血压、荨麻疹。

位置：在小腿前外侧，犊鼻下 3 寸。

10. 丰隆　主治祛痰、止咳、降血脂，胃痛，便秘、下肢痛。

位置：小腿前外侧，外踝尖上 8 寸。

11. 昆仑　主治足跟痛、踝关节痛、头痛。

位置：足部外踝后方，外踝尖与跟腱之间的凹陷处。

12. 三阴交　主治腹痛、腹胀、月经不调、遗尿、遗精。

位置：在小腿内侧，足内踝尖上 3 寸，胫骨内侧缘后方。

13. 太冲　主治头痛、眩晕、肋间神经痛、下肢瘫痪、高血压、青光眼。

位置：在足背侧，在第一跖骨间隙的后方凹陷处。

14. 涌泉　主治昏迷、癔症、失眠、高血压、便秘。

位置：足底穴位，足底前部凹陷处，第2、3趾缝纹头端与足跟连线的前1/3处。

（三）头部常用穴

1. 百会　主治头痛、痔疮、高血压、低血压、失眠、脑供血不足。

位置：头顶正中线与两耳尖连线的交点处。

2. 阳白　主治面神经麻痹、眼睑下垂、眼部疾病、三叉神经第一分支疼痛。

位置：目正视，瞳孔直上，眉上1寸。

3. 太阳　主治头痛、面瘫、面肌痉挛。

位置：在颞部，在眉梢和外眦之间，向后约一横指的凹陷中。

4. 四白　主治三叉神经痛、面瘫等、鼻窦炎、眼部疾病。

位置：在面部，瞳孔直下，在眶下孔凹陷处。

5. 迎香　主治慢性鼻炎、过敏性鼻炎、失嗅症。

位置：在鼻翼外缘中点旁。

6. 地仓　主治面神经麻痹、三叉神经第二三支。

位置：在面部，口角外侧，上直瞳孔。

7. 颊车　主治牙痛、三叉神经痛、面神经麻痹、面肌痉挛。

位置：下颌角前上方，咬肌附着部。

8. 下关　主治牙痛、三叉神经痛、面神经麻痹、耳鸣、耳聋。

位置：在面部耳前方，在颧弓与下颌切迹所形成的凹陷中。

9. 耳门　主治耳疾病、牙痛。

位置：在耳前，耳珠之前上方凹陷处。

10. 听宫　主治耳疾病。

位置：耳前，耳珠之前方凹陷处，张口时呈凹陷。

11. 听会　主治耳疾病、面神经麻痹、牙痛。

位置：耳前，珠间劣迹的前方，下颌骨髁状突后缘。

12. 翳风　主治面神经麻痹、三叉神经痛、耳聋、耳鸣。

位置：在耳垂后方，当乳突与下颌角之间的凹陷处。

13. 安眠　主治失眠、头痛、耳聋、耳鸣。

位置：翳明与风池连线的中间处（医明：在颈部，翳风后1寸）。

14. 风池　主治眼、耳鼻喉疾病、脑血管疾病、神经衰弱、头痛。

位置：项部，在枕骨之下，与风府相平，胸锁乳头肌与斜方肌上端之间的凹陷处。

15. 廉泉　主治咽喉炎、呼吸系统疾病。

位置：喉结节上方、舌骨下缘、正中线上。

（四）胸腹部常用穴位

1. 天突　主治呼吸系统疾病、咽喉和口舌疾病。

位置：在颈部，前正中线上，胸骨上窝中央。

2. 膻中　主治呼吸系统疾病、心律失常、乳腺炎、肋间神经痛。

位置：在胸部，前正中线上，平第四肋间，两乳头连线中点。

3. 中脘　主治消化系统疾病。

位置：在上腹部前正中线上，脐中上4寸。

4. 天枢　主治腹泻、便秘、腹痛和月经不调。

位置：在腹中部，距脐中 2 寸。

5. **大横** 主治和天枢相同。

位置：在腹中部，距脐中 4 寸。

6. **气海** 主治泌尿生殖系统疾病、腹痛、腹泻、便秘。

位置：在下腹部前正中线上，脐中下 1.5 寸。

7. **关元** 主治泌尿生殖系统疾病、糖尿病。

位置：在下腹部前正中线上，脐中下 3 寸。

8. **中极** 主治泌尿生殖系统疾病，包括妇科疾病。

位置：在下腹部前正中线上，脐中下 4 寸。

9. **神阙** 主治消化系统疾病、糖尿病。

位置：前正中脐中央。

（五）腰背部常用穴

1. **大椎** 主治风寒、感冒、肩背痛、支气管哮喘。

位置：在后正中线，C_7 棘突下凹陷中。

2. **肺俞** 主治呼吸系统疾病、胸背痛。

位置：在背部 T_3 棘突下旁开 1.5 寸。

3. **心俞** 主治心血管系统疾病、失眠、胸痛。

位置：在背部 T_5 棘突下旁开 1.5 寸。

4. **肝俞** 主治肝脏疾病、消化道疾病、肋间神经痛。

位置：在背部 T_9 棘突下，旁开 1.5 寸。

5. **胆俞** 主治肝胆疾病、高血压、胸膜炎。

位置：在背部 T_{10} 棘突下，旁开 1.5 寸。

6. **胃俞** 主治胃疾病、慢性腹泻。

位置：在背部 T_{12} 棘突下，旁开 1.5 寸。

7. **肾俞** 主治泌尿生殖系统疾病和妇科疾病。

位置：在腰部 T_2 棘突下，旁开 1.5 寸。

8. 会阴　主治前列腺炎、尿道炎、子宫脱垂、阴道炎。

位置：在会阴部，男性阴囊根部与肛门连线的中点，女性为大阴唇后联合与肛门连线的中点。

以上 58 个常见穴位用于激光穴位照射治疗，因取穴仅是其中部分，更多的穴位，请参考有关的针灸书籍。

其中"阿是穴"也是医师最常采用的治疗手段，也就是哪里痛就用激光照射该部位，就会达到治疗效果。

激光穴位照射加上局部病变区照射，会取得更好的效果。穴位照射时，剂量应根据病变部位大小来定，如头面部剂量宜小，50～200mW，而四肢穴位的剂量可相对增大到 300～400mW，穴位照射时间一般为每穴 3～5min 即可。

第 8 章 弱激光血液辐射疗法

CHAPTER 8

弱激光血液辐照起源于美国、俄罗斯。用患者自身血液抽出体外 200～300ml，经处理后，充氧再用激光或紫外线照射后回输给患者，在临床上对某些疾病有很好的效果。但抽出血液到体外，必须要有严格消毒的条件，如血液被污染，则后果不堪设想。后来俄罗斯学者研究发现通过血液自身循环，可将激光导管插入血管进行血液辐照，但因易损伤血管壁，只能在医院内进行治疗，而患者每天到医院治疗很不方便，于是有人提出对血管外进行无损伤的照射。除去皮肤、组织、血管壁对激光进行反射、吸收、折射等消耗一部分能量，仍有一部分激光进入到血液内，引起血液内一些成分吸收激光的能量而发生变化，这种变化有利于身体健康，促进疾病康复。这种血管外照射的方法是国内首创的，与激光照射自血回输和激光血管内照射方法相比，有同样的治疗效果。各种治疗方法层出不穷，如鼻腔内照射、桡动脉照射、桡动脉照射加内关穴照射、鼻腔内加桡动脉和内关穴照射。为了满足患者的需要，如偏瘫患者除了激光照射以外，还采用低频率电流配合治疗，以加强对肌肉组织的功能恢复；还有为了加强红细胞含氧量增多，又配合用氧气进行治疗，更加促进病灶的修复，缩短疗程；还有的设计对颈部血管照射，加强对脑循环的治疗效果；还有对手背部进行激光照射，认为此部位的血管最浅，吸收激光的能量最多等。更为重要的是，这种血管外照射方法无损伤、安全和操作方便，有病治病、无病防病，集预防、治疗、保健和康复于一体，所以很快走入家庭，走入社会，直接为广大老百姓服务，为激光血液辐照治疗开辟了一条新的途径。

一、血液的基本组成及功能

要想了解激光血液辐射疗法，首先必须对血液有初步的了解，才能知道它能治病的根本原因。

（一）血液的基本组成

血液由血浆和血细胞组成，约占成年人体重的 7%，成年人血循环总容量为 5L 左右。从血管中抽出少量血液加入适量的抗凝剂，血液的有形成分经自然沉淀后，可分成三层：上层为淡黄色的血浆，下层为红细胞，中层的薄层为白细胞和血小板。血浆相当于结缔组织的细胞间质，约占血液容积的 55%，其中90% 为水，其余为血浆蛋白（白蛋白、球蛋白、纤维蛋白原）、脂蛋白、脂滴、无机盐、酶、激素、维生素和各种代谢产物。血液流出血管后，溶解状态的纤维蛋白原转变为不溶解状态的纤维蛋白，于是凝固成血块。血块静置后即析出淡黄色清明的液体，称之为血清。血液保持一定的比重（1.050～1.060）、pH（7.3～7.4）、渗透压（313mmol）、黏滞性和化学成分，以维持各种组织和细胞生理活动所需的适宜条件。

血细胞占血液容量的 45%，包括红细胞、白细胞和血小板（图8-1）。在正常情况下，血细胞和血小板有一定的形态结构，并有相对稳定的数量。如患病时，则这些数值有所改变。

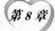

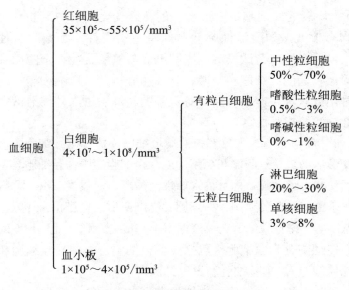

图 8-1 血细胞的组成

血液在血管内流动，将营养物质、氧气供给全身各组织细胞，同时也将全身各种组织的代谢产物通过血液而运输到肾和肺等排泄器官排出体外，血液中的红细胞在运输 O_2 和 CO_2 中起重要作用，这样以达到机体内外环境的稳定。

1. 红细胞　直径 7～8μm，呈双凹圆盘状，中间较薄，周边较厚。红细胞有一定弹性和可塑性，细胞通过毛细血管时可改变形状。红细胞正常形态由 ATP 供给能量，由于红细胞缺乏线粒体，一旦缺乏 ATP 时，则导致细胞结构的改变，红细胞的形态也由圆盘状改变成棘球状。成熟的红细胞是无细胞核，也无细胞器，胞质内充满血红蛋白。血红蛋白是含铁的蛋白质，约占红细胞总量的 33%，它具有运输 O_2 和 CO_2 的功能。全身红细胞表面积相当于人体表面积的 2000 倍，红细胞平均寿命

120天，衰老红细胞虽无形态上的特殊变化，但功能和理化性质均有改变，如酶活性降低血红蛋白质变性，细胞膜脆性增大，以及表面电荷改变等。因则细胞与氧结合能力下降而容易破碎。衰老的红细胞多在脾、骨髓和肝等处被巨噬细胞吞噬，同时由红骨髓生产和释放同等数量的红细胞进入外周血液，维持红细胞的相对稳定。

2. 白细胞 为无色有核的球形细胞，体积比红细胞大，能做变形运动，具有防御和免疫功能。白细胞的中性黏细胞具有变形运动和吞噬功能，而且内含碱性磷酸酶、吞噬素、溶菌酶等，具有杀菌和溶菌的作用。白细胞吞噬细菌后，自己正常坏死，成为脓细胞。中性粒细胞在血液停留6～7h，在组织中停留1～3d。

白细胞分为粒细胞（包括中性粒细胞、嗜酸性粒细胞和嗜碱性粒细胞）、单核细胞和淋巴细胞。

（1）嗜酸性粒细胞：也能做变形运动，能吞噬抗原抗体复合物，释放组胺酶灭活组胺，从而减轻过敏反应，也能借助抗体与某些寄生虫表面结合，释放颗粒内物质，杀灭寄生虫。所以在过敏性疾病和寄生虫病时，血液中嗜酸性粒细胞增多，它在血液一般停留数小时，在组织中存活8～12d。

（2）嗜碱性粒细胞：在嗜碱性颗粒内存有肝素和组胺，而肝素则具有抗凝血作用，而组胺和白三烯则参与过敏反应，它在组织中存活12～15d。

（3）单核细胞：是白细胞中体积最大的细胞，这细胞颗粒内含有过氧化物酶、酸性磷酸酶、非特异性酯酶和溶菌酶，这些酶与细胞功能有关，它也具有趋化性和吞噬性，在血液中停留1～5d，穿出血管进入组织和体腔，分化为巨噬细胞，它们都具有消灭入侵的细菌、吞噬异物颗粒，消除体内衰老细胞，并参与免疫，但单核细胞功能不及吞噬细胞强。

（4）淋巴细胞：淋巴细胞并非单一群体，根据它的发生部位、表面特征、寿命长短和免疫功能不同，至少可以分为 T 细胞、B 细胞、杀伤（K）细胞和自然杀伤（NK）细胞。血液中的 T 细胞占淋巴细胞总数的 75%，它参与细胞免疫，如排斥体内异物、抗肿瘤等，并具有免疫调节功能。B 细胞占血中淋巴细胞总数的 10%～15%，B 细胞经抗原刺激后增强分化为浆细胞，产生抗体，参与体液免疫。

3. 血小板　血小板或称血栓细胞，它是骨髓中巨核细胞脱落下来的小块，故没有细胞核，表面有完整的细胞膜。血小板体积甚小，血小板无核，但有小管系、线粒体、微丝和微管等细胞器以及血小板颗粒和糖原颗粒等。血小板在止血和凝血过程中起重要作用，其表面的糖衣能吸附血浆蛋白和凝血因子Ⅲ，血小板颗粒内含有与凝血有关的物质。当血管受损害或破裂时，血小板受刺激，由静止相变为功能相，随即发生变形，表面黏度增大，凝聚成团，同时在表面第Ⅲ因子的作用下，使血浆内的凝血酶原变成凝血酶，后又催化纤维蛋白原变成丝状的纤维蛋白，与白细胞共同形成凝血块止血，血小板颗粒物质释放，则进一步促进止血和凝血。血小板还有保护血管内皮、参与内皮修复、防止动脉粥样硬化的作用。血小板寿命为 7～14d，血小板低于 $1 \times 10^5/mm^3$ 为血小板减少，低于 $4.5 \times 10^4/mm^3$ 则有危险。血小板致密颗粒中含有肾上腺素和 5- 羟色胺、钙离子、ADP、ATP 等，若释放出来则可以加强局部血管收缩。

（二）血液的主要功能

血液是维持内环境相对恒定的中枢，对人体生命活动有重要功能，所以维持好血液的内环境，对人体的健康，对疾病的康复均有相当重要的意义。

血液对人体来说，到底有多少重要功能呢？现将其主要功能分别叙述如下。

1. **运输功能**　它可以将消化系统吸收的各种营养物质和肺部吸入的氧气，通过血液循环运送到全身各组织、器官和细胞，而被它们所利用，同时也将各组织的代谢产物通过血液循环运送到肾和肺等排泄器官排出体外。

2. **防御功能**　血液中含有白细胞和各种免疫物质，对机体有保护作用，它可以将外来的微生物（细菌、病毒等）进行吞噬和消化。而血液中的抗体、补体、淋巴因子都可以利用不同方式对外来病原菌进行消灭，而且血液中的白细胞还可以对衰老细胞、变异细胞进行清除，以保持机体的正常活动。

3. **调节功能**　血液中含有多种内分泌腺分泌的激素，它可以通过血液循环到各组织、器官以调节各器官的功能。

4. **维持体内温度、渗透压、酸碱度和离子浓度**　如体温变化可以通过血管收缩与舒张维持恒定的体温，通过调节血液流动来达到目的。又如血浆内的晶体物质，如电解质、葡萄糖、尿素、肌酐等物质是维持晶体渗透压，血浆蛋白决定胶体渗透压，这些渗透压对液体交换起着决定性作用，它也是通过血液循环来进行调节的。

5. **止血和凝血功能**　因血液中含有凝血因子及血小板等成分，这些物质对维持血液在血管内正常运行起重要作用，当血管壁受损伤时，凝血因子和血小板被激活，形成血栓阻塞伤口，防止血液流失。血液中还有一些抗凝物质，这些物质在正常情况下和凝血物质保持动态平衡，以维持血液的正常流动，如凝血物质占优势，就易在血管内形成血栓，导致血栓病的发生。

二、弱激光血液辐照的治疗作用机制

弱激光的作用机制至今尚未完全阐明，但其基本的作用过程可能是激光的光量子被血液中的血细胞、血浆中的蛋白质（包括酶）、脂类等吸收，引起电子向高能级跃迁，使相应分子进入激发状态，继发而产生一系列的光化学反应。这种光化学反应有多个系统、多个环节参与，受诸多因素的影响。现将收集到的实验和临床研究资料，综合归纳如下。

（一）激活体内多种酶的活性

弱激光对人体照射后，由于产生微量的热即可对组织产生一系列反应，所以温度对活细胞的作用是一个决定性参数，在安全数值以内时，它可以促进血循环，改变酶的活性，促进病变的恢复。酶的活性是随体温的变化而变化的，温度增高可促进酶的反应加快，但如温度过高反而引起酶蛋白变性，在 60℃以上时，一般酶的活性下降；在 80℃以上时，酶的活性就完全消失。实际上人对体温高或低 8～9℃是上下限，体温上升或下降 4℃就会导致神经传导能力下降，酶活性有所改变，故应当特别注意。另外，酶活性还与照射时间长短有明显关系，如温度上升不太高，但持续时间长，也会使酶失活和蛋白质变性，从而使细胞、组织受伤，甚至死亡。反之，如果温度虽较高，但持续时间极短，这样虽然大大降低酶的活性，但当温度迅速恢复正常时，其活性得以部分恢复，如组织蛋白在 40～50℃的温度下持续 1min 就会发生热凝固，如果在毫秒级的时间，其温度要高达 200℃才会发生热凝固。Henrigues 和 Moritz 研究组织曝光（照射）引起热损伤（40～70℃）的时间 - 温度曲线（图 8-2）。图表明了皮肤对于极短时间的曝光能抵抗的温升比长时间曝光时的高，曲线呈对数变化，如以 37℃上升到 58℃，温升为21℃，曝光时间大于10s将产生组织破坏（即细胞蛋白变性、细胞基础代谢障碍等）。然而曝光时间小于1s，则温度上升到70℃才使组织破坏。

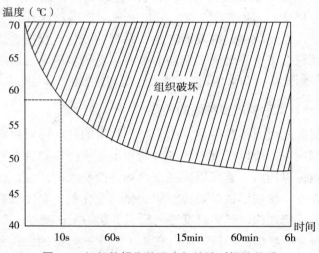

图8-2　组织热损伤的温度与持续时间的关系

经测试，1～2mW He-Ne 激光照射离体皮肤可使照射部位平均升温 0.05～0.1℃，如照射迎香穴、颊车穴 5min 后，局部温度上升 1.5～5℃不等。He-Ne 激光血管内照射或鼻腔内半导体激光照射也使局部温度上升在安全范围内，故可以激活体内酶的活性。这是由于随着温度升高分子的能量和碰撞频率增加而触发某些吸热的化学反应，称为热化反应。另一种反应是机体组织吸收光子能量而产生其他的受激原子、分子和自由基，这种光化学反应也促使酶的活性增加，而这种光化学反应速率和热（温度的增加）几乎没有关系。

如弱激光照射后使过氧化氢酶选择性被激活。另外对糖代谢和线粒体呼吸链重要酶类，如琥珀酸脱氢酶、细胞色素氧化酶、ATP 酶、醛缩酶、胆碱酯酶、NADPH 氧化酶、磷酸化酶等的活性也相对提高。还提高内源性胰岛素水平，促使糖的利用和 ATP 的产生，进而恢复 Na^+-K^+-ATP 酶（在照射 10～60min 最强）来调节离子通道功能，恢复膜内外离子平衡和膜电位，纠正酸中毒、电解质紊乱等。

在缺血性脑血管病时可产生大量的超氧化物阴离子自由基，使 Na^+-K^+-ATP 酶的活性降低，Na^+-K^+-ATP 酶是位于细胞膜上的一种糖蛋白，与 ATP 的分解和细胞内外钠钾离子的转运密切相关，因此 Na^+-K^+-ATP 酶是十分重要的生物酶。它在物质的传送、能量转换以及信息传递方面具有重要作用，增强 Na^+-K^+-ATP 酶活性可使膜的稳定性增强，具有防止衰老和减轻病情的重要作用。石秉霞用弱激光血管内照射治疗缺血性脑病，治疗 3 次，Na^+-K^+-ATP 酶活性明显增高。又如激肽释放酶 - 激肽系统是维持机体内环境稳定的体液调节成分之一，激肽生成减弱或中断是出血性胰腺炎和溃疡病最显著病因之一，但慢性溃疡及产科化脓患者，脓毒性感染发展可以增加激肽释放酶的活性，说明该系统对机体具有保护作用，用弱激光血管内照射治疗可以使系统活性趋于正常，功能恢复。

（二）改变血液流变学性质，改善血流动力学

血液流动状态是人体正常生理功能和防御功能的重要保证，只有血液循环不断流动，才能保证脏器组织得到正常的血液灌注，及时供给氧和营养物质，排出机体代谢产物。

血液流变状态与血管结构、心脏功能和血液本身流变性质均有密切关系。很多疾病均会引起血液流变的改变，如动脉粥样硬化、心肌梗死、脑血管疾病、糖尿病、血液病和癌细胞转移均会引起血液流变状态的变化。血液黏度是血液流变学中最

重要的参数，影响血液黏度的因素很多，如血细胞比容、红细胞聚集作用、红细胞变形性、血浆黏度、温度以及吸烟、饮酒和情绪变化均会引起血液黏度的变化。纤维蛋白原能通过增加红细胞聚集来改变血液黏度。血液停止流动时，红细胞会在重力作用下自然下降，即血沉。血沉与红细胞数量、形态以及红细胞表面电荷有关，也与血浆纤维蛋白原、球蛋白、胆固醇等大分子物质含量有关。结核、梅毒、风湿热、心肌梗死、贫血、白血病均可见血沉加快。支气管哮喘、糖尿病、高血压、红细胞增多症可见血沉减慢。高黏滞综合征是由于某些血液黏滞因素升高引起的一种综合征。大量文献证实，弱激光治疗可以降低血沉，降低红细胞的聚集性，增强红细胞的变形能力，降低血浆纤维蛋白原的水平，还可以增加纤溶活性和内源性肝素，从而降低血液黏度，使血液处于低凝状态。这有助于红细胞在微小血管中的正常顺利流动，有效地防止微小血栓的形成，有利于组织器官的血液灌流，证明其有"活血化瘀"的作用，改善血液的流变性。

俄罗斯学者 Сргоев 等对 28 例糖尿病伴有微血管病变及多发性神经病变患者进行激光血管内照射治疗，结果血液黏度自（3.5±0.17）mPa·s 降至（2.96±0.22）mPa·s，下肢血管肌肉痉挛显著减少，显微镜下可见血管增宽和血流加速；毛细血管镜检查发现可以改善毛细血管的透过度，加速血流速度，显著刺激白细胞半乳糖核苷酸的活性，促进血管内皮细胞糖的分解，预防血管病变的进一步发展。

吕祥振等观察激光血管内照射治疗 42 例住院患者，治疗后患者全血黏度、血浆黏度、血细胞比体积和红细胞聚集指数均有非常显著下降（$P < 0.01$），纤维蛋白原和血沉虽有下降，但无统计学意义（$P > 0.05$），见表 8-1。

表 8-1　激光血管内治疗对血液流变学指标的影响（$\bar{x} \pm s$）

	全血黏度		血浆黏度	血细胞	红细胞	纤维蛋白	血沉
	低切	高切	（mPa·s）	比体积（%）	聚集指数	原（g/L）	（mm/h）
治疗前	10.99±12.72	6.89±1.31	1.84±0.18	49±5	1.62±0.16	3.51±0.98	29.4±10.5
治疗后	9.34±2.10	6.32±1.18	1.73±0.16	47±5	1.48±0.13	3.25±0.99	27.8±9.6
P	＜0.01	＜0.01	＜0.01	＜0.01	＜0.01	＞0.05	＞0.05

激光血管内照射治疗具有降低血小板聚集作用。血小板是血液中一种必不可少的有形成分，它和血液的凝血功能及血栓形成有密切的关系，特别是近几年来，人们发现动脉粥样硬化、动脉血栓形成与血小板聚集功能亢进有密切关系。

佳木斯医学院附属第一医院杨中伟研究结果表明激光血管内照射有抗血小板聚集作用（表 8-2）。

表 8-2　激光血管内照射治疗前后血小板聚集功能比较

	对照组	照射组	P
第 1 分钟聚集率（%）	25.06±13.44	15.25±12.12	＜0.05
第 5 分钟聚集率（%）	47.37±29.61	23.74±29.54	＜0.05
最大聚集率（%）	53.79±24.44	30.16±23.60	＜0.05

青岛医学院脑血管病研究所观察 22 例脑血栓、脑动脉硬化供血不足、脑出血、高脂血症、视网膜变性、小脑萎缩的患者，用激光血管内照射治疗前后进行血液流变学的比较，发现其血浆比黏度、高切黏度、低切黏度及血细胞比体积（HCT）均有明显下降（$P < 0.01 \sim 0.05$），与治疗前对比有显著性及极显著性差异，而血沉和凝血因子 I 没有明显变化（$P < 0.05$）。

河南医科大学激光医学研究中心观察 40 例患者用激光血管内照射治疗前后的血液流变学变化有显著性差别（表 8-3）。

表 8-3　40 例患者激光血管内照射前后血液流变学的变化（$\bar{x}\pm s$）

	全血黏度		血浆黏度	血小板黏	红细胞	纤维蛋白	血沉
	低切	高切	（mPa·s）	附率（%）	聚集指数	原（g/L）	（mm/h）
治疗前	18.96±2.6	8.0±1.3	2.15±0.42	40.3	1.70±0.25	4.02±0.61	36.0
治疗后	15.16±1.4	6.5±0.7	1.63±0.08	34.7	1.50±0.47	3.13±0.39	34.7
P	< 0.05	< 0.05	< 0.01	< 0.01	< 0.01	< 0.01	< 0.01

俄罗斯学者 Корочкинин 认为，除以上因素以外，还具有减少血中使血管痉挛和聚集作用的物质（如加压素、血管紧张素、血管紧张素原肽和前列腺素 $F_{2\alpha}$），而使具有血管扩张和抗聚集作用的激素（前列腺环素和前列腺素 E_1）浓度增加，从而使血液流变学的性质改变。

青岛医学院石秉霞报道，60 例动脉硬化患者经弱激光治疗后，红细胞变形指数从 0.334±0.016 上升到 0.365±0.07，治疗前后统计学有明显差异。而对照组（服用 Aspirin）治疗前为 0.37±0.021，治疗后为 0.37±0.039（$P < 0.05$），差异无统计学意义。

俄罗斯 Кукеевг、Корочкинин 和 Парионовва 等分别报道，弱激光可以降低红细胞沉降率，提高红细胞的变形性和膜流动性，降低血浆纤维蛋白原水平，提高纤溶活性和内源性肝素水平，从而降低血液黏度，使血液处于低凝态，加速动脉血流，增加静脉回流，增强组织氧合作用，改善血流动力学和组织微循环，以及急性脑循环障碍，尤其是对脑缺血有良好效果。可见脑电图慢波减少，临床症状改善。Горпеевси 在机制方面研究认为，激光附加的电磁场力使细胞膜构象改变，包括膜受体、膜表面电荷、膜脂质双层、膜蛋白等，膜表面重新分布，使表面负电荷增高，使红细胞和血小板聚集降低，红细胞沉降率减慢。

激光血管内照射还可使 α- 抗胰蛋白酶和 α_2- 巨球蛋白水平下降，从而激活纤溶，血浆纤维蛋白原水平下降。内源性肝素水平的提高可与 AT- Ⅲ 结合，显著加强后者的作用，抑制血小板聚集和磷脂的释放。

河南医科大学通过 30 例患者（20 例脑梗死、10 例脑血管痉挛）进行激光治疗前后的彩色三维经颅多普勒检查大脑血流速度，证实血液流变学改善后脑梗死大脑动脉平均血流速度明显提高 [治疗前（41±20）cm/s，治疗后（48±11）cm/s，$P < 0.05$] 脑血管痉挛患者大脑血流速度明显降低 [治疗前（103±39）cm/s，治疗后（81±15）cm/s，$P < 0.05$]。

李清美也用同样方法检查激光血管内照射后脑血管疾病 22 例（脑动脉硬化 8 例、脑血栓 9 例、高脂血症 2 例、外伤性头痛 1 例、脑出血恢复期 1 例、颈椎病 1 例）。结果发现，除血流速度变化以外，其频窗在激光治疗前 16 人欠清，1 人消失，治疗后 13 人频窗好转，其中 1 人治疗前有涡流出现，治疗以后涡流消失，治疗前 49 条血管脉动指数升高，治疗后 24 条血管脉动指数恢复正常。以上均说明激光治疗后，血液流变学改善血循环好转的结果。

1979 年 Lorient 观察 8 例脑缺血患者的红细胞变形能力明显低于对照组。1981 年 Jakuta 的研究也证明这一点。1993 年杨霞春等通过 CT 扫描证实脑梗死患者红细胞的变形能力明显低于正常对照组。在微循环中，毛细血管的管径为 2～3μm，相当于红细胞的 1/3，若红细胞变形能力降低，将影响到组织中的气体和物质交换，并使其因通过微循环困难而淤滞于毛细血管前的微小动脉内。小动脉一旦梗阻，其供血区可出现软化，软化之坏死组织被除去留下小的腔隙，即形成临床常见的腔隙梗死，故改善红细胞的变形能力是预防腔隙梗死的重要手段之一。一般老年人红细胞变形能力明显低于中年人，故也可以作为衰老的标志，而弱激光血液辐射可以增强红细胞的变形能力，对缺血性脑血管病和衰老的预防有重要的临床价值。

桂林市人民医院对 53 例冠心病、高血压患者进行弱激光血管内照射治疗，治疗前后观察左手指（无名）指甲皱微循环各项指标。1 个疗程后，可见甲皱微循环各项指标及加权积分值的改善均有非常显著意义（$P < 0.01$）。管襻内血液流态治疗后比治疗前增快，线粒流明显增加，红细胞聚集现象明显改善，说明微循环得到明显的改善。高血压、冠心病、心肌梗死、脑梗死等心脑血管病患者甲皱微循环的障碍主要是管襻数减少、管襻变细、红细胞不同程度聚集、血流速度减慢，病情加重时，微循环障碍更为明显。中老年心脑血管病变患者甲皱微循环的管襻清晰度、畸形、输入支和流态等指标的异常均明显高于正常人。53 例患者经激光血液照射均有明显改善，说明这种治疗能改善微循环，降低血液的黏稠度（表 8-4，表 8-5）。

表 8-4　治疗后甲皱微循环某些指标变化

	管襻密度	管襻数（条/mm²）			直　径			管襻长度	血流速度
	（条/mm²）	交叉	畸形	输入支	输出支	襻血管		（μm）	（μm/s）
治疗前	6.1	3.25	0.92	3.02	5.00	7.65		147	675
治疗后	8.9		2.00	0.32	4.40	6.02		8.80	205
P	< 0.01	< 0.01	< 0.01	< 0.01	< 0.01	< 0.01		< 0.01	

表 8-5　治疗后甲襞微循环加权积分值变化

	管襻形态	血流流态	襻周状态	总积分
治疗前	1.34	2.63	0.74	4.71
治疗后	0.98	0.91	0.32	2.21
P	< 0.01	< 0.01	< 0.01	< 0.01

（三）抗脂质过氧化

人体正常代谢过程中可以产生自由基〔又称游离基（free radical）〕，少量的氧自由基为生命活动所必需，如物质的合成、细胞的分裂、神经兴奋传导、药物和毒物的生物转化等生理生化反应均需自由基参加。自由基除了在体内各种代谢性化学反应过程中产生以外，其他外界因素亦可诱发其产生（如药物光化学反应、X 线照射等）。自由基包括外轨道具有不配对电子的原子、离子、分子或原子团，其寿命极短，化学活性极不稳定，但活性很强，可与体内脂肪、蛋白质、糖及核酸等发生连锁性快速反应。

1. 当氧自由基的产生和清除正态平衡发生紊乱时，如患缺氧性疾病，可以产生大量的自由基。它除了加重脑血管病的病情外，还可以损害蛋白质和酶、核酸物质、细胞膜，还可以诱发以下疾病。

（1）肿瘤：自由基和被自由基活化的致癌自由基与 DNA 亲核中心结合，引起基因突变或致癌基因被激活而发生癌变。原发性癌和自由基关系更为密切，脂质过氧化的产物丙二醛也可以和核酸发生交联引起突变，肿瘤中 Ca-Zn-SOD 的活性下降，Mn-SOD 活性也下降。

（2）脑缺血：脑缺血时，由组织细胞内含有腺嘌呤成分的

ATP 分解为 AMP →腺苷→肌苷→次黄嘌呤。同时，由于缺血，能量消耗细胞跨膜梯度破坏，Ca^{2+}进入细胞内激活蛋白激酶，同时产生O_2^-，O_2^-是自由基的始基，使一系列自由基反应进行下去，细胞结构破坏。由于 SOD 下降，故加强细胞的破坏。

（3）心血管疾病：微血管内皮细胞损伤，其溶酶体被自由基激发释放各种水解酶，引起细胞组织水肿、坏死。

（4）衰老：不稳定自由基在细胞内堆积，形成高活性分子碎片，干扰代谢而导致衰老。

（5）白内障：血中过氧化脂质增加，可以诱发白内障。给大鼠注射^{3}H- 或^{14}C- 过氧化脂质，可见附着晶体上形成空泡，最后成为白内障。另外，也与维生素 E 和色氨酸缺乏有关。

但人体存在着一套天然的清除自由基的酶系统，使之呈现一定浓度水平的动态平衡，如人体红细胞内的 SOD 可以清除O_2^-，过氧化氢酶可以除去过氧化氢，谷胱甘肽过氧化物酶（GSH-PX）可以清除过氧化氢和脂质过氧化物。

2. 一些天然或人工抗氧化剂能清除自由基对人体的损伤，减少脂质过氧化，起到保护细胞膜的作用，抗氧化剂包括以下几种。

（1）胆固醇：细胞膜脂质双层中镶嵌的胆固醇，具有防止自由基攻击不饱和脂肪酸烯氢链的作用，从而阻止膜过氧化的作用。

（2）维生素 E、维生素 C：具有抗自由基的作用，维生素 C 被认为是细胞内重要的抗氧化剂，它对O_2^-和 OH^-都有一定的清除作用。

（3）甘露醇、二甲亚砜（DMSO）、色氨酸：可以清除OH^-，除去OH^-在机体内导致的血管内皮水肿，从而降低小血管阻力。

（4）黄嘌呤：抗痛风药物，有抑制黄嘌呤氧化酶作用，氟丙拉嗪是 Ca^{2+} 抑制剂，可抑制黄嘌呤脱氢酶转化为氧化酶。

（5）神经节苷脂（GM）：能抑制皮质缺血导致自由基增加。

另外，戊巴比妥、胡萝卜素、维生素 A、硒、硫基化合物等对自由基均有防御作用。

但其中最重要的是超氧化物歧化酶（SOD）活力，对减少脑血管疾病等的病死率很有帮助。

经临床试验证实，脑动脉硬化患者经过 3 次弱激光照射血液即可使血液中 SOD 升高，这有助于清除体内过多的自由基，避免脂质过氧化等作用的损伤，对防治心脑血管疾病、减少病死率、防止衰老、减少疾病很有帮助。

SOD 水平随着年龄增长而大大降低，这可能与机体在老化的过程中体内超氧化物自由基累积而消耗 SOD 过多有关。所以老年人的红细胞内 SOD 水平明显降低，故易生病和衰老。而采用弱激光血液照射治疗，可以提高 SOD，故可以防病和防早衰。据文献报道，在细胞膜完整的条件下，SOD 合成随组织氧含量的增加而加速，患者经激光治疗后，由于激光附加的电磁场力使细胞构象改变，红细胞变形能力增强，进而使红细胞的携氧能力提高，组织在高含氧的情况下，加速 SOD 的合成。据石秉霞报道，60 例脑动脉硬化患者经 3 次激光治疗后 SOD 有明显上升（$P < 0.05$），但与健康献血员相比较，仍明显处于低水平（$P < 0.01$）。

由于脑组织缺血再灌注时产生氧化物阴离子自由基，它可启动自由基连锁反应，使生物膜中多价不饱和脂肪酸生成脂质自由基、过氧化脂自由基等。大量的自由基使组织受到损伤，加重了疾病的过程，增加脑血管的病死率，因此清除自由基是减少病死率的重要因素。激光血液照射治疗可以使红细胞内的

SOD 活性增高，故有助于消除患者体内过多的自由基，从而避免脂质过氧化等作用的损伤。

河南武警总队医院报道，32 例脑梗死患者激光血管内照射治疗前后的 SOD 变化和单独用药前后 SOD 变化的比较，对照组，在 10% 葡萄糖液 500ml 中加消栓灵静脉滴注，每日 1 次，20 次为 1 个疗程，辅以尼莫地平、阿司匹林、维生素 B_1 等口服。观察组，应用对照组药物的基础上加 He-Ne 激光血管内照射，2.5mW，1.5h，隔日 1 次，10 次为 1 个疗程。

比较结果见表 8-6。

表 8-6　32 例脑梗死激光治疗前后 SOD 对照

	治疗前	治疗后	*P*
观察组（nU/ml）			
Fe-SOD	14.48 ± 0.57	19.78 ± 1.47	< 0.05
Mn-SOD	7.09 ± 1.48	9.48 ± 1.28	< 0.05
CaZn-SOD	7.68 ± 2.47	11.24 ± 1.95	< 0.05
对照组（nU/ml）			
Fe-SOD	14.26 ± 0.76	16.34 ± 0.38	> 0.05
Mn-SOD	6.59 ± 1.32	6.92 ± 0.99	> 0.05
Ca-Zn-SOD	7.54 ± 2.16	7.98 ± 3.42	> 0.05

观察组用激光血管内照射治疗后 SOD 明显增高。

俄罗斯学者 Тостишевк 证明，激光血管内照射可以加速自由基的清除，有抗脂质过氧化的作用可使血脂、膜脂代谢正常化，激活 SOD、过氧化氢酶和 NaDpH 氧化酶。Корочкин 也证实，激光血管内照射可以提高血浆铜蓝蛋白和内源性维生素

E 水平，降低 MDA 毒性。激光血管内照射可以解除脂质过氧化对生物膜系统的破坏，膜泵功能的恢复和内皮细胞正常化。Гри-Торьева 研究表明，治疗后患者自由基活性显著减弱，SOD 活性明显加强。Постоповам 也证明可以抗脂质过氧化作用。

李忠如用 He-Ne 激光照射喉炎、鼻窦炎、外耳道炎患者，其有效率为 94.5%，治疗后，其 SOD 有明显增加，说明弱激光有清除自由基的作用。但丙二醛（MDA）含量无明显改变。

（四）抗缺氧

据研究，表现在肺换气不足和缺氧性心肌收缩不全后，其缺氧性心律失常和来自气体成分的破坏现象在接受激光血管内照射治疗后可以显著减轻。有学者报道，对急性心肌梗死患者一次激光血管内照射治疗后，其毛细血管血氧张力增加 38%，PCO_2 下降。ЮдинвАидр、Корочкин、Сгебпюкова 等报道，用激光血管内照射可以使血红蛋白与氧气的亲和力下降，红细胞内 2，3-DPG 堆积，氧离曲线右移，弥散功能增强，血浆氧含量增高及组织的氧合作用好转，组织利用氧增强。Ворлсова 认为激光血管内照射可以激活一些受体（过氧化氢酶、血浆铜蓝蛋白、SOD 等）。它们吸收激光能量，产生光活化效应，使细胞利用氧的能力加强，氧化过程活化。另外，对生物聚合物（蛋白质、脂质、膜酶）的非特异性作用，使其形态结构和功能状态发生变化，可形成氧的激活因素（单氧），使机体氧化过程产生感应。

（五）纠正脂代谢异常

高胆固醇和低密度脂蛋白（LDL）在血管壁平滑肌细胞的浸润是形成动脉硬化的基础。LDL 侵入血管壁后刺激血管壁平滑肌细胞的 DNA 合成，细胞发生增生反应，伴随大量的血管外基质形成和沉积，脂蛋白（LPA）可能沉积在动脉内膜，参与动脉粥样硬化，使管腔狭窄，血流量减少，促进血栓形成。高脂血症常并发动脉硬化、冠心病、糖尿病、肥胖、高血压、胆石症等疾病，是老年人常见的病症。

激光血管内照射可以因为光能转化为生物内能，调整体内环境，降低血液黏度，提高红细胞的变形能力和携氧能力，改善微循环，激活了各种酶的活性，刺激肾上腺皮质功能，使糖皮质激素增加，使在肝内合成胆固醇，脂蛋白减少，三酰甘油的水解加速，以及激光血管内照射调节了免疫功能，使巨噬细胞能力增强，加速脂蛋白的降解。

郭蓉芝等报道，对缺血性心脏病患者激光血管内照射可以使患者三酰甘油（TG）、胆固醇（TC）、低密度脂蛋白（LDL）、极低密度脂蛋白胆固醇（VLDLC）较治疗前有明显下降，而高密度脂蛋白（HDL）则升高。HDL 作为载体将组织和血管壁 LDL 带到肝脏，它与 LDL 竞争性作用于血管壁，故 HDL 水平愈高，则心血管病的危险性愈小，适用于冠心病、脑梗死及高脂血症降血脂的辅助治疗。

苏联学者 Копои 用放射性核素法，观察了 30 例经激光治疗的缺血性心脏病患者血清脂蛋白酶谱的变化，发现脂肪运输功能改善，红细胞膜胆固醇 / 磷脂比值正常化，从而使膜稳定性提高，离子通道功能恢复正常，解除了由于膜脂异常引起的 Na^+-K^+-ATP 酶的抑制和膜流动性的下降，恢复红细胞的变形能力，减少血小板和红细胞的聚集性。故降低血脂可以减缓动脉粥样硬化的发展，促进血流量恢复正常，有利于健康（表 8-7）。

表 8-7　56 例冠心病患者激光治疗前后的血脂分析

	胆固醇 （mmol/L）	三酰甘油 （mmol/L）	高密度脂蛋白 （g/L）	低密度脂蛋白 （g/L）
治疗前	7.76	2.15	0.46	2.11
治疗后	6.04	1.85	0.57	1.71
P	< 0.05	< 0.05	< 0.05	< 0.05

（六）免疫刺激和双向调节作用

　　免疫系统由免疫器官、免疫细胞和免疫分子组成。免疫器官分为中枢免疫器官（胸腺和骨髓）和周围免疫器官（脾脏和周围淋巴结）。免疫细胞包括淋巴细胞系、单核巨噬细胞系和粒细胞系。淋巴细胞系是最重要的免疫细胞，可分为 B 淋巴细胞、T 淋巴细胞、杀伤细胞（K）和天然杀伤细胞（NK）四类。单核吞噬细胞在骨髓内由干细胞分化成熟而来，进入血液到达各组织内进一步分化为组织巨噬细胞。粒细胞，包括中性、嗜酸性、嗜碱性粒细胞和肥大细胞。免疫分子在血液和体液中有两类：一类是有特异性的抗体分子；另一类是非特异性的补体分子。

　　免疫系统最重要的生理功能是对"自己"和"非己"抗原分子的识别及应答，其应答过程是由免疫细胞完成的，免疫细胞对抗原分子的识别活化、分化和效应过程称为免疫应答。其应答过程见图 8-3。

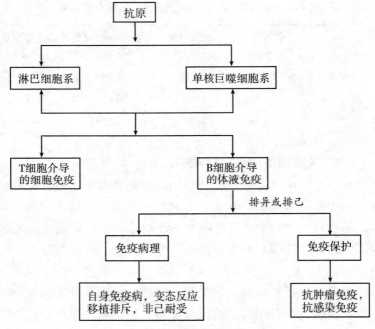

图 8-3　免疫应答过程

　　机体对各种抗原刺激能产生免疫应答并将其调节在适当范围内，使免疫稳定平衡。而免疫失调与多种免疫性疾病有关，免疫调节主要是指免疫应答过程中免疫系统内免疫细胞间的相互制约作用。也证明神经内分泌系统与免疫系统之间也存在着相互制约的关系。

　　人体 T 细胞（TC）的基因程序很复杂，包括免疫调节、识别抗原和执行特殊效应功能的作用。当接触可溶性抗原、细胞表面抗原及抗体激活剂时可产生增殖反应。TC 在介导淋巴细胞溶解液中具有杀伤细胞的活性，并产生一些可溶性因子来影响多种细胞的功能，并且淋巴细胞还参与所有免疫互相调节作用，包括 CD4 和 CD8 的功能。TC 不仅在细胞免疫而且在体液免疫中存在着相互关系，相互制约的对立统一的关系，CD4 和 CD8 在免疫恒定功能的调节最为重要。

CD4（辅助性 T 淋巴细胞），正常值为 34.6%～45.8%，它可以激活 CD8 发育成杀伤细胞，也辅助 B 细胞增殖分化产生免疫球蛋白，且激发产生辅助因子（诱导 T 细胞、B 细胞、裸细胞和巨噬细胞的增殖）。

CD8（抑制性 T 淋巴细胞）：正常值为 19.8%～27.4%，有细胞毒功能，它能抑制自身 Tc 混合淋巴细胞培养中的应答反应，也能抑制 B 细胞产生免疫球蛋白。

CD4 和 CD8 的正常比值为 1.35%～2.15%，如比值减低，则出现免疫功能低下。

CD3（总 T 淋巴细胞）的正常值为 54.2%～69.6%。

老年人免疫功能低下，主要是细胞免疫降低，尤其是 T 淋巴细胞，主要表现 CD3 和 CD4、CD8 比率减少，其 CD4 的活性下降是主要原因，而 CD8 一般变化不大，这是由于老年人胸腺退化，造成 T 淋巴细胞减少，CD4 减少，相反 CD8 可能还增多，而且 B 淋巴细胞的量或功能均下降，所以老年人患慢性阻塞性肺炎、支气管炎均与 CD3 和 CD4 降低有关系。

激光血管内照射具有使 T 淋巴细胞数目和 CD4/CD8 比值升高，提高 T、B 淋巴细胞的活性，自发玫瑰花结形成数目增多，淋巴细胞转化率提高，中性粒细胞和巨噬细胞吞噬指数增高，免疫球蛋白和补体正常化，循环免疫复合物水平下降等免疫调整作用。

有学者报道，用 He-Ne 激光照射淋巴细胞可加强 E 玫瑰花结反应和胚芽转化作用。有人报道，对 20 例缺血性脑梗死患者用激光血管内照射治疗后，补体 C、受体免疫复合物花环率形成。

郑金娟报道，用 $142.9W/m^2$（$14.29mW/cm^2$）He-Ne 激光照射儿童会阴、中枢、遗尿等穴位，观察到 58% 的儿童 Tc 免疫功能有显著提高，68% 的患儿血 IgG、60% 的患儿 IgA、49% 的患儿 IgM 含量较治疗前提高，其中 IgG、IgA 上升幅度更为明显。中性粒细胞也比治疗前增多，其吞噬百分率也显著提高。并且观察到在激光照射过程中（近期疗效）以增强体液免疫为主，停照后（远期疗效），以增强细胞免疫为主。

葛通远报道，激光穴位照射可以调节血清中的 IgG、IgM 的含量。对 IgG 亢进的患者治疗中发现其 IgG 值迅速降低，随后又继续升高至正常范围。

Гатапея 报道，用激光血管内照射治疗 70 例复发脓毒性心内膜炎患者，经 1 个疗程治疗后其淋巴细胞数、单核细胞数增多，IgA 和 IgM 均上升，表明免疫功能得以改善。

Демичева 认为，弱激光照射以后，可以使免疫活性细胞分裂增强，免疫球蛋白生成速度加速；T 细胞、B 细胞、单核巨噬细胞及嗜中性粒细胞的数目和功能均有改变。如在体液免疫方面，弱激光照射后，IgA、IgM 含量可恢复到正常，IgE 含量亦可上升，正常菌株的抗体滴度和补体 C 浓度升高，巨噬细胞活性增强，在急性肺炎、支气管哮喘和慢性阻塞性支气管炎的治疗中证实，弱激光具有调节和改善免疫功能的作用。

李煜庭报道，用激光血管内照射治疗 23 例老年患者，其中慢性支气管炎急性发作 19 例，脑梗死 4 例。治疗前 CD3、CD4 值均明显低于正常值，$P < 0.01$。治疗后 CD3、CD4 值明显升高，$P < 0.01$。CD4/CD8 比值趋向正常。CD8 值虽有下降，但无统计学意义（表 8-8）。

表 8-8　激光血管内照射前后 Tc 亚群的变化

CD3		CD4		CD8	
治疗前	治疗后	治疗前	治疗后	治疗前	治疗后
34	43	29	30	22	31
40	58	29	40	20	21
49	53	38	42	22	24
47	48	24	31	25	26
53	61	37	30	25	34
42	54	37	37	29	29
46	47	33	35	34	25
42	47	36	33	23	23
41	49	23	28	18	24
37	47	22	36	27	22
32	48	24	32	26	24
49	46	35	38	26	19
45	56	29	36	23	20
40	54	25	26	18	30
35	42	24	34	23	19
46	31	20	34	20	15
42	53	35	33	23	34
39	42	28	35	34	31
40	36	20	29	21	21
40	44	22	26	23	19
42	53	35	33	23	34
46	44	23	28	28	20
$P < 0.01$		$P < 0.01$		$P < 0.05$	

（七）降低体内中分子水平

用液相层析方法借助分子筛 SepH-adexG-25 将体液分为 3 个组分。

（1）大分子物质：分子量＞ 5000 的组分，主要为蛋白质等大分子物质。

（2）中分子物质：分子量为 300～5000 的组分，主要为小肽类（通常为 2～10 余个氨基酸残基组成的肽）等中分子物质（MMS）。

（3）小分子物质：分子量＜ 300 的组分，主要为无机离子以及肌酐、尿素、尿酸和葡萄糖等小分子物质。

以前均认为尿毒症是由血中的尿素、肌酐和尿酸等小分子有机物质引起的。但 1971 年 Babb 提出 MMS 参与多种疾病（如肝性脑病、急性烧灼伤、毒血症、心肌梗死、免疫抑制和肿瘤性中毒等）的发病机制，这些中分子物质具有明显的致病作用。

中分子物质对机体的损伤主要是抑制红细胞生成；抑制血红蛋白的合成；抑制糖原异生和 DNA 合成；抑制白细胞的游走和吞噬活性；抑制成纤维细胞的增殖；抑制淋巴细胞和绵羊红细胞形成玫瑰花结；抑制多种酶（乳酸脱氢酶，转酮酸激酶，腺苷酸环化酶和磷酸烯醇式丙酮酸激酶等）的活性。由于体内多种酶受到抑制，从而导致糖、脂肪、蛋白质和能量代谢障碍，阻碍生物膜的运送功能。MMS 的来源可能有以下 3 种途径。

①外源性来源：食物通过胃肠进入血液中的蛋白质分解产物，应用某些药物以及误食一些有毒物质。

②内源性来源：蛋白质分解代谢性来源，这是中分子的主要来源。如尿毒症患者透析液中发现的三肽（组 - 甘 - 赖），可能是血纤维蛋白溶酶作用于血红蛋白而形成的。尿毒症患者透

析分离出的七肽（组 - 脯 - 丙 - 谷 - 门 - 甘 - 赖），也可能是血纤维蛋白溶酶作用下由 β- 微蛋白降解而成的。通过自身降解产生中分子肽的蛋白质，还有胶原蛋白、血清蛋白和纤维蛋白原等。

③细菌性来源：肠道细菌生命活动的产物。尽管 MMS 的化学本质并不都是小肽，其中还包括寡糖、核苷酸、维生素等，但是中分子物质的许多生物学作用与中分子肽的关系极为密切。

这些 MMS 物质的堆积（体内浓度过高），就会对机体产生不良反应，而出现各种疾病症状，所以清除 MMS，使血液净化，成为治疗某些疾病的手段之一。如透析（血液、腹膜）、过滤、血液灌流（血液吸附，消化道吸附）、离心（或膜）、分离（血浆分离，血细胞分离）、照射（紫外线照射自血回输疗法、激光血管内照射）等。

激光血液疗法可以降低 MMS，这是由于血液中分子吸收高能量光量子，分子处于激发态，提高分子能量水平，使中分子物质裂解或聚合，从而降低了血浆中分子物质的含量。

王强报道，20 例脑动脉硬化、血管性头痛患者经激光血管内照射治疗后，血中 MMS 含量呈下降趋势，治疗 4 次后达到最低值，与治疗前比较，有统计学意义（$P < 0.05$），在其后的治疗中略有回升，但仍低于治疗前。

庄宝玲统计了 22 例心脑疾病（包括病毒性脑炎、细菌性脑膜炎、脑梗死、病毒性心肌炎、脑炎后遗症等），证明患儿在治疗前 MMS 含量显著地高于健康对照组（$P < 0.05$），治疗后有显著的降低（$P < 0.05$），由此可见激光血管照射治疗对清除体内中分子毒性物质有显著的效果（表 8-9，表 8-10）。

表 8-9　激光血管内照射对血浆 MMS 含量的影响

治疗	次数	例　数	$\bar{x}\pm s$（U/L）
0	20	3230±620	0
2	20	3130±490	> 0.05
4	20	2950±560	< 0.05
6	20	3000±840	> 0.05
9	20	3000±510	> 0.05

表 8-10　激光血管内照射对血浆 MMS 含量的影响

	患儿组（$n=22$）		健康对照组（$n=30$）
	治疗前	治疗后	
$\bar{x}\pm s$（U/L）	2900±720	2190±310	2520±290

　　程洁銮等对狗进行的激光血管内照射也证实，照射后血浆 MMS 含量能降低血浆中分子含量。（1.7±0.1）mW He-Ne 激光照射 3 次，其血浆 MMS 含量即从（102±9）U/L 降至（54±11.2）U/L。

　　北京地区健康人血浆 MMS 的正常值为（2300±170）U/L，30—70 岁不同年龄组间无显著差别（$P > 0.05$），而在某些疾病时，如急性脑血管病、化脓性感染等，患者血液中 MMS 含量均增高。

（八）改善微循环

　　微循环是指微动脉与微静脉之间微血管中的血液循环，是血液与组织细胞进行物质交换的场所，直接参与组织与细胞的物质、能量、信息、传递、微循环只有在显微镜下才能观察到。微循环功能、形态和代谢的完整是维持人体器官正常功能所不可缺少的条件。微循环不仅保证组织的正常代谢，维持机体内环境的稳定，而且在有些脏器还直接参与和完成脏器的特殊功能。近几年来随着微循环研究的深入，发现一些疾病的发生、发展和恢复过程，都存在着微循环的变化，如休克、心脑血管疾病、高血压、糖尿病、血管闭塞性疾病等，其发病机制中的重要环节不是在体循环，而是在微循环。所以研究微循环，对所得的结果对分析病情、疾病的预后、治疗效果和疾病的预测具有重要价值。

微循环主要包括微动脉、中间微动脉、毛细血管的前括约真毛细血管、动 - 静脉短路、微静脉。共由 7 个部分组成。

1. 微循环的构成　网状分布于各种组织和细胞间最微细血管，介于微动脉和微静脉之间，平均直径 $7\sim9\mu m$。

微血管的构型（微血管的主体的形态分布和排列方式）大体上有 7 种，如发夹型、树枝型、网囊型……其中临床最常见的甲襞微循环检查就是发夹型。

2. 微循环的主要功能　血液可在微循环中流进行物质交换。

（1）运输和传递：毛细血管向全身各脏器、组织细胞运送氧气及营养物质，而将代谢产物带走，保证组织细胞的正常生理功能。

（2）摄取和吸附：内皮细胞具有多种受体，可摄取或吸附儿茶酚胺、5- 羟色胺、缓激肽、血管紧张素、肝素和凝血酶等物质。

（3）合成：毛细血管内皮细胞可以合成 10 多种物质，如抗血栓因子、胞质素原激活因子、Ⅷ因子、血液抗原、组织因子、依前列醇（前列环素，PGI_2）、Y-GT、胶原纤维、转换酶、游离脂肪酸等。

（4）防栓：PGI_2和胞浆素原激活因子可以防止血栓形成。

（5）再生：毛细血管内皮细胞有分裂、增殖、更新能力，形成新的毛细血管或修复损伤的内皮细胞。

除上述毛细血管功能外，微循环还可以因静水压和渗透压的差别，保持血管内和细胞外水分子动态平衡，微循环还以其巨大的容量参与对循环血流量和血压的控制，对机体生理或病理需要时的血液重分配的调节起重要作用。

3. 微循环的调节机制　人体在内外环境的变化中（如气温、气压的变化），昼夜起居、劳动与休息等都要求循环系统应有相应的调节能力，也要求微循环有完善的调节机制，这种调节受多种因素的影响，大概有以下4个方面。

（1）神经调节：细小动脉是受自主神经支配的（交感神经和迷走神经），细静脉也受交感神经和副交感神经支配，但收缩不如细动脉明显。毛细血管有无神经支配现仍有争议。

（2）体液调节：一般认为全身性体液因素多使微血管收缩，局部体液因素多使微血管扩张，前者血管收缩因子为去甲肾上腺素、肾上腺素、5-HT、血管紧张素等；后者为血管舒张因子，如组胺、缓激肽、白细胞诱素和蛋白酶、溶酶体酶及腺苷化合物、乳酸、CO_2等。

（3）微血管受体调节：微血管上有 α 和 β 两种肾上腺素能受体，前者使血管收缩，后者使血管扩张。不同脏器血管内受体分布是不同的，如脑和肾血管的主要受体是α，骨骼肌血管受体主要是β。

（4）微血管的特殊调节：主要包括以下4种调节。

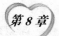

①被动调节和自我调节：被动调节受动脉血压的影响，动脉血压下降，微血管收缩，微循环灌注量下降。而另一种自我调节则不受动脉血压的影响。

②毛细血管通透性的调节：因毛细血管壁很薄，约 1μm，有很强的通透功能，是物质交换的主要场所。

③微血管内皮细胞的调节：其内皮细胞本身的胞质可向管腔内突出，可长达数微米，可调节局部灌注量，如部分或完全阻塞管腔，使血流缓流，增加血流阻力，严重时甚至"储蓄"血液，易形成微血栓。

④微血管自律性调节：微血管有一种独特的频率和振幅的自律运动波，和血压、心率无关，它起第二心脏的作用，将使微循环内的血液灌注到组织细胞内，供给组织细胞氧和营养物质。因为单靠心脏泵的压力很难将血液输送到器官和组织的毛细血管网。这种自律运动波由近心端向远心端波浪传播，而且和微血管粗细有关，血管越细，其自律运动波的频率越高，振幅越大。

微循环障碍主要表现在微循环血流速度减慢，红细胞不同程度聚集，管襻数减少，管襻变细，管襻畸形（膨大或狭窄），有扭曲与绞绕，血管有长时间的"颗粒"状态和停留，有时观察到"白色"的血栓。

临床最常用的是甲皱微循环检查，因为甲皱微循环是全身微循环的一部分，它在一定程度上反映全身微循环的状态，随着疾病程度好转，微循环的障碍也得以改善，这种微循环的改变先于眼底血管的改变，中、老年人心脑血管疾病患者其甲皱微循环明显地不如正常人。

激光血管内照射在临床上可以使血沉、低切变率下全血黏度、血浆凝血因子Ⅰ和血小板聚集均有不同程度下降，内源性肝素水平增加，红细胞变形能力提高，更有利于微循环的改善。

唐小山报道，用激光血管内照射治疗 60 例心血管疾病患者，观察其甲皱微循环，均有明显改善（表 8-11～表 8-12）。

表 8-11　激光治疗前后甲皱微循环血液流变变化（$n=60$）

		流　态			纤细胞聚集（度）		
		线粒流	→	粒流	无	轻	中	重
治疗前	n	12	48	0	4	40	16
	%	20.0	80.0	0	6.7	66.7	26.7
治疗后	n	49	11	3	37	20	0
	%	81.7	18.3	5.0	61.7	33.3	0
P		< 0.01			< 0.01		

60 例患者在激光血管内照射治疗前，甲皱微循环均有障碍；治疗后，管襻数、管襻长度、管径均比治疗前增加，管襻交叉畸形数比治疗前明显减少（$P < 0.01$）。管襻内血液流态，治疗后比治疗前流速增快，线粒流明显增加，粒流明显减少，红细胞聚集现象显著改善（$P < 0.01$），从而明显地改善微循环。

表 8-12　激光治疗前后甲皱微循环某些指标变化（$\bar{x} \pm s$，$n=60$）

	管襻密度（条/mm²）	管襻交叉畸形数（条/cm²）	直　径（μm）			管襻长度（μm）	血流速度（μm/s）
			输入支	输出支	襻顶管		
治疗前	6.7 ± 1.8	4.1 ± 0.9	3.2 ± 1.2	5.5 ± 1.3	7.7 ± 1.3	148 ± 57	673 ± 130
治疗后	8.9 ± 1.5	2.5 ± 0.4	4.1 ± 1.3	6.6 ± 1.2	8.8 ± 1.6	200 ± 69	990 ± 161
P	< 0.01	< 0.01	< 0.01	< 0.01	< 0.01	< 0.01	< 0.01

表 8-13   激光治疗前后甲皱微循环加权积分值变化（*n*=60）

	管襻形态	血流流态	襻周状态	总积分
治疗前	1.30±0.51	2.46±0.92	0.68±0.17	3.90±0.81
治疗后	1.06±0.32	0.91±0.52	0.32±0.05	2.38±0.41
P	＜0.05	＜0.01	＜0.01	＜0.05

（九）消炎和抗感染作用

小功率激光不像紫外线那样对细菌、病毒有直接杀灭作用，但可以加强细胞及体液免疫功能和解毒作用，加强白细胞的吞噬功能，可增强巨噬细胞的活性，使 α- 球蛋白及补体滴度增加。激光照射治疗炎症性疾病主要是刺激机体的防御能力，使免疫功能加强，交感 - 肾上腺系统活力增高。还可以提高抗生素的疗效，降低感染的病死率，故常用于急慢性化脓性感染、急慢性肺脓肿、肺炎、腹膜炎、胰腺炎、肝胆外科疾病、外科毒血症、外科与妇产科手术后并发症等的综合治疗。如有报道用 He-Ne 激光静脉内照射治疗对化脓性腹膜炎有明显效果，加速患者全身状态好转，体温降至正常，腹膜刺激症状消失，这是由于激光照射血液可以产生机体更深部的弥漫性反应：俄罗斯学者 Стадинги 在 1991 年报道，用 He-Ne 激光血管内照射治疗颌面部化脓坏死性炎症，这种炎症往往并发脓毒败血症、肺炎和纵隔炎。32 例中有 24 例是口腔癌扩大根治术后并发化脓坏死，有 8 例是颌周弥漫性蜂窝织炎，使用激光末端输出 4mW，每日 1 次，每次 30min，5 次为 1 个疗程。结果治疗 2～3 次，有 28 例体温恢复正常，有 24 例创面坏死物被清除并有肉芽形成，炎症区浸润，水肿和疼痛减轻。蜂窝织炎病例，其炎性嚼肌挛缩明显减轻，伤口停止化脓，愈合期缩短 5～7d，口腔癌术后患者伤口愈合期缩短 8～10d。

Гатапея 报道，用激光血管内照射治疗 70 例明显复发的脓毒性心内膜炎患者，经 1 个疗程治疗以后，均明显好转。

用激光血管内照射治疗还可以预防急性胰腺炎水肿期的大多数患者转化为化脓期。用激光血管内照射治疗脓毒症患者也是有效的，经 2～3 个疗程可以取得显著疗效，应同时应用抗生素、脱敏药和其他治疗方法。

有人用激光血管内照射治疗 25 例手术后阻塞性黄疸患者，能促使胆管引流区炎症减轻，比对照组取出引流管平均早 3～5d，该疗法治疗外科患者总的倾向是，能促进炎症早日恢复正常，加速白细胞恢复正常。值得一提的是，这种激光治疗仅为辅助治疗手段，不能停止其他方法治疗。

三、弱激光血液辐照治疗方法

（一）弱激光鼻腔内照射

在 1989 年苏联即开始鼻腔内弱激光或单色光的光生物调节作用（LPBM）的研究发现 PBM 对血管运动性鼻类、和急、慢性上颌窦炎等局部炎症具有治疗作用。鼻腔内照射在我国开始于 1996 年，毛海涛、李诗美、李彬等均有报道。并开始用于高脂血症冠心病、急性心肌梗死、儿童慢性咳嗽、失眠、顽固性头痛、阿尔茨海默病、帕金森、卒中后抑郁症、糖尿病周围神经病变、脑血栓、缺血性脑血管病、脑损伤及精神分裂症。并证明激光鼻腔内照射可以降低血清 B 淀粉样蛋白，降低红细胞异常率，降低八肽胆囊收缩素、降低血黏度、血细胞比容、血脂、增加褪黑素合成，增加红细胞的变形性，增加超氧化物歧化酶（SOD）活性增加 β- 内啡肽，改善血循环和调节免疫。

1. 机制和优点

（1）鼻腔内有丰富的血管网，如动脉的黎氏丛、静脉的克氏丛，老年人还有吴氏静脉丛。而且鼻黏膜血管深层的血液可以不经过毛细血管，而从小动脉直接进入小静脉（动静脉吻合）。鼻黏膜血管有 60% 经过这种动静脉吻合，Drettner 和 Aust 认为鼻甲组织血流量比肝、脑和肌肉等组织相对多。另外，鼻腔内还有丰富的自主神经，如颈内动脉交感神经丛组成的岩浅神经和面神经分出的岩浅大神经（副交感神经），任何刺激鼻腔内感受器均可以反射性改变内脏（如心、胃等）的活动。

（2）鼻黏膜固有层和黏膜下层有很多与免疫机制关系密切的浆细胞、淋巴细胞、肥大细胞，产生溶菌酶的组织细胞；吞噬和溶解细菌的白细胞、巨噬细胞等。还可以促进一氧化氮（NO）和细胞因子的产生，也可以通过中性粒细胞呼吸爆发和形成胞外菌网杀菌。中性粒细胞两种杀菌方式都可以由弱激光诱导和促进。弱激光还能以补充细胞生物能为目的动员代偿、免疫、防御机制。

（3）鼻腔和颅腔有密切的关系，除鼻腔顶为颅前窝的底、蝶窦顶壁为颅中窝的底，鼻腔顶壁为筛骨筛状板等很接近以外，还有某些潜在的微细通道，如 Rake 证明普鲁士蓝可以经鼻腔进入蛛网膜；Lawtonin 和 Ross 的研究也证明，滴入鼻腔的汞溴红可在数分钟内扩散到蛛网膜，所以对脑部疾病的治疗创造了有利条件。

（4）鼻腔内有丰富的自主神经，如颈内动脉交感神经组成的岩深神经和面神经分出的岩浅大神经，任何刺激鼻腔内感受器均可反射性改变内脏的活动（如心管系统和消化系统），在疾病发生弱激光可以刺激鼻腔的自主神经，起到治疗效果。很多疾病如帕金森氏病、多发性硬化、脑血管病、外周神经病以及罕见的自主神经退行性病等均与自主神经功能障碍有关，颈内动脉的交感神经在弱激光的刺激下促进褪黑素的产生，因而对失眠有帮助。

通过鼻腔激光照射可以直接或间接地改善心脑血管缺氧缺血性疾病和其他器官的疾病。有人认为，它可以激活占脑神经元 90% 的"睡眠脑神经元"，因而产生光化学和光物理作用，使蛋白质的分子构象发生改变，使机体产生一系列生物学效应，如改变血液流变学、降低血黏度、抑制血栓形成、改善局部血循环，进而使 LDH（乳酸脱氢酶）、SDH 和 GDH 活性增强，加强糖代谢，增强机体的免疫力。

鼻腔内半导体激光治疗患者对比 He-Ne 血管内照射有很大的优势，如体积小、重量轻、操作方便、寿命长（半导体激光比 He-Ne 激光寿命长 5 倍）、耐用、能量转换效率高等优点，而且避免了由于反复血管穿刺、激光血管内照射造成血管内皮损伤而给患者造成一定的疼痛，而且还对一些患者不适用，如儿童、行动不便的患者或老年人，因为 He-Ne 血管内照射必须要在医院进行。而这种便携式半导体激光治疗仪则适合走向社区，走入家庭。人们在看电视、交谈时均可随时保健和治疗，所以这种治疗仪一定会成为受家庭欢迎的治疗工具，成为最有发展前途的保健仪器。

2. *治疗方法*　半导体激光治疗仪的治疗方法是激光导头插入鼻腔内进行照射，其照射波长有 630nm、650nm、670nm、532nm 不等，其中照射 650nm 的红光最普遍，激光照射功率一般为 10mW 左右。照射时间为 0.5～1h 不等。

参考中医的补泻理论，以强度弱、频率慢、作用时间相对短的为补，而强度强、频率快、作用时间长的为泻。对于鼻腔激光照射，建议应当稍高于血管内照射，因为激光通过黏膜组织、黏膜下和血管壁有一定衰减，具体可参考表 8-14。

表 8-14　弱激光鼻腔内照射对不同功用所使用的激光功率、频率和时间

功　用	功率（mW）	频率	作用时间（min）	照射部位
活血化瘀	10	快	长 60～95	鼻腔内
扶正固本	10	慢	短 20～30	鼻腔内
清热解毒	10	快	长 45～60	鼻腔内
益智补脑	10	慢	短 20～30	鼻腔内
醒神开窍	10	中	中 30～45	鼻腔内

关于治疗时间问题，中医学认为上午阳气盛（阳中之阳），适用于抑郁性疾病；而下午阳气衰则适合于亢奋的疾病；一般失眠的患者，在夜晚睡眠之前治疗为宜。一般是 10～15 次为 1 个疗程，这主要是根据 Mester 提出的抛物线效应，随着 He-Ne 激光刺激次数增加，从第 3 天开始，反应强度也增加，到第 10～17 天达到最大值，如继续刺激下去则效应会逐渐减弱，到一定程度就会变成抑制作用。需中间休息 1 周左右再进行下 1 个疗程。如为慢性疾病，像血脂高、血压高必须按疗程进行，累积起治疗效果。

治疗次数一般每日 1 次，但急性期可以每日治疗 2 次，甚至每日 3 次，如戒毒患者的治疗等。2 个疗程之间间隔时间为 5～15d。

激光治疗后的持续效应有多长？1 个疗程结束需休息多长时间为宜？从章萍对犬的治疗 1 个疗程后的实验观察可以看出，血液流变学、红细胞内乳酸脱氢酶（LDH）和 T 淋巴细胞非特异性酶（ANAE）的活性、血浆 SOD 浓度、LPO 浓度等指标均无明显变化，直到 15 天左右，各项指标才开始恢复，故 2 个疗程间隔最长可达 15 天左右。

3．注意事项

（1）鼻腔照射时要注意治疗后用酒精消毒，以防交叉感染。

（2）忌用激光直射眼睛以免对眼睛造成损害。

（3）如照射中出现鼻干、鼻出血等情况应暂停治疗恢复后再治疗或减少照射时间。

（4）严格掌握适应证和禁忌证如对恶性肿瘤，应禁止局部照射，对光过敏疾病（如红斑狼疮、卟啉病和光照性皮炎），对孕产妇禁用，心动过缓，心率＜ 60 次 /min 应慎用。

（二）弱激光桡动脉照射

1．机制和优点

（1）激光照射手腕上的桡动脉（包括其旁的桡静脉），ДмчтриевАЕ 在 1989 年报道，在急性胰腺炎的实验模型条件下，主动脉激光照射和静脉内激光照射相比，动脉内照射对血细胞和胰腺代谢更有明显效果，在临床上动脉内照射治疗 3 例胰腺坏死患者也取得近似效果。

（2）操作简便，患者在任何时间、地点均可以治疗，患者能坚持治疗。

（3）激光输出功率达到 20mW（每点 5mW），经皮肤和组织、血管壁的反射、折射、吸收，最后激光能有 1/10 的能量进入血液内，而 2mW 的激光能量足以刺激血液内各种成分，产生治疗和康复的效果，其生物效应与其他血液激光照射治疗效果类似。

2．治疗方法　激光照射时间为 30min，可分为四档，治疗时，由低档向高档过渡，或根据患者病情，对光的敏感性不同而灵活掌握，15～20 次为 1 个疗程，中间可间隔 3～7d 再进行治疗，以增强其治疗效果。

（三）弱激光桡动脉照射配合内关穴的照射

与上不同之处是增加激光输出能量，激光输出功率为 25mW（每个点为 5mW），现除激光照射桡动脉引起的刺激作用以外，还加上内关穴的作用。

内关穴是心脏的随身保健医生，在防病、保健首推的就是心包经上的内关穴。内关穴有"明心安神、理气止痛、和胃降逆"的作用，故主治范围包括心脏系统疾病和胃肠不适等。取穴方法：手掌朝上，在腕横纹上 2 寸。激光照射内关穴，可以使血液流动加快，改善血液黏滞度，是冠心病日常保健常用的方法。

（四）弱激光血液辐照配合氧的吸入治疗

氧是人们赖以生存的必要物质，人每天呼吸的空气中含有 21% 氧，在人的生命过程中，人们通过不断吸入氧，排出二氧化碳。新陈代谢是生命存在的基本形式，这过程主要是靠氧、糖、脂肪酸的化学反应来完成的，所以氧的存在，对生命来说是至关重要的。但人体并无保护本身免受氧供给不足损害的手段，组织内没有氧库或氧的储备，氧的消耗维持在动态平衡之下，需要不断的及定量的供应，这个供应从外界吸入到与细胞结合进行氧化的整个过程是要经过呼吸系统、血液、组织液细胞等一个很长的过程。

1. 氧对机体的作用　大体分为 4 个阶段。

（1）呼吸道阶段：如气道阻塞，肺泡内含氧量增加，结果动脉内含氧减少，病人感到呼吸困难。

（2）弥散阶段：肺泡和毛细血管之间及动脉毛细血管与组织细胞之间，多发生在循环量不足，或血流缓慢，导致外周组织氧供应不足，常见原因为休克。

（3）氧输送阶段：贫血或血红蛋白供给不足，及由红蛋白发生病变而与氧气结合能力更差的缘故，使血氧总荷载量减少，如一氧化碳中毒。

（4）组织利用氧阶段：组织细胞无能力应用输送给它的氧，原因多发生于中毒。

2. **缺氧造成新陈代谢和形态结构变化的病理过程**　机体组织进行新陈代谢，需要足够的血氧流量，血氧流量由血氧分压、血氧容量、血氧含量和血氧饱和度四大因素决定缺氧类型。

（1）血氧分压性缺氧：是动脉氧分压过低，常见于吸入气体中的氧分压过低，呼吸功能障碍，静脉血分流入动脉，它的特点是动脉血氧饱和度降低，故血氧含量低。

（2）血液性缺氧：血氧容量降低，常见贫血，一氧化碳中毒，高铁血红蛋白症，其特点是血氧容量和动脉血氧含量低于正常。

（3）循环性缺氧：常见心力衰竭、休克、局部血液循环障碍，表现为全身或局部血液灌流障碍，引起血氧流量不足，动、静脉含氧量差增大。

（4）组织中毒性缺氧：如氰化物、硫化物、砷等，可抑制或破坏细胞的氧化还原酶系统，使组织、细胞的生物氧化过程不能正常进行，氧不能被正常利用。其表现为静脉血氧化过程不能正常进行，氧不能被利用，静脉血氧高，动、静脉血氧含量差减少。

3. **缺氧后组织器官的变化**

（1）呼吸系统：血氧含量降低，刺激了颈动脉和主动脉体的化学感受器，引起呼吸中枢兴奋，呼吸运动加强，严重者可引起呼吸中枢麻痹。

（2）循环系统：引起心跳加快，心肌收缩性能增强，心输出量增多，增加氧的运输量，同时，交感-肾上腺髓质系统兴

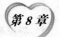

奋，使有些组织血管收缩，有些组织血管扩张，出现血液的再分配，以保证重要的脏器的血液供给。

（3）造血系统：可是造血功能增强，氧和氧化血红蛋白易于解离，还原血红蛋白含量增加，以减少形成的缺氧病态。

（4）细胞和组织变化：缺氧时，细胞线粒体数目增加，氧化还原酶活性增强，可增加组织利用氧的能力，肌肉的肌红蛋白含量增加，可提高肌肉的储氧量，还可见组织毛细血管增多或毛细血管网开放，这些改变有利于组织、细胞对氧的利用，严重缺氧时，可引起代谢紊乱，甚至组织细胞发生变性、坏死。

（5）中枢神经系统：脑组织对缺氧敏感，急性缺氧时，病人表现兴奋、欣快和注意力不集中，继而判断力下降，精细的协调动作困难，出现头痛、乏力等，严重者有烦躁不安、惊厥、昏迷甚至死亡。

（6）代谢改变：缺氧时，有氧化还原反应减弱，能量生成不足，三磷腺苷生成减少，无氧糖酵解加强，乳酸生成增加，可发生代谢性酸中毒。

（7）缺氧时，线粒体内不能进行氧化磷酸化，一个葡萄糖分生可以产生 36 个 ATP，而缺氧时，只能产生 3 个 ATP，这变化影响磷酸果糖激酶的作用。ATP 下降，可使细胞的纳泵和有关酶（如 ATP 酶等）的功能失调，细胞内外离子交换失调，使胞质出现小泡，微绒毛消失，线粒体、内质网发生肿胀，髓鞘样小体出现。再者，ATP 下降，无氧糖酵解增加，使细胞内糖原被消耗，pH 下降，导致核内染色质浓集及膜穿透性增加，后者又导致释放溶酶体酶，此酶作用于细胞膜，使转氨酶、肌酸磷酸激酶、乳酸脱氢酶等，进入血液，可用于疾病的诊断。ATP 下降，还可以激活蛋白合成所需的酶。

（8）缺氧时，还可以刺激交感神经末梢，使肾上腺皮质产生儿茶酚胺增加，后者在腺苷酸环化酶作用下，形成更多的 CAMP，CAMP 经过一系列促酶反应激活磷酸化酶。

从以上可以看出，弱激光鼻腔照射配合氧的吸入，据 Tamaneg 等报道，弱激光对血液照射张力增加 38%，而 PCO_2 下降。Ropou KN 等报道，用弱激光照射血液可以使血红蛋白和 O_2 的亲和力下降，红细胞膜 2,3-DPG（2,3-二苯胍）堆集，氧离曲线右移，弥散功能增强，血浆含量和组织内氧含量增加。同时，BopucoBa 认为激光血液照射后激活一些受体（如过氧化氢酶、血浆铜蓝蛋白、SOD 等）他们吸收激光能量，产生光活化效应，使细胞和用氧的能力加强，氧化过程活化，另外，对生物聚合物（蛋白质、脂类、膜酶）的非特性作用，使其形态结构发生变化，形成氧的激活因素，使机体氧化过程产生感应。可以大大地增加治疗效果，起到事半功倍的作用。

（五）弱激光鼻腔照射配合低频治疗仪

弱激光鼻腔照射，其治疗的作用机制已如上述，但如果配合用低频电疗法，则可以提高治疗效果，特别是由于心脑血管病的后遗症，可以对防止肌肉萎缩，恢复功能有很大的帮助。对于一些肌肉组织粘连、疼痛性疾病患者均可以收到很好的效果。

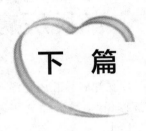

下 篇

临床应用篇

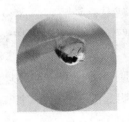
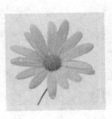
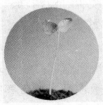

第 9 章 弱激光治疗五官科疾病

CHAPTER 9

从 1989 年开始，苏联开展鼻腔用弱激光照射的研究工作，发现这种弱激光照射对血管运动性鼻炎和急、慢性颌窦炎等局部炎症有治疗作用，开创了鼻腔激光局部照射的先例，现介绍鼻部激光照射治疗鼻部疾病。

一、鼻炎

过敏性鼻炎（AR）是特应性个体接触致敏原后，由 IgE 介导的多种免疫活性细胞和细胞因子参与的鼻黏膜慢性炎症反应性疾病，全世界过敏性鼻炎患者约有 5 亿人。临床典型症状是打喷嚏、流清涕、鼻痒、鼻塞、嗅觉减退、头痛等，鼻镜检查鼻黏膜可见苍白、灰白或浅蓝色，双下鼻甲肥大或中鼻道息肉。

现已查明过敏性鼻炎常与接触变应原有关，遗传和环境亦是过敏性鼻炎的重要因素，这些患者有明显的家庭史，空气污染（臭氧、氮氧化物、SO_2、甲苯、甲醛等）。

过敏源：室内主要是尘螨、动物皮毛、花粉和真菌等，鱼、虾、鸡卷是食物的过敏源，本病常与诱发支气管哮喘鼻窦炎、鼻息肉、中耳炎和结膜炎等。

广州中医药大学周登棋的博士论文"低强度氦氖激光照射

内迎香穴治疗过敏性鼻炎的临床研究"，因为药物存在一定的不良反应，针刺对鼻炎也有好的疗效，但因为是金属针具，具有创伤和刺激性，病人惧怕这种刺激性，因而激光针灸就应运而生。激光针灸是利用中医经络腧穴理论治疗疾病和无副作用等优点，共有60例中重度过敏性鼻炎，其中30例用激光照射内迎香穴，每日1次，每次10min，5次1疗程，休息2天再开始下一个疗程。而对照组则口服西替利嗪，每天1次，每次10mg，5次为1疗程，休息2天，共服用2个疗程。治疗后两组治疗方法都能明显改善过敏性鼻炎的鼻塞、流涕、鼻痒、喷嚏四个主要症状。结果证明激光针灸可以获得和药物治疗相类似的作用效果。有效改善症状和生活质量，并降低体内超敏反应，从而治疗过敏性鼻炎。

上海市闵行区吴泾医院火英明等报道对119例变应性鼻炎的患者进行治疗（表9-1），一组（63例）采用鼻内应用糖皮质激素（布比奈德喷雾剂）喷鼻，每天早上喷一次，每侧每次喷2次，持续用药4周；而另一组（56例）则用弱激光鼻腔照射，每次20min，光纤输出功率15mW，每周5次，连续4周。治疗结果：两组进行比较，症状积分无统计学意义（$\chi^2 = 1.08$，$P > 0.05$）。

表9-1 变应性鼻炎的治疗结果

组别	例数	显效（%）	有效	无效	总有效率（%）
药物组	63	65.08（41/63）	28.07（18/63）	6.35（4/63）	93.65（59/63）
激光组	56	37.50（21/56）	46.43（26/56）	16.07（19/56）	83.93（47/56）

所以，该作者认为鼻内糖皮质激素药物治疗和弱激光鼻腔照射对变应性鼻类有效，用激光照射可以减少鼻内糖皮质激素

药物的吸入量。

仙游县医院叶美云等认为：①红色半导体激光对人体的皮肤黏膜和血管有很好的穿透性，可以改善局部血液循环和促进渗出物的吸收，加强组织的营养物质和氧气的吸收，使组织水肿加快消退。②增强免疫力，提高白细胞的吞噬能力，从而达到消炎，消肿的目的。③通过活化和刺激机体内某些靶组织和靶细胞，以调整机体某些生物学功能，达到脱敏作用，主要是激光阻滞了筛前神经的大部分分支，使鼻腔的副交感神经兴奋性降低和消失，达到脱敏的作用。

二、失嗅症

嗅觉障碍按其原因可以分为 4 种类型。

1. 呼吸性嗅觉减退或失嗅。嗅觉是嗅素随呼吸向鼻腔内注入气流到达嗅区黏膜，由嗅细胞感受传至皮层中枢而产生，但如中鼻甲和下鼻甲肿大，慢性鼻窦炎，变态原应性鼻炎，鼻息肉，鼻中隔偏曲等引起鼻塞，携带嗅素的气流在鼻腔内受阻，即可出现嗅觉减退或缺失，任何呼吸不经鼻腔都可以产生嗅觉减退或缺失，如鼻中隔穿孔等。

2. 感受性嗅觉减退或消失，如嗅黏膜、嗅神经末梢的病变不能感受嗅素，如萎缩性鼻炎、过敏性鼻炎、病毒感染、化学损伤都可以使嗅神经末梢感受性嗅觉减退或消失。

3. 颅内性嗅觉减退或消失，是嗅球、嗅囊和中枢病变所致。

4. 嗅觉官能症，嗅中枢及嗅球受刺激或变性，如癔症和神经衰弱等。

如果失嗅症尚未形成器质性病变，如下鼻甲肥大、鼻息肉、肿瘤等，则需手术切除之；如系炎症引起等，则可以配合用红色激光鼻腔内照射治疗，可以取得好的效果。

乔玉珍报道用红色半导体激光穴位治疗 100 例嗅觉不灵者，输出功率 50mW，每穴 5min，每天 1 次，10 次 1 疗程，取穴迎香、上星、素髎、内鼻通和列缺穴。结果：显效率 83 例，好转 13 例，无效 4 例。

三、鼻咽喉部炎症

鼻咽喉部炎症包括鼻前庭炎、扁桃体炎、咽炎和喉类症状。红色半导体弱激光治疗可以促进炎症吸收快、疗效好。

咽喉炎是细菌病菌引起的疾病，可以分为急性咽喉类和慢性咽喉类两种。

急性咽喉类：常为病毒引起，其次为细菌所致，多继发于急性鼻炎，急性鼻窦炎、急性扁桃体炎，也常由于化学刺激，粉尘的刺激，吸烟过度造成。

慢性咽喉类：常由于急性咽喉炎治疗不彻底，反复发作，转为慢性。

临床主要表现为咽部有刺激感、异物感、咽喉部疼痛、喉炎，可用红光或红外激光局部照射和穴位照射，输出功率 3～20mW，照射 10～15min，每日 1 次，鼻前庭炎、鼻病一般 3～4 次即可治愈。

除局部照射外，还可加廉泉（主治失音）和增音穴（甲状软骨凹陷处，主治失声和沙哑）。

四、假性近视

一般近视分为假性近视、真性近视和混合性近视。假性近视多由于用眼过度致使睫状肌持续收缩，晶状体厚度增加，视物不清。这多由于儿童青少年长时间用眼后不注意休息，对学习时照明的光线不好；挑食，造成眼营养缺乏，如缺乏维生素（A、B_1、B_{12}、C、E 和 D）及铬、钙、锌元素；受到光色刺激过多，如长时间上网和看手机。

假性近视属于功能性，视力可在数周或 1~2 个月以内下降，通过休息和治疗可以恢复，这变化是可逆的，如纠正不良的用眼习惯和配合缓解眼肌疲劳的治疗方法即可以纠正。而真性近视则是器质性病变，眼轴拉长，是不可逆的，所以用各种方法均不能使其恢复，只有配眼镜，如框架镜、角膜接触镜等，必要时可用激光手术方法加以纠正。真假近视区分：最简单方法是散瞳验光，把自身调节因素去掉，麻痹睫状肌，如没有屈光度呈假近视，有近视屈光度为真性近视。而假性近视则可以通过各种手段使眼睫状肌解除持续收缩状态，如凝视远方风景，特别有绿色的草地和树木；做眼保健操，如按摩攒竹穴、睛明穴、四白穴、太阳穴等；眼球旋转调节等，在真性近视，则可以防止进一步发展。

半导体弱激光照射也是一个很好的辅助治疗方法。

武警贵州总队关乾宪用低功率 He-Ne 激光，进行眼穴位照射 1100 例（2150 只眼），取穴睛明、瞳子髎和承泣穴交替使用，每穴 5min，1 次 /d，7~10 次为 1 疗程，1~2 个疗程，总有效率可达 97.86%。

其中典型病例：苏某，男，16 岁，贵州师大附中高一学生视力减退半年，来时裸眼视力 0.7（双眼），激光穴位照射睛明、承泣、瞳子髎 10 次后，双眼视力增加到 1.5。

注意：假性近视如不加以重视，则可以逐渐发展成真性近视，这时眼轴变长成为病理性的。

五、弱视

是指眼球无明显器质性病变，单眼或双眼最佳的矫正视力低于或等于 0.8，这时称为弱视，其原因有很多种，如①斜视性弱视，由于患儿眼睛斜造成的；②屈光参差性弱视，两眼屈度相差太大造成；③眼的前方遮挡，如上睑下垂，眼屈光间质混浊，使光刺激不能进眼内的黄斑区，黄斑长期受到抑制；④屈光不正弱视如高度远视散光等。

弱视一般可以分为以下几类。

1. 轻度弱视　视力为 0.6～0.8。

2. 中度弱视　视力为 0.2～0.5。

3. 重度弱视　视力不超过 0.1。

在治疗上，首先要找出造成弱视的原因，如屈光不正、有无屈光参差白内障、上睑下垂……以消除原因，在此基础上佩戴合适的眼镜，再用遮盖法盖住好眼，用弱视眼看东西，如两眼交替遮盖，以免好眼因长期遮盖成为弱视，还可以用视觉刺激法，如红光滤光片法等，一般在 10 岁以内孩子这些方法有效，如果到成人则发育定型没办法进行视觉刺激以提高视力。弱激光照射联合综合疗法对儿童弱视的治疗很有效，可以缩短疗程。

云南妇幼保健院杨小梅等报道用弱 He-Ne 激光治疗儿童弱视 86 例（146 只眼睛），其基本治愈率为 50.68%，有效率 85.62%。在不同年龄弱视中，以 3—6 岁组疗效最好（77/83），不同型弱视中以屈光不正性弱视效果最好（93/104），不同程度弱视以轻度弱视疗效的最好（87/105），不同注视性质弱视以中心凹注视疗效最好（80/86），不同近视弱视以近视力 1.0 疗效最好（109/126），故认为弱激光治疗弱视眼有效。

随着激光器的发展，半导体激光应用到弱视的治疗也取得很好的疗效。

佳木斯大学报道：共治疗 99 例（158 只眼）的弱视儿童，裸眼视力均在 0.02～0.4 之间，年龄在 6～16 岁之间，分 4 组进行治疗，其中，近视弱视 46 只眼，远视弱视 48 只眼，远视弱视散光 47 只眼，近视弱视散光 17 只眼，用 630nm 的半导体激光功率为 1.5mW 照射睛明、上明、承泣等穴位，每穴 5min，每日 1 次，共进行了 3 个疗程。结果证明弱视的激光治疗配合综合治疗（如配眼镜、遮盖和视觉刺激疗法）有很好的治疗效果。

六、外眼炎症

睑缘炎、睑腺炎（麦粒肿）、睑板腺囊肿（霰粒肿）、急性泪囊炎，甚至疱疹性角膜炎均可以应用此疗法。但应该注意弱激光的剂量和时间，还有波长，以免照射到眼底损伤眼睛，红外激光绝对不可以照射眼睛，如 CO_2 激光和半导体激光（810～830nm），长期照射会引起白内障和眼底损伤等。

激光局部照射和穴位照射治疗：He-Ne 激光或半导体激光（650nm）1～5mW 的功率，照射病灶处 10～15min，每日 1 次，到痊愈为止。如睑缘炎则局部照射加睛明、攒竹和瞳子髎穴，每穴 5min。扬州市医院治疗 72 例，总有效率 90%，其中显效 62 例（占 86%），好转 3 例（占 4%），无效 2 例（占 3%），中断 5 例（占 7%）；麦粒肿，局部照射加照睛明、承泣、瞳子髎、合谷等穴位，2～5 次即可治愈；霰粒肿，则只用激光局部照射；疱疹性角膜炎时，用 He-Ne 激光局部照射 10～15min。254 医院治疗 15 只眼，有效率可达 60%～70%。

有关玻璃体混浊、黄斑破孔、黄斑出血、中心性浆液性视网膜病变、角膜斑翳、白斑、视网膜中央动脉阻塞，急性视神经乳突炎、视神经网膜炎、角膜炎、葡萄膜炎等用传统治疗方法无效，加用激光穴位照射或激光血管内照射，均取得一定效果。

第 **10** 章 弱激光治疗口腔科疾病

一、颞下颌关节紊乱综合征

本病是口腔颌面部常见病一，多发生在青壮年，本病的特点是关节区酸胀和疼痛，疼痛部位有压痛，运动时有弹响，张口运动困难，多属于功能失调，预后良好。但也有极少数患者发生器质性改变，在发病原因中，创伤因素是最常见的，如咬硬物、张口过大、外力撞击均可引起挫伤或劳损，咀嚼肌功能失调，咬合因素也是发病原因。如咬合紊乱、牙尖过高、假牙不合适，其他原因也包括着凉、风湿、情绪不稳定等。

临床治疗常用翼外肌封闭和针灸下关、听宫等穴位。

激光治疗包括红光的 He-Ne 激光或半导体激光，或者同红外激光的半导体激光，红光的激光穴位和局部照射效果不错，而红外激光的效果更好。

激光波长 632.8～650nm，输出功率 ≥ 25mW，每穴位6min，每日 1 次，6 次为 1 个疗程，常取穴颊车、下关、翳风等穴位。

张丕勋报道，用 He-Ne 激光照射治疗颞下颌关节紊乱综合征 30 例，输出功率 ≥ 25mW，光斑直径 1cm，取穴颊车、下关、翳风，每穴 6min，照射功率为 9mW，每日 1 次，6 次为1 个疗程，颊车穴有活血止痛、消肿的功效，下关穴有疏风消热、通关利窍功能；翳风穴有散风活络、聪耳启闭的功能。

治疗结果：治愈 20 例（占 67%），显效 7 例（占 23%），好转 2 例（占 6%），无效 1 例，总有效率为 97%。

四川大学王晓冬等报道，弱激光治疗颞下颌关节紊乱病 42 例，其中激光组 21 例，对照组 21 例。激光组患者每天接受 3 个节段（每个节段 5min），总共 15min 的激光照射（650nm/830nm 复合光波）。每个阶段对应 1 个照射位点（关节囊侧方、后方、上部）。对照组患者执行假激光（红色可见光），每天 1 次，共 6 天。两组各项定量指标对比见表（10-1）。

表 10-1　治疗结果：对照组和激光组的各定量指标测量结果

指标	变量	治疗前	治疗后	治疗后 1 个月	治疗后 2 个月
VAS/cm	对照组	6.952 ± 1.426	5.195 ± 1.431	3.683 ± 1.677	4.324 ± 1.763
	激光组	7.038 ± 1.356	4.055 ± 1.400	2.676 ± 1.840	1.529 ± 1.140
MVO/mm	对照组	33.171 ± 6.170	36.030 ± 4.855	36.876 ± 3.818	36.895 ± 3.547
	激光组	32.195 ± 5.681	37.590 ± 7.537	40.605 ± 7.293	41.676 ± 5.809
PE/mm	对照组	5.835 ± 1.294	5.200 ± 1.426	5.581 ± 1.707	5.471 ± 1.920
	激光组	5.995 ± 1.541	6.190 ± 1.527	5.967 ± 1.140	5.714 ± 1.335
LLE/mm	对照组	7.514 ± 2.282	8.295 ± 2.327	7.976 ± 1.999	8.900 ± 2.477
	激光组	6.405 ± 2.004	9.743 ± 2.910	10.976 ± 2.709	11.471 ± 2.442
RLE/mm	对照组	7.257 ± 2.488	7.619 ± 2.336	7.919 ± 2.147	7.386 ± 2.277
	激光组	7.295 ± 2.662	9.376 ± 2.098	9.643 ± 2.452	10.333 ± 2.651

从表 10-1 可见，随着时间变化，两组 VAS 都呈下降趋势，但激光组下降更明显，说明激光对减轻颞下颌关节痛疗效明显。这一结果和国外的试验结果是一致的。另外，激光明显提高了下颌向左、向右侧功能运动的范围，对 MVO 的提高有一

定作用，故认为弱激光适合治疗颞下颌关节痛。

关于激光治疗的剂量和治疗次数，各临床报道的尽管不同，但一般阳性试验中，使用的剂量为 $89.7J/cm^2$、$80J/cm^2$。关于激光治疗次数各不相同，但多集中在 6~8 次，本试验采用 6 次治疗对受试者进行干预。

由于激光治疗具有无创、安全、见效快、不良反应少、易为患者接受等优点，故可以作为治疗手段之一。

二、外伤性咀嚼肌痉挛

一般认为翼外肌功能亢进发展而来或其他因素诱发临床症状：疼痛和张口受限、导致咀嚼困难，向各方向均痛。

金昌市第一人民医院葛优生报道用 He-Ne 激光穴位照射治疗外伤性咀嚼肌痉挛 50 例，其中 31 例单独用激光照射下关，阿是穴（疼痛处），乙状切迹中点，每日 1 次，每次 10min，另外 19 例采取除激光照射外的其他疗法，如局封、中药敷、针灸、抗炎。结果两组有效率均为 100%。

三、复发性口腔溃疡

复发性口腔溃疡又称复发性阿弗他溃疡或复发性阿弗他口炎，以口腔黏膜各部位反复发作的溃疡为特征，病因不明，但无传染性。因灼痛明显故被冠以希腊名"阿弗他"，灼痛的意思，溃疡发作轻者数月一次，重者连续发作，此起彼伏，无间隙期，妨碍饮食和语言，影响患者生活质量。

目前复发性口腔溃疡的病因不清，机制不清，诱因可能是局部创伤，精神紧张，食物、药物，激素水平改变及维生素或微量元素的缺乏，系统性疾病、遗传，免疫及微生物在该病的发生、发展中可能起到重要作用，机体潜在的胃肠疾病，血液病和内分泌等系统疾病，可能和该病的发病有关。

该病临床表现为口腔黏膜多处溃疡，3～5 个，散在分布，圆形或椭圆形，直径小于 5mm，5 天溃疡开始愈合 7～10d 完全愈合，不留瘢痕，但易反复发作，间歇半个月到一个月不等，严重溃疡可以又深又大，溃疡面可达 1cm，好发于颊黏膜，舌尖腭垂部位。

传统的治疗方法是用散剂、维生素、激素类药物治疗，但效果均不理想，由于弱激光的出现，因能促进溃疡和伤口的痊愈。

第四军医大学、北医三院等也均能证实其疗效，其痊愈率可达 42%，有效率达 80% 以上。

山东淄博市周村人民医院共治疗复发性口腔溃疡 233 例，其中 1 次疼即减轻，一周治愈 165 例，好转 68 例，总有效率 100%。

俄罗斯也曾多次报道，用 He-Ne 激光复发性口腔溃疡有明显治痛效果，而且其复发率也明显减少。

由于半导体激光的发展，He-Ne 激光的红光治疗（632.8nm）逐渐被疗效好体积小，操作方便、寿命长的半导体弱红激光取代（630～650nm），而且半导体红外激光的发展，有热效应更为明显，所以很多医院多采用这种治疗方法。

1. 口腔内照射　用生理盐水清洗溃疡面后，使激光探头对准溃疡面，距创面 0.5～1cm，输出功率为 300～400mW，每点照射 5～10min，每日 1 次，5～8d 为 1 个疗程。

2. 穴位照射　病损同侧的合谷、足三里；双侧病损，则左右侧交替照射、输出功率为 300～500mW，每点 3min，每日 1 次，5 次为 1 个疗程，激光治疗同时配合药物治疗，可以提高疗效。

四、牙本质过敏

牙本质过敏是一种常见病、多发病，常由于牙齿硬组织的缺损，如磨损酸蚀症、楔状缺损等引起，也可由于龋病、牙周萎缩引起。表现出牙齿对温度、化学性和机械性刺激产生酸痛不适感，用尖锐的探斜在牙面上滑动时，可找到一个或数个过敏区。它发作迅速，疼痛尖锐，时间较短，是各种牙体疾病的共有症状，是由于釉质的完整性受到破坏牙本质暴露所致，这时如遇到冷、热、酸、甜均可通过牙本质小管迅速传到牙髓，引起牙齿过敏，最主要是珐琅质受到破坏（它不但硬度够，而且是绝佳的绝缘体）露出较为敏感的牙本质就会和外界接触，因而产生牙本质过敏，其发病机制还不十分清楚。有学者认为牙本质中存在着牙髓神经末梢，故感觉可由牙本质表层传导入牙髓；牙本质细胞的原浆突中含有乙酰胆碱酶，它在受刺激后引起神经传导，产生疼痛；空气、高渗溶液或温度刺激引起疼痛。

治疗一般用抗敏牙膏多能奏效，特别是牙齿磨耗比较明显的中老年人适用。如果还没有效果，则需要到医院治疗，在牙齿上涂擦脱敏剂或填补牙本质达到治疗效果，必要时可进行牙髓治疗。

半导体激光治疗牙本质过敏可获得满意的脱敏效果。波长810nm 激光对组织有很强的穿透力。治疗仪体积小、重量轻、安全可靠。

山东荣成市人民医院报道，用 830nm 的半导体激光，光斑直径 3mm，输出功率为 0～500mW（一般用 180～300mW），照射部位为患者的咬合面和颊面，每点照射 3min，每日 1 次，5 次为 1 个疗程。本组共治疗 148 例，牙齿 588 颗，其中咬合面磨损敏感的 394 颗，显效 150 颗，有效 206 颗，无效 38 颗，有效率 90%；颊面部缺损敏感 194 颗，显效 72 颗，有效 108 颗，无效 14 颗，有效率 92.7%，总有效率达 91.35%。

牙本质敏感是口腔临床常见病和多发病，以往用多种药物、仪器治疗均不理想。从 20 世纪 80 年代开始，国内外学者开始用激光治疗牙本质过敏，通过一系列临床、实验室、动物实验研究，证明激光治疗牙本质过敏的效果大大提高。神谷一有报道激光治疗牙本质过敏有效率为 82%，华西医科大学何伦中报道激光治疗牙本质过敏有效率 100%，远期治疗效果有待进一步观察。

哈尔滨医科大学附属第四医院黄健报道，用 810nm 波长的半导体激光，输出功率 300mW，光斑直径 5mm，治疗时用探针检查确定过敏位置及范围，用墨法着色，用激光探头直接照射牙敏感区，每次照射 3min，每日 1 次，5 次为 1 个疗程。若敏感区过大，则将探头移动到整个过敏区照射。

治疗结果表明，对各种原因引起的牙本质过敏 40 例的 140 颗牙，半导体激光 1 次照射，即刻缓解有效率为 100%，1 个月后显效 93 颗，占 66.4%，有效 39 颗，占 27.9%，总有效率 94.3%。牙本质敏感治疗效应分析结果见表 10-2。

表 10-2　激光治疗牙本质敏感效应分析（%）

牙本质敏感部位	牙（颗）	显效	有效	无效
𬌗面磨耗	68	46（67.6）	18（26.5）	4（6.1）
楔状缺损	30	19（63.3）	9（30）	2（6.7）
牙龈萎缩	30	20（66.7）	9（30）	1（3.7）
牙釉质裂纹	12	8（66.7）	3（25）	1（8.3）
合计	140	93（66.4）	39（27.9）	8（5.7）

激光治疗就是利用激光的热效应，瞬间产生的高温，将牙

本质表面的有机物和无机物溶化，降低牙本质小管的通透性，减少小管内液体流动，有效地阻止外界刺激的导入，达到缓解疼痛脱敏作用。激光还可引起牙本质细胞变性，引起钙盐沉积，封闭了牙本质小管，减少刺激，达到脱敏作用。

五、急性冠周炎

急性冠周炎是牙萌出或阻生所引起的冠周软组织龈袋的感染，以下颌第三磨牙为最多见，尤其阻生时更易发病，好发于青年人，临床一般用抗生素治疗。

用半导体激光探头直接照射患牙的牙龈充血、肿胀区，功率为 300～300mW，每点照射 5～8min，范围大时可多点照射，配合用穴位照射，常取穴颊车，输出功率 300～400mW，每穴 3min，如患者张口困难或合并间隙感染，则可以照射面颊部肿胀区和同侧肿大的淋巴结，采用非接触照射，探头距皮肤 1.5～2cm，功率 300～350mW，每点 5～8min，如肿胀面积大，可以多点照射。

以上治疗每天 1 次，5 天为 1 个疗程。如治疗方便，也可以每天照射 2 次。半导体激光照射治疗冠周炎，疼痛明显者配合抗生素治疗，则可以缩短疗程，提高疗效。

由细菌感染的牙科疾病如牙周膜炎、牙龈炎、唇炎等用半导体红光照射也很有疗效。

半导体红光病灶区照射治疗，650nm，输出功率 5～20mW，每次照射 10-15min 一般治疗 4～5 次，疼痛和炎症可以减轻或消除。

Askarora 用激光治疗 60 例牙周炎，照射牙龈前表面，每日 1 次，每次 5min，10 次 1 疗程治疗后牙变得牢固了，对一级活动牙疗效好，二级活动牙疗效稍差，病人咬压增加，主要激光清除牙龈袋中微生物，白细胞的吞噬能力增加。

第**11**章 弱激光治疗神经科疾病

CHAPTER11

一、脑血管疾病

脑血管疾病通常称为"脑卒中"，是一种主要致死、致残的常见病，是由于脑部血液供应障碍引起脑部疾病的总称，它和心脏病、恶性肿瘤构成人类三大致死病因。临床以急性脑血管疾病多见，表现脑血管突然破裂而引起脑出血或突然闭塞而引起脑梗死，从而造成该血管支配区域脑组织的功能障碍，在临床上常表现为卒中不语、半身不遂等。轻者经过 3～6 个月逐渐恢复，可以生活自理，甚至可从事病前的工作；重者出现昏迷，甚至死亡，或遗留有严重的后遗症，甚至长期卧床，最终死于肺部感染、压疮等并发症。风湿性心脏病引起的脑栓塞和脑血管发育异常引起的蛛网膜下隙出血则经常发生于青壮年。虽然脑部血管供应丰富，侧支循环完善，但这些血管均为终动脉，如出现障碍即引起脑组织坏死，另外，神经细胞对缺氧极为敏感，缺血数分钟即可死亡。引起急性脑血管病的最常见的诱因是情绪激动和过度劳累、失血过多、血压骤降，或严重脱水血黏度增加，均易诱发脑血栓形成。颈椎病患者，由于急剧的头部转动或颈部伸屈，可诱发椎 - 基底动脉系统的供血不足。高血压、心脏病、高脂血症和饮酒为最显著的脑血管病风险因素，其中以高血压尤为重要，因此，防治高血压是预防脑血管病的重要环节。发生脑血管疾病以后，预防并发症及康复医疗是提高脑血管病的存活率和降低残废率的重要措施。

我国脑血管病发病率较高，每年新发病例 200 万人，脑卒中是最常见的脑血管病，分为脑梗死和脑出血。

早期症状：①头晕、突然眩晕、伴有恶心、呕吐；②麻木、侧面部或手脚麻木，有的舌麻、唇麻；③肢体无力、活动不灵、吐字不清；④不明原因的跌倒和晕厥，甚至短暂意识丧失；⑤明显全身乏力，天天昏昏欲睡；⑥一侧肢体不自主地抽动、突然视物不清。

1. 脑梗死　①轻症，拿不住筷子，说话不流利。②重症一侧身体瘫痪和感觉障碍，同侧视野看不见，有的不能说话。③此外有一侧面部感觉异常面瘫，两侧表情不对称，伸舌头向一边偏，流口水。

2. 脑出血　在情绪激动，血压升高后数分钟至数小时内发作。①难以忍受的疼痛、恶心、伴有喷射呕吐；②肢体瘫痪、不能动、不能说话；③神志不清、眼神呆滞；④突然猝倒、不省人事、呼吸和心跳不规则、导致死亡；⑤可出现淡漠或欣快等精神症状，排尿困难或大小便失禁。

由于弱激光治疗可以改善脑血循环、血液流变学、微循环，激活细胞内酶的活性，提高红细胞的携氧能力，所以是一个很好的辅助治疗方法。

在国内，用弱激光照射辅助治疗脑梗死的病例最多，已被广大神经科医师所采取。治疗方法已从 He-Ne 激光过渡到半导体激光，从血管内照射过渡到血管外照射，从医院治疗走向社区走向家庭进行治疗，方法也简便易行。

杨玉庆在 2000 年用 He-Ne 激光鼻腔照射观察对兔脑电图的影响，证明激光照射鼻腔后，脑电图活动有明显变化，说明激光照射对中枢神经系统确有影响。

2001年，肖学长报道，用单光子电子计算机断层（SPECT）脑灌注观察18例脑梗死患者用激光血管内照射后的即时效应。结果证明这18例脑梗死患者用激光治疗30min，SPECT显示脑缺血病灶区局部和全脑的脑血流量均有改善。而对17例脑梗死患者进行1个疗程的激光治疗后和治疗前相比较，全脑血流灌注和脑细胞功能活动均有明显改善。

这为激光治疗缺血性脑血管病提供了新的依据。

2004年肖学长等报道，半导体激光鼻腔内血液辐射和血管内照射对脑梗死患者脑血流灌注和脑细胞功能的影响，其中20例患者进行鼻腔内照射，18例进行血管内照射，各照射30min后，两组与治疗前比较，均显示全脑血流灌注和脑细胞功能活动都有明显改善，以病侧血流量和脑细胞功能改善更为显著，所以认为弱激光鼻腔内照射和血管内照射均能改善脑梗死患者局部病灶脑血流量和激活脑细胞功能。两者作用效果相似。

脑出血（出血性脑血管病变）可以分脑实质出血与蛛网膜下腔出血，占脑血管病变中的10%～20%，其病死率、致残率高，临床表现为突然发病、血压高、头痛、呕吐，多伴有不同程度的意识障碍与局灶性神经症状体征。

关于高血压脑出血的再出血，我国与日本再出血频度为2%～12%。发生时间以半年到1年为最多，住院期间发生再出血罕见，研究表明与舒张压有密切关系。发生再出血47病例中，有46例HBP＞14.64kPa（187mmHg），而DBP＜10kPa（75mmHg）的18例中无1例发生再出血，显然激光血管内照射疗法不会诱发再出血。

卢娟等报道，用激光血管内照射治疗脑出血恢复期患者50例，对照组50例（仅用川芎嗪、曲克芦丁、复方丹参等治疗），两组年龄、性别、病情程度、既往史、并发症等评分均无显著性差异。激光组增加激光血管内照射，每日1次，每次60min，10次照射后两组进行神经功能缺损程度评分，采用χ^2检验，激光组与对照组的痊愈率、显效率、总有效率分别为24%与10%，44%与28%，94%与78%，$P < 0.05$，差异显著，提示激光可以作为脑出血恢复期的辅助治疗。

苏明秋报道，用激光输出功率为20mW照射患者甲状软骨上缘平行的颈总动脉处（相当于人迎穴），每次照射30min，每日1次，10次为1个疗程，治疗50例缺血性脑病。治疗后进行观察，证明其各项指标均有明显改善，血流速度加快，脑功能改善，见图11-1。

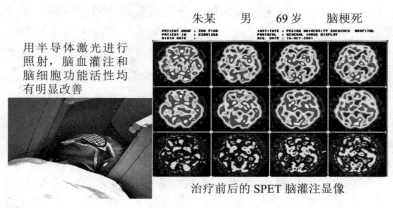

朱某　男　69岁　脑梗死

用半导体激光进行照射，脑血灌注和脑细胞功能活性均有明显改善

治疗前后的 SPET 脑灌注显像

图 11-1　朱某病例

上海提篮桥地段医院王文天报道，He-Ne 激光治疗对脑梗死患者复发率的影响，患者治疗后1年的复发率为8%，5年的复发率为28%，作者用 He-Ne 激光血管内照射治疗首次发生脑梗死患者50例，随访4年，与对照组45例（药物组）进行复发率和血脂、血黏度、血细胞比容、血小板聚集比较，结果证

明 He-Ne 激光治疗后脑梗死复发率明显下降（$P < 0.05$），血液流变学、血脂各项指标均明显下降（$P < 0.05$）。

4 年内治疗组有 2 例复发，占 4%，而对照组为 8 例，占17%，治疗组明显低于对照组（$P < 0.05$）。

二、血管性痴呆

血管性痴呆是一组由脑血管疾病导致的智能和认知功能障碍综合征，是老年性痴呆常见病因之一，其中高血压患者占血管性痴呆的 50% 以上。我国 60 岁以上老年人已达 1.2 亿，其中大约有 500 万老年性痴呆患者，55 岁以上人群血管性痴呆患病率在 1.6%～3.6%。到 2025 年，我国老年人口将增加 20%，老年性痴呆患者将逐步增高。据世界卫生组织报道，65 岁以上老年人智力障碍已达 10%，其中 50% 发生痴呆，80 岁以上患病率可以高达 25%～30%，老年性痴呆是慢性病，病程可以长达 5～10 年。

本病实质上是脑动脉硬化，这是由于体内脂代谢障碍，导致脂肪堆积在血管壁上，使血管弹性降低，血管管腔变窄，严重者血管完全阻塞，会造成脑细胞坏死，脑组织软化，脑子内出现很多软化灶（如多发性腔隙性脑梗死等）。

血管性痴呆初发病时症状不典型，不易被识别。

1. 早期症状　见于缓慢起病者，潜伏期长，一般不易发现，主要表现为脑衰弱综合征和轻度认知障碍。

（1）脑衰弱综合征：表现为头晕、头痛、脑力劳动易疲劳，注意力不集中、思维迟钝、工作效率低、睡眠差、梦多、易激惹、易怒、控制不住自己情感，眼底检查有动脉硬化征象。

（2）轻度认识障碍：近记忆力明显减退、注意力不集中、新事物等的理解和反应差、语言表达能力下降、失读、失写。

2. 局限性神经系统症状和体征 主要是脑血管病继发或后遗的神经损害症状，由于脑血管受损部位不同，可以出现不同症状和体征，如中枢性面瘫、舌瘫、肢体瘫、身体感觉障碍、肌张力高，腱反射亢进，病理反射阳性，共济失调。

早期痴呆以近记忆力障碍为主，晚期出现远记忆力障碍，说话啰唆，提笔忘字，但日常生活能自理，理解力、判断力、人际交往还可以。但随着痴呆的发展，认知障碍加重，记忆力、定向力均明显出现问题，性格也出现改变，如自私、吝惜、收集废物；再逐渐发展，则生活不能自理，不知饥饱，不知冷暖，外出走失，大小便不能自理，不认识亲人，达到全面痴呆。

由于弱激光血液照射疗法具有改善血循环，加速血流速度，提高大脑的供血和供氧，降低血液流变学指标，调节血脂异常，改善微循环等作用，所以对预防和治疗血管性痴呆有很多好处，临床上也有很多文章进行报道。

刘颂豪（2000 年）探讨激光血管内照射结合电针治疗血管性痴呆（vascular dementia，VD）的作用。作者将 66 例 VD 患者按区组随机法分为激光结合电针组和药物组（氢化麦角碱，DHET），每组各 33 例。检测治疗前后长谷川痴呆修正量表、社会活动功能调查、日常生活能力、神经功能缺损、脑电图、超氧化物歧化酶、脂质过氧化物、一氧化氮及观察主要症状等的变化情况，共 42 天。结果显示，激光结合电针组上述指标的改善较药物组显著（$P < 0.05$，$P < 0.001$），其有效率为 69.7%，而药物组为 21.2%。认为该法可促进患者智能、社会活动功能及日常生活自理能力的康复，提高生活质量。

张国川等（2001 年）比较半导体弱激光（波长 532nm）血管内照射治疗血管性痴呆和阿尔茨海默病的临床疗效。作者将住院 30 例老年期痴呆患者分为两组：血管性痴呆（VD 组）17 例，阿尔茨海默病（AD 组）13 例。两组同时进行弱激光血管内照射治疗，在治疗前后，两组分别作血液流变学。结果两组在治疗后，全血黏度、血浆黏度、红细胞聚集指数等血液流变学指标均有显著下降（$P < 0.01$），神经心理测验也均有明显改善（$P < 0.01$）。但两组间无明显差异（$P < 0.05$）。半导体弱激光血管内照射疗法可改善血管性痴呆和阿尔茨海默病患者的血液流变学指标和改善临床症状。

赵国祥（2003 年）观察弱 He-Ne 激光血管内照射治疗认知功能障碍的血管性痴呆的有效性，将 60 例血管性痴呆患者随机分为 He-Ne 激光血管内照射＋药物治疗组（A 组）和单纯药物治疗组（B 组），分别以认知能力筛测试验（CCSE）和改良的社会功能调查（FAQ）测定为主要评价指标。结果显示，A 组总有效率（80%）明显高于 B 组（53.3%）（$P < 0.05$）。A 组治疗后 CCSE 评分提高和 FAQ 评分降低均明显（$P < 0.01$），与 B 组比较有明显差异（$P < 0.05$）。结论：He-Ne 激光血管内照射能改善血管性痴呆的认知功能，疗效肯定，无明显不良反应。

除了上述血管性痴呆用弱激光治疗取得好的效果以外，还有很多疾病也用这种方法治疗，如失眠、帕金森病、三叉神经痛、面神经麻痹、支气管哮喘、甲状腺功能亢进、各种关节炎、肺心病、脉管炎、肾脏疾病、耳鸣、突发性耳聋、牛皮癣、痤疮、荨麻疹、溃疡、青光眼、弱视、慢性盆腔炎等，均取得很好的疗效，值得推广应用。

三、颅脑损伤

颅脑损伤是一种常见的外伤，占全身各部位损伤总数的 20% 左右，其发生率仅次于四肢损伤，占第 2 位。其病情复杂，严重者病死率较高，颅脑损伤后，部分患者可残留痴呆、失明、偏瘫、失语等器质性后遗症，更多的患者主诉繁多，而神经系统检查却无客观发现，常被诊断为"脑损伤后遗症"。临床处理很棘手，因此，颅脑损伤的防治是一个十分重要的问题。

国内按临床表现，结合病理统一规定分为 3 型。

（1）轻型：单纯脑震荡，无颅骨骨折。昏迷在半小时以内，有轻度头痛、头晕，神经系统检查阴性，腰椎穿刺脑脊液正常。

（2）中型：轻度脑挫裂伤，伴有局限颅骨骨折或无骨折，有蛛网膜下隙出血。昏迷在 12h 以内，有轻度神经系统体征，体温、脉搏、血压、呼吸有轻度改变。

（3）重型：有广泛颅骨骨折，广泛脑挫裂伤或脑干损伤或有急性颅内血肿。深昏迷或昏迷达 12h 以上或再度昏迷，有显著神经系统体征，如瘫痪、沟回疝综合征、去皮质强直等，体温、血压、脉搏、呼吸有显著改变。

轻型主要以卧床休息为主，中型除给予必要的治疗处理外，应注意观察病情改变。重型则应积极进行抢救。在观察过程中，中、重型可互相转变，故应该采取积极而慎重的有效治疗措施，争取病情往较轻的一型转变。

颅脑损伤按病理可分为原发性损伤（脑震荡、脑损伤、脑裂伤），即外伤当时发生的。另外还有继发性病变（颅内血肿与出血、脑水肿、脑疝、颅骨及颅内感染、脑膨出、脑脊液鼻漏、自发性气脑、动、静脉瘘、脑积水等），这些都是在原发性损伤的基础上演变发展而来，继发性病变危害性极大，如不积极防治，往往会危及生命。

颅脑损伤按临床可分为闭合性和开放性两类，是以颅腔是否因外伤而与外界通连而定。故颅底骨折伴有血和脑脊液鼻漏或耳漏时，说明颅腔已经通过鼻腔或中耳与外界通连，也属于开放性损伤，称为内部开放性脑损伤。开放性脑损伤最多见于战争时火器损伤，常有碎骨片和异物侵入脑组织而感染，故对开放性脑损伤，应尽早扩创、缝合和防止感染等。

闭合性颅脑损伤：常见的为脑震荡、脑挫裂伤或脑干损伤等。

一般颅脑损伤的治疗包括：手术清除血肿、减压、清创、脱水治疗，应用激素和亚低温治疗，神经保护剂和神经营养剂治疗，抗感染，营养支持，物理康复治疗和抗癫痫、颅骨修补术等。

由于脑损伤后造成脑组织的缺血、缺氧，造成脂质过氧化物、血液流变学改变、血黏度高等一系列变化，这在加重继发性脑损伤过程中起着重要作用。而激光辐照血液治疗的抗脂质过氧化的功能，可以使脑组织和血中的 SOD 增高，丙二醛减低、血黏滞度降低，改善血管痉挛，改善微循环，增加脑血流量，提高红细胞变形能力。还有促进神经再生、细胞合成、组织修复、伤口愈合的功能，所以激光辐照血液可以作为颅脑损伤的一个很好的辅助治疗。

2003 年张建宏观察低强度激光血管内照射对重症型颅脑损伤患者血液流变学及机体抗氧化能力的影响。结果证明重型颅脑损伤患者血液黏度增加，血清 SOD 活力降低且 MDA 含量增高，与常规治疗相比较，治疗后激光组全血黏度高低切变值和血浆黏度改善更为明显（$P < 0.05$），血清 SOD 活性增高（$P < 0.05$），MDA 含量显著降低（$P < 0.05$），证明弱激光辐照血液可以改善重型颅脑损伤患者的血液流变学情况，提高机体抗氧化能力减轻自由基的损害。

2002 年黄鹏报道弱激光血管内照射治疗重型颅脑损伤患者 74 例（其中激光 40 例，对照组 34 例）。结果认为两组病死率无显著性（$P > 0.05$），即不能降低病死率，但两组重残、中残加良好者比较差异有显著性（$P < 0.05$），说明可以改善预后，提高生命质量。

四、帕金森病和帕金森综合征（震颤麻痹）

帕金森病是一种中年以上的中枢神经系统锥体外系变性疾病，其主要病变在黑质和纹状体，震颤、肌强直和运动减少是本病的主要临床特征，其原因不明，这样的病例称为原发性帕金森病（震颤麻痹）；好发于 50～60 岁，有确切病因的病例，如脑动脉硬化、脑外伤、CO 中毒、锰中毒等则称为帕金森综合征。目前认为是基底神经节内多巴胺系统的功能障碍。

在神经系统疾病中，本病较为常见，病情常呈进行性，可能在 10 余年之内逐渐丧失工作能力以及生活自理能力。帕金森病不直接致死，但常因长期卧床而产生压疮、泌尿系统感染或肺炎而增加了死亡风险。其病死率为同年龄组正常人的 3 倍。

左旋多巴胺药物可改善患者生活质量，延长患者寿命。但治疗不能消极依赖药物，而应当采取综合治疗，如心理治疗，保持心情舒畅，服用镇静药不宜过量，饮食要节制，适当进行肢体锻炼和活跃思维，以减轻和控制本病的发展。还可进行物理治疗，激光治疗可以使体内多巴胺生成增加、胆囊收缩素（CCK-8）水平降低，而且激光激活体内多种酶，包括纹状体的多巴脱羧酶，使多巴加快变成多巴胺而起治疗作用。

2003 年孙鸣等报道用 He-Ne 激光血管内照射治疗 32 例帕金森病（治疗组 32 例，对照组 20 例）。两组均用左旋多巴常规治疗，治疗组加用 He-Ne 激光血管内照射治疗，6 天为 1 个疗程，共 2 个疗程。两组均用治疗前和治疗后 1 个月应用，帕金森病统一评分量表之运动检查项目进行评分。治疗组中显效 17 例，有效 13 例，无效 2 例；对照组显效 6 例，有效 8 例，无效 6 例。

青岛大学医学院赵刚等报道用 He-Ne 激光（输出波长 632.8nm，功率 3.5～5.5mW），通过鼻腔照射，治疗 36 例帕金森病，每日 1 次，每次 30min，10 次为 1 个疗程，结果显效 10 例，有效 21 例，无效 5 例，总有效率 86%。

20 世纪 60 年代左旋多巴（L-DOPA）替代疗法一直是治疗帕金森病的主流，在 3～5 年内可以改善症状，但此法不能延缓疾病的进程，并随着用药和疾病的发展，效果进行性下降，且不良反应日趋严重，不能根本解决问题。20 世纪 80 年代开始将自体肾上腺髓质或胚胎黑质细胞移植于脑内，收到一定效果，但细胞来源困难，价格昂贵及伦理问题，使之难以推广。由于激光鼻腔内照射可提高脑细胞的 5- 羟色胺、DA、去甲肾上腺素等含量，所以用之治疗帕金森病有一定疗效。

许长春报道用 He-Ne 激光波长 632.8nm，功率为 3.5～4.5mW，每日 1 次，每次 30min，共 20 次，对 47 例帕金森病（PD）进行激光照射治疗。治疗后显效 14 例，有效 27 例，无效 6 例，总有效率 87.2%。治疗前帕金森病人血清 SOD 活力降低，血 MDA 含量增高，$P < 0.05$，提示 PD 病人机体抗氧化能力减弱。激光治疗后血清 SOD 活力增高，$P < 0.05$，MDA 含量明显降低，$P < 0.05$，治疗后褪黑素水平比治疗前也明显增加（褪黑素是松果体分泌的主要激素，是一种强自由基清除剂，它可以与细胞膜上的褪黑素受体结合，引起细胞内相应酶活性改变，其清除能力是谷胱甘肽的 4 倍，是甘露醇的 14 倍）。PD病人因 He-Ne 激光鼻腔内治疗照射以后，提高了病人机体抗氧

化能力，提高了褪黑素的水平，从而达到治疗 PD 病人，取得好的效果。

五、偏头痛和头痛

偏头痛是一种常见病，其发病率为 5% 左右，女性多于男性，为神经内科主要病种之一。

偏头痛的发病机制不十分清楚，有神经源说、血管源说。它是一种头颅部血管舒缩功能不稳定加上某些体液物质暂时性改变所引起的头痛。其先兆期先发生颅内动脉收缩，局部血流灌注量减少，Olesen 证明偏头痛患者发作时 rCBF（局部脑血流量）下降 25%～30%，先在枕部皮质出现"少血"，它沿着脑回进行，但不跨越中央沟及外侧裂经岛叶扩展到额叶，低灌注可持续 4～6h，他认为这改变并非原发血管障碍而是神经功能紊乱所致。继后发生颅外血管扩张而出现头痛。在发作过程中，血小板凝集性升高并释放 5- 羟色胺（5-HT），随后血小板凝集和 5-HT 降低，因而血管扩张而引起头痛、偏头痛患者的 IgG，IgA 和免疫复合物 CIC 均显著增高，它可以促进血小板凝集和释放 5-HT 之故。

偏头痛的发作具有各种不同表现，如偏瘫型、基底动脉型、眼肌瘫痪型、复杂型等。但典型的发作性头痛位于一侧或双侧，伴有恶心、呕吐、怕光、脸色苍白，头痛持续 4～6h。这些患者 60% 具有家族史，精神紧张、过度劳累、气候变化、强光刺激、用血管扩张药、喝酒等均可以诱发。休息可以使疼痛减轻，短期睡眠可使疼痛完全消失，药物治疗一般用氟桂利嗪、维拉帕米（异搏定）、硫必利、氯丙嗪、英明格、巴比妥类等。

弱激光由于可以降低血小板聚集性和调节免疫功能，调节 β- 内啡肽（β-EP）活性和调节自主神经系统的功能，故起到治疗效果。

叶绍伟等报道 28 例偏头痛患者用弱激光治疗，有显著性效果（$P < 0.01$）。

黎荔等报道用激光血管内照射治疗 48 例偏头痛，治疗前后测血中 NO（一氧化氮）和 β- 内啡肽，治疗前偏头痛组中血中 NO 明显高于对照组，治疗后显著降低，与治疗前比较有显著差异。治疗前偏头痛组血浆中 β- 内啡肽明显低于对照组，治疗后明显升高，与治疗前比较有显著差异。NO 是偏头痛和头痛中一个很关键因子，它的增加可以延长血管扩张，可以延迟血管扩张，激活神经元导致神经递质释放到血液内引起对痛敏感而使偏头痛发作。β-EP 是镇痛系统的主要递质，可以使判别痛觉传导 P 物质释放，使机体产生吗啡样物质，达到镇痛作用。

陈顺琴报道用半导体激光照射鼻腔治疗 30 例偏头痛的患者，其中 14 例伴有高血压，1 例垂体瘤术后，激光治疗前曾用活血化瘀药，降压药，止痛药，疗效不佳，而用激光鼻腔照射治疗后 1～2 个疗程（7～10d 为 1 个疗程），显效 28 例，占 93%，14 例生活质量明显提高，血压正常。有效 2 例，占 7%，这些患者仍有时轻度偏头痛，但不需服止痛药，不影响工作。

中医认为，这种偏头疼是由于风邪袭络，肝阳上亢，瘀血阻络或气血亏所致，发作时亦名"头风"。

头痛也包括很多原因，常见的有高血压性头痛、神经性头痛、血管性头痛、脑血栓形成后头痛等，常规药物加上激光血管内照射可提高疗效。1995 年徐伏海报道治疗 50 例头痛患者，总有效率可达 92%（对照组 40 例为 72.5%，$P < 0.01$。治愈显效 72%，对照为 37.5%）。

He-Ne 或半导体激光也可穴位照射治疗，输出波长为 632.8～650nm，输出功率 5～30mW，每穴照射 3～20min，每日 1 次，6～10 次为 1 个疗程，常取太阳、印堂、攒竹、百会、风池、外关、率谷穴。有人报道用一个穴位，即全息头穴（第 2 掌骨拇指侧头穴）即达到治疗效果。

杨国晶等报道，用 30mW He-Ne 激光照射全息头穴，20min，每日 1 次，6 次为 1 个疗程，共治疗 35 例偏头痛患者。同时以 30 例电针刺治疗作为对照组，治疗结果，激光组痊愈 21 例（60%），显效 11 例（31.43%），好转 3 例（8.57%），无效 0 例，总有效率为 91.43%。而对照组痊愈 10 例（33.33%），显效 12 例（40%），好转 7 例（23.33%），无效 1 例（3.33%），总有效率为 73.33%。统计学分析，$P < 0.01$，具有显著性效果。

陈新沂报道，用 25mW He-Ne 激光照射风池和印堂穴，随症配穴，输出功率为 8mW，光斑直径 5mm，功率密度 20mW/cm^2。治疗 48 例患者，显效 17 例，有效 29 例，无效 2 例。

六、三叉神经痛

三叉神经痛是常见病之一，以一侧面部三叉神经分布区内反复发作的阵发性剧烈为主要表现，国内统计的发病率为 52.2/10 万，三叉神经痛多发生在中老年人，右侧多于左侧。

该病的特点是在头面部三叉神经分布区域内，骤发、骤停，疼痛呈闪电样、刀割样、烧灼样，说话、洗脸、刷牙或微风拂面，均会导致阵发性的剧烈疼痛，疼痛持续数秒或数分钟，周期性发作。

疼痛以第 2 支、第 3 支多见，第 1 支少见，其疼痛范围不超过面部中线，偶尔有双侧三叉神经痛者，约占 3%。

三叉神经痛可分为原发性和继发性两大类。原发性三叉神经痛找不到确切原因，可能是由血管硬化并压迫神经引起的，原发性三叉神经痛病因和机制尚不清楚。继发性三叉神经痛可能是由肿瘤压迫、炎症、血管畸形引起的。

通过半导体激光照射相应点后，可以刺激人体释放一种类吗啡样物质——脑内啡肽。脑内啡肽能够使人产生类似于使用鸦片剂或吗啡一样的欣快感，可以降低和疼痛感觉。激光照射还可以抑制末梢神经冲动传导的速度、强度及冲动频率，从而降低痛感和痛反应。

激光照射治疗部位如下。

（1）压痛点：半棘肌止点、乳突下方、太阳穴后方、第二掌骨近端。

（2）腧穴：第一支，鱼腰、阳白、阿是穴；第二支，下关、迎香、阿是穴；第三支，下关、颊车、地仓、阿是穴，也可配合谷、足三里。

（3）照射方法：半导体激光的探头直接照射压痛点或穴位，每次选3～5个点，每日1次，7次为1个疗程。

①He-Ne或半导体激光穴位照射治疗，波长632.8～650nm，输出功率10～20mW，取穴太阳、阳白、下关、颊车、地仓，每日1次，每穴5min，7～10为次1个疗程，加照痛点。

②半导体红外激光照射：波长810nm，输出功率150～250mW（以温热感为宜），每次照射3～5个点，每点3～8min，每日1次，6～7次为1个疗程。

马瑞娟等报道，用He-Ne激光治疗眶上神经痛（三叉神经痛第一支），照射眶上神经孔和太阳穴，每次10min，每日1次，10次为1个疗程。照射1次，疼痛减轻31例；照射5次，增加到58例；照射10次，则达到69例，总有效率为100%。

邢平报道用激光针刺入，捻转得气后导入光导纤维，治疗牙痛65例，其中48例经1次治疗痊愈，15例经2次治疗痊愈，2例经4次治疗而愈。一般牙痛，可在施针后2min内缓解。

徐州报道用 He-Ne 激光照射"板机关"治疗三叉神经病，板机关和背部厥阴，心俞穴是必照穴位，配穴据病情选 2 个穴位，每穴 5min，每日 1 次，10 次为 1 个疗程，疗间休息 3～5 天，病程在 1 周～1 个月，1 个疗程痊愈率 10/64，有效率 100%；1 年左右，1 个疗程痊愈率 12/42，2 个疗程痊愈率 22/42，有效率 97.6%；病程在 2～5 年，痊愈率为 10/24，有效率为 83.3%。

秦皇岛市第八医院柴萍等报道，用半导体激光穴位照射三叉神经痛 14 例，取得较好的治疗效果。使用半导体激光波长为 810nm，输出功率为 0～500mW，每个穴位照射 3～5min，每日 1 次，7～10 次为 1 个疗程。

治疗过程中首先是定位，即三叉神经痛患者经临床确诊后，采用 2% 利多卡因对眶下神经或下牙槽神经行诊断性阻滞麻醉，观察 20min，无疼痛发作，可确诊定位；其次是选穴，第二支选四白、迎香、巨髎、下关穴，第三支选下关、颊车、地仓、大迎。

14 例患者有 13 例坚持 10 次穴位照射，1 例只照射 4 次后中断治疗。治疗 2～6 个月随访观察，其中 I 级疼痛停止发作 13 例（93%），II 级疼痛显著好转 1 例（7%）；疗效 I 级的占 93%，全组 14 例中有 1 例因中断治疗后 2 个月服用卡马西平，但较治疗前服药量减少，疼痛程度较轻。由此可见，半导体激光治疗三叉神经痛方法简单、安全。

七、面神经麻痹

面神经麻痹是一种比较复杂的面部疾病，发病原因也是多种多样，多数是由病菌感染所致，占 42% 左右；另外一种特发性面神经麻痹，也称 Bell 麻痹，约占 30.3%。这主要是由于疲劳和面部、耳后受风引起；神经源性如脑血管病，占13.5%；创伤性，如外伤骨折、手术造成的，占8.2%；肿瘤引起的占5.5%，如听神经瘤、胆脂瘤等；还有中毒（酒精中毒等）、代谢障碍（糖尿病等）、血管功能不全也均会引起面神经麻痹。

该病一般分为两型：①中枢型，即脑皮质、内囊、脑桥等受损时，出现病灶对侧颜面肌肉麻痹，多见于脑血管病变，表现为鼻唇沟变浅，口角歪斜，歪向患病侧，不能吹哨，鼓腮等；②周围型，为面神经核或面神经损伤引起，出现病灶同侧全部面肌瘫痪，表现为不能皱额、皱眉，不能闭目，角膜反射消失，鼻唇沟变浅，不能露齿，不能鼓腮和吹口哨，口角下垂，多见于受寒、耳部和脑膜感染、神经纤维瘤引起的周围型面神经麻痹。此外，还可以出现舌前2/3味觉障碍，口齿不清晰等。

810nm半导体激光治疗是非常好的面神经麻痹治疗手段，它无痛、有效，方法简单，常取穴翳风穴（面神经出口外）、耳门穴、阳白穴、四白穴、迎香穴、颊车穴、地仓穴、下关穴等，照射剂量150～200mW，每穴照射3～5min，以照射部位温热感为宜，剂量从小逐渐增加，每日1次，10次为1个疗程。

青岛大学医学院曲本琦等报道，用治疗组810nm半导体激光与电针治疗面神经麻痹，和对照组（红外线治疗）50例。治疗后，治疗组的疗效明显优于对照组，统计学处理有明显差异（$P < 0.05$）。

治疗组（激光＋电针）用810nm半导体激光照射患侧翳风、阳白、四白、太阳、地仓、颊车、牵正、合谷、太冲诸穴，选择功率270～500mW，每日1次，每次每穴3～5s，10d为1个疗程，同时加用电针，通电30min，强度以面部跳动为宜。（发病 8～15d 以后再加电针）。对照组（红外线）用适宜温度，每日 1 次，每次 30min，10 次为 1 个疗程。治疗结果见表 11-1 和表 11-2。

表 11-1　两组患者治疗后疗效比较

组别	例数	痊愈		有效		无效		总有效率
		例数	%	例数	%	例数	%	（%）
治疗组	50	43	86	7	14	0	0	100
对照组	50	33	66	14	28	3	6	94

治疗后，治疗组的疗效明显优于对照组，$P < 0.05$

表 11-2　两组有效病例疗程比较

组别	例数	＜ 10 次	11～20 次	20～30 次	31～40 次	＞ 40 次
治疗组	50	8	19	16	7	0
对照组	47	1	11	21	9	5

从治疗次数来看，治疗组的治疗次数明显少于对照组，中医认为面瘫是机体内正气内虚，外邪乘虚侵袭面部、筋脉，致经络阻滞、气运不畅，筋脉失养，肌肉纵缓不收为病。

治则"活风先活血，血行风自灭"，故取穴阳明经的合谷穴，足阳明经的地仓、颊车、四白诸穴，通经络、活血化瘀、翳风能祛风止痛，选用电针断续波刺激腧穴，能提高肌肉组织的兴奋性，对横纹肌有良好的刺激兴奋作用。而半导体激光的近红外激光，具有消炎、抗感染、消肿、缓解血管痉挛，提高酶活性，增强代谢，促进再生，恢复神经功能，改善微循环，缩短病变过程，810nm 半导体激光透入组织较深（可达 7cm），生物效应显著，故治疗效果明显优于单纯红外线照射组。

丘克群等报道，用 He-Ne 激光磁针与砷化镓（GaAs）半导体激光联合治疗周围性面神经麻痹 27 例，其中完全性面瘫 16 例，部分面瘫 11 例。

治疗方法是对准面神经总干及其分支或穴位照射，照射时间为 10～15min，每日 1 次，12 次为 1 个疗程，2 个疗程间隔 2～3d，治疗结果表明，完全恢复正常 19 例，部分恢复正常 7 例，无明显效果 1 例。

作者认为 He-Ne 激光照射可使皮肤微循环有所改善，使血管变粗变长，血流加速，而磁场可提高酶的活性，并激活代谢过程，有助于面神经的恢复和生长，而半导体激光的穿透力强，而且在照射后神经细胞的超微结构的某些改变（神经细胞髓鞘松解），可在 35～40d 后完全修复。同时，对颌面部手术后引起的暂时性面瘫，用这方法治疗也有好的效果。

旷道玉报道，用半导体激光联合五官超短波治疗周围面神经炎治疗 32 例，效果满意。对照组（单独用五官超短波）也为 32 例。

治疗组选用 650nm/830nm 的复合光波，输出功率 0～500mW，光斑直径 5cm，将光探头置于眼角、嘴角和耳后神经痛处，探头贴近皮肤照射 8min，每日 1 次，10 次为 1 个疗程，间隔 7d，再行第 2 个疗程的治疗。

在用激光治疗以前，用功率 30mW 的小超短波治疗仪，将直径 4cm 的两个电极放置于患侧眼角和嘴角，然后将嘴角电极移至耳后，微热量，每次 20min，每日 1 次，10d 为 1 个疗程。

对照组单用五官超短波治疗，方法同治疗组。2 个疗程结束后，治疗组在疗效评定中优于对照组（表 11-3）。

表 11-3　两组患者疗效比较

组别	例数	治愈	好转	无效	治愈率（%）
治疗组	32	28	2	2	87.5*
对照组	32	21	9	2	65.6

*. 表示与对照组比较，$P < 0.05$

八、中枢性面瘫

面神经核对上行通路任何部位受损，都可以引起中枢性面瘫，最常见受损的是内囊，可能的病因是颈内动脉系统闭塞，尤以大脑中动脉主干及分支闭塞更为多见，也可因血管瘤或高血压血管病变所致颅内出血以及颅内肿瘤所致。

中枢性面神经麻痹，颜面上部的肌肉并不出现瘫痪，闭眼、扬眉、皱眉均正常，面额纹与对侧深度相等，眉毛高度与睑裂大小均与对侧无异。中枢性面瘫时，面下部肌肉（即颊肌、开口肌、口轮匝肌等）出现瘫痪，故患者表现该侧鼻唇沟变浅，口角下垂，示齿动作时口角歪向健侧，中枢性面瘫时常有腱反射异常，Babinski 征阳性。

中枢神经系统受损，具有一定的代偿功能及脑可塑性的特点，所以用半导体激光穴位照射配用神经肌电促通仪治疗，可以加速神经传导速度和功能恢复，是有效的康复手段。

江苏省无锡市第三医院苏琦等报道，半导体激光联合神经肌电促通仪治疗中枢性面瘫 60 例。另有 60 例作为对照组，采用常规药物治疗和半导体激光治疗。结果治疗组有效率为 93.33%，对照组有效率为 61.67%，治疗组疗效明显优于对照组（$P < 0.05$）（表 11-4）。

表 11-4　两组患者经 2 个疗程治疗后疗效比较

组别	例数	痊愈	好转	无效	有效率(%)
治疗组	60	39	17	4	93.33
对照组	60	4	33	23	61.67

两组疗效比较，$\chi^2=17.2$，$P < 0.05$

激光采用 830nm 的半导体激光，照射患者患侧翳风、下关、迎香、颊车、鱼腰、地仓、阳白、太阳、听宫等相关穴位，每次取穴 3～4 穴，每穴照射 3min，输出功率为 250mW，每日 1 次，10 次为 1 个疗程，治疗组则加用神经肌电促通仪，最大电流 19.5mA 治疗，频率选择 1～1000Hz，自动治疗程序选择 3～100Hz，治疗时阳极导子置于大椎穴，一阴极导子置于患者耳后乳突穴，另一阴极导子置于患侧颊车部位，采用麻痹和血循两个模式，治疗剂量采用患者感觉阈值，温度调节至患者感觉舒适，每次治疗 15min，每日 1 次，10 次为 1 个疗程，共 2 个疗程。对照组只用半导体激光穴位治疗加常规药物治疗。

苏琦认为，半导体激光穴位照射不仅有"光针"的作用，而且由于机体大分子吸收激光光子能量而激活，可形成一定强度的电磁场，产生生物效应，可促进神经细胞结构和功能恢复，延缓神经细胞的坏死，对其损伤有明显的保护作用。

神经肌肉促通仪则采用脊髓通电方式，作用范围从神经的脊髓起始点一直到神经末梢，通过直接和间接效应，改变细胞膜的通透性和酶的活性，离子和极性物质的运动，加速神经传导的恢复。它刺激患侧神经纤维，不断地向中枢神经系统输入促通信号，从而加快神经功能重组和结构再塑，它还可以改善血液循环，消除局部炎症，营养神经。

砷化镓（GaAs）半导体激光属于红外线的 810nm 和 904nm 局

部照射，如 904nm 最大脉冲长度 200mμs，平均功率 100mW，照射面神经总干或其分支（额支、颧支、颊支和下颌缘支）照射，其照射 10～15min，10 次为 1 个疗程。由于红外半导体激光的穿透力较红光的 He-Ne 激光要强，而且在照射后神经细胞的超微结构所见的神经细胞髓鞘松解，在 35～40d 后可以完全修复，疗效可靠。

九、面肌抽搐（阵发性面肌痉挛）

阵发性面肌痉挛是指一侧面部肌肉发生阵发性、不规则的不自主抽搐，起初是眼轮匝肌阵发性痉挛，逐渐扩散到一侧面部其他肌肉，无神经系统其他阳性体征。其病因认为是面神经的异位兴奋或伪突触传导引起的面部肌肉的抽动。

He-Ne 或半导体激光穴位照射治疗。波长 632.8～650nm，输出功率 30mW，每穴照射 5～10min，每日 1 次，10 次为 1 个疗程。常用穴位：以眼轮匝肌痉挛为主选用阳白、太阳、四白穴；以颧面肌痉挛为主，选用下关、四白、迎香穴；以口轮匝肌痉挛为主，则选用颊车、地仓、承浆穴；全面肌痉挛，则选用上述的穴位，每次照射 4～7 个。

杨国晶等报道，用 He-Ne 激光进行穴位照射，并用针刺组合药物组进行比较，有显著性差异（$P < 0.05$），其治疗效果如表 11-5。

表 11-5　三组疗效比较

组别	例数	痊愈 （%）	显效 （%）	有效 （%）	无效 （%）	愈显率 （%）	总有效率 （%）
治疗组	40	31（77.5）	4（10）	4（10）	1（2.5）	87.5	97.5
针刺组	40	12（30）	8（20）	16（40）	4（10）	50	90.0
药物组	40	7（17.5）	6（15）	13（32.5）	14（35）	32.5	65.0

谭维溢报告用 He-Ne 激光穴位照射面肌痉挛区有关穴位，每次 2～5 个穴位，21 例中痊愈 9.5%，显效 25.6%，好转 38.1%，无效 23.8%。激光照射穴位后，穴位的温度上升和对照组有明显差异（$P < 0.001$），作者认为治疗后病情缩短、疗效好。

作者认为 810nm 红外激光对面肌痉挛效果更好，因为温热效应更明显。

十、外周神经损伤（糖尿病周围神经病变）

周围神经主要组成部分是神经纤维，即神经细胞的轴突，多数有髓纤维，即在其外周有髓磷脂构成的髓鞘。神经纤维一旦与神经元断离，即出现神经纤维变性，变性可向远端直达神经末梢，也向近端扩展 1～2mm，严重者也可扩展到神经细胞本身，但神经损伤 8～10d 后其近侧端未变性的神经纤维开始向远端生长，每昼夜生长速度为 1～2mm，如能进入神经膜管则继续向远方生长，最后到达神经末梢器官，而恢复传导功能。

神经损伤一般分为两大类：①闭合性损伤，如挤压伤、牵伸伤、药物性损伤；②开放性损伤，如锐器伤、刀伤、玻璃伤、火器伤等。

周围性损伤因是下肢运动单位瘫痪，患肢肢体出现肌张力减退，2～3h 出现肌肉萎缩，完全横断时则出现肌肉自主运动完全消失，部分损伤则显示力弱。痛、触觉减退、过敏或完全消失，如损伤自主神经系统则可能出现少汗或无汗，湿度和温度、颜色改变，皮肤肌肉萎缩，甚至皮肤出现溃疡。

治疗：给予大量维生素，如维生素 B_1、维生素 B_{12}、维生素 B_6，还有烟酸、地巴唑、针灸、理疗、医疗体育等。

1994 年陈少娟报道用激光血管内照射治疗 10 例，由于手术、创伤以及愈合瘢痕压迫引起的外周表浅感觉神经损伤，治疗后皮肤感觉敏感度上升者 4 例，面积缩小者 3 例，感觉明显好转者 1 例，感觉无好转者 2 例，仅手术瘢痕处仍迟钝。

王玉磷等用 He-Ne 激光血管内照射治疗糖尿病周围神经病变（DPN）43 例，还有 32 例用常规药物作为对照组（CM），治疗结果激光组和对照组治疗后肢体麻木，膝反射减弱及感觉、运动神经传导速度方面均有所改善，但激光组改善程度明显优于对照组（$P < 0.05$）。

对照组采用饮食治疗及口服降糖药或注射胰岛素。而激光组则在上述基础上用半导体激光血管内照射，激光波长 650nm，输出功率 2.5mW，每日 1 次，每次 60min，10 次为 1 个疗程。

最后证实，激光血管内照射可以改善糖尿病引起的周围神经病变，可以改善临床症状和周围神经的功能，是一种安全有效的辅助治疗。这是由于 DPN 由多种因素造成的，如血液黏稠度、微循环障碍、能量代谢障碍、周围神经缺血、缺氧，以及脂质过氧化，自由基损伤有关，而激光血管内照射可以改善以上这些不利因素，因此可以达到治疗效果。

陈国娟报道用 6.5mW 的 He-Ne 激光血管内照射治疗，每次 60min 或 90min，每日 1 次，3～5 次为 1 个疗程，间隔 1 周后进行第 2 疗程，治疗 20 例糖尿病慢性神经病变，患者均是在常规糖尿病药物治疗无效后，加用激光治疗，总有效率可达 85%。经 1 个疗程后，有 14 例下肢感觉异常消失，1 例头晕痊愈，治疗 2 个疗程后，1 例视力好转，2 例尿潴留治愈，有 2 例只治疗 2 次，下肢麻痹效果无明显减轻。

史永明报道用 6～8mW He-Ne 激光治疗 33 例周围神经损伤，沿病变神经走行之表浅部位取穴照射，每次 3～5 个穴位，每次 5～10min，每日 1 次，治疗 1～3 个疗程后，痊愈 6 例，显效好转 8 例，好转 18 例，无效 1 例。

除了 He-Ne 激光照射以外，还可以用 810nm 半导体激光散焦照射治疗，输出功率 150～300mW，照射损伤局部，强度以舒适的温热为宜，每日 1 次，每区照射 10～15min。

十一、神经痛

除三叉神经痛，还有其他神经痛，如坐骨神经痛、枕大枕小神经痛、肋间神经痛等。神经痛主要是指周围神经器质性或功能性异常时而引起的投射到其支配部位的疼痛。周围神经病变时，除了可以引起该神经远端分布区的放射痛外，还可以扩散到该神经的近端部分及其他神经，甚至邻近脊髓节段所支配的区域。如枕大神经痛是常见病之一，疼痛部位在枕骨下和后头部，疼痛呈持续性，阵发性加重，向后头皮放射，严重者可伴有眼球痛。检查时枕大神经压痛点处压痛（风池穴处），枕小神经压痛点相当翳明穴处，治疗可用局部封闭和用卡马西平、吩噻嗪类药。

1994 年刘锦绣报道 2 例神经痛患者，其中 1 例为枕大神经痛，另 1 例为三叉神经痛。这例枕大神经痛患者在诱因下出现左枕部发作性灼痛，每日 5～6 次，每日 30min，无发热、呕吐和意识障碍，曾服用卡马西平、盐酸氟桂利嗪等药无缓解，普鲁卡因局部封闭，只能控制 5～6h 左枕大神经和枕小神经压痛，激光治疗 1 次后，24h 未发作，5 次后，疼痛基本消失，可以正常生活和工作。

坐骨神经痛也是神经痛中常见的，是指坐骨神经及其分布区发生疼痛，可以分为原发和继发两种，原发坐骨神经痛和受寒、潮湿、损伤以及感染有关，继发坐骨神经痛由邻近组织病变产生的机械性压迫、粘连所引起，如腰椎间盘突出症、关节和骨盆病变、腰骶软组织受损等。

常用的 He-Ne 激光或半导体激光进行穴位照射，功率密度为 $2.5\sim15\text{mW/cm}^2$，照射部位包括腰部相应神经根处，承山、委中、环跳等穴位，每穴位 $5\sim10\text{min}$，每次选穴 $2\sim3$ 穴，每日 1 次，$15\sim20$ 次为 1 个疗程。由于坐骨神经在肌肉组织深层，所以有报道空心针穿刺穴位，得气后，再用激光通过光导纤维导入穴位进行照射，每日 1 次，每穴照射 15min，4d 为 1 个疗程。

王利平报道用激光穴位深部照射 34 例和超短波治疗 30 例，结果激光组的治愈率 85.29%，而超短波组的治愈率 46.67%。两者相比较，$\chi^2=10.828$，$P < 0.01$，激光组优于超短波组，比较 2 组疼痛减轻的疗效天数，激光组为 2d，超短波组为 7d。其中原发性坐骨神经痛 24 例，显效率 91.67%，继发性 10 例，显效率为 70%。

另外，用 810nm 的半导体红外激光对坐骨神经压痛点进行照射，如腰骶部、臀部、腘窝、小腿外踝部，输出功率为 $300\sim350\text{mW}$，每点 3min，每日 1 次，10 次为 1 个疗程。

日本白产千之用半导体激光治疗 523 例坐骨神经痛患者，其中显效占 34.4%，有效 46.3%，微效 14.3%，不变 4.8%，无效 0.2%，总有效率可达 80.7%，其选择的治疗点在 100 个以上。

肋间神经痛常因感染、外伤和神经炎所致，沿着肋间神经分布，有间断或持续性刺痛和灼痛，特别是带状疱疹病毒引起的神经痛更为剧烈。

用 He-Ne 激光，$10\sim20\text{mW}$，照射病灶局部和相应的华佗夹脊穴，每日 1 次，10 次为 1 个疗程，每次 10min，可以明显缩短病程。除了局部疼痛部位激光照射外，还需用激光对准相应神经根或神经节处，每日1次，每处5min。

管汾报道用激光耳穴照射治疗，选用耳部肝胆、神门等穴位区域敏感点和病灶相应点照射，两侧穴位各照5min，每日1次，也取得明显疗效。

也有学者报道用650nm的半导体激光1.5mW进行耳穴照射，平均治愈时间缩短4～5d，神经痛也明显减轻。

810nm的半导体激光300～500mW，散焦照射相应神经根和疼痛局部，每区3min，每日1次，10次1个疗程，止痛效果很好。

臂丛神经痛是指臂丛神经受损或受到刺激而引起臂丛分布区的疼痛。

常选用He-Ne激光或半导体激光穴位照射，它们的波长分别为632.8nm和650nm，输出功率为10mW。常取穴云门、肩髃、肩贞、曲池、三角集中点、手三里、外关、合谷等穴，每日1次，每穴5min，7～10次为1个疗程，每次取穴4～6个。

还可以选用810nm的红外激光进行局部疼痛部位或相关穴位照射，激光输出功率为300～350mW，每穴3min，每日1次，10次为1个疗程，取穴同He-Ne激光。

综上所述，不论He-Ne激光还是半导体激光均对神经痛有明显的镇痛效果，其中包括疼痛最重的三叉神经痛、坐骨神经痛等。

第 **12** 章
CHAPTER12

弱激光治疗循环、呼吸系统疾病

一、高黏血症

高黏血症是以血液黏稠度增高为主要表现的病理综合征。血液黏稠度增高以后，血液阻力加大，流动缓慢导致组织血液灌注显著减少，而使心脑血管缺血、缺氧，表现为胸闷、胸痛、头痛、眩晕、耳鸣、视力障碍、四肢麻木、肿胀等，严重者引起心脑血管病。大家都知道，血脂高、血压高、血糖高、血黏度高，这"四高"是心脑血管病的元凶，而这"四高"之中，高血黏度是纽带，它是导致其他三高的首恶。

由于血液黏稠、血流速减慢、血液中脂质沉积血管内壁，导致血管狭窄、供血不足，因而出现头晕、易疲倦、记忆力减退等。

其早期临床表现如下。

（1）晨起头晕，晚上清醒。

（2）午餐后犯困、全身不适。

（3）蹲着干活时气短，出现呼吸困难、憋气等症状。

（4）出现阵发性视物模糊，这是由于视神经和视网膜发生暂时性缺血造成的。

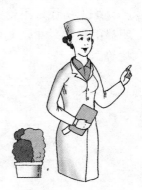

（5）体检验血时血液黏稠度增高。

有研究人员用兔子做 He-Ne 激光血管内照射，观察血液流变学的变化。结果表明：①经激光照射后，兔子的血黏度降低，红细胞的聚集性降低，在 24h 内就有反应，5～7d 仍有效；②提高红细胞的变形能力，以照射后第 3 天最为明显，5～7d 后会恢复到照射前水平；③可改善红细胞刚度，但时间上较迟。

马治中等报道，对小鼠进行激光血液照射，观察治疗前、后的血液流变学的改变。实验证明：激光血液照射不仅使红细胞的数量下降，缓解了慢性缺氧引起的代偿反应，同时使红细胞的质量提高，红细胞变形能力加强，微循环改善，血流阻力下降，有助于老年人机体循环不良的改善以及老年病的康复过程。

老年大鼠 n_1～n_{100} 的全血黏度均高于青年鼠，这不仅是因为红细胞数量增多（红细胞压积增高），而且红细胞变形能力下降，使直径 5.0～7.5μm 的红细胞难以通过 3.0～5.0μm 的最细直径毛细血管，导致微循环障碍。小剂量半导体激光照射可使红细胞变形得以改善；中剂量照射后，除红细胞变形改善外，还可能使血细胞比体积下降，n_1、n_{50}、n_{100} 的全血黏度下降；大剂量照射后，红细胞变形进一步改善，n_1～n_{100} 的全血黏度进一步下降。

Copley 等报道，早在动脉粥样硬化（AS）形成之前，血液流变学已产生异常变化，临床上这种变化明显较动脉硬化、心肌梗死、脑梗死等易于逆转。由于敏感性高、可逆转性强的特点，血液流变学常用于对各种疗法的观察。

安现强等以离体动物血液为标本，在用弱激光对红细胞流变学特性研究中，对放置后的猪血血液（红细胞变形能力已变差）施以激光照射（650nm，20min），用核孔滤膜细胞变形仪测量红细胞变形能力变化。结果发现，红细胞变形能力有明显改善。这种变形能力的改善随照射功率的增大而增强，至4～5mW后趋于饱和。在相同的照射功率（10mW）下650nm与632.8nm对红细胞变形能力的改善有相似的效应。

有人以小鼠血液为标本，研究激光照射对红细胞电泳率的影响。经632.8nm激光照射后，红细胞的电泳率明显增加。证明弱激光照射有助于改善红细胞的聚集性。在所使用20mW以下的激光功率时，经形态学显微测量表明红细胞未造成可观察到的伤害，也没有发现溶血现象。

湖北省中医院用激光治疗仪对36名心脑血管病患者进行治疗，波长650nm，输出功率5mW，10次为1个疗程；而对照组仅以常规用药进行治疗，结果表明血液流变学均有改善（表12-1）。

表 12-1　治疗组治疗前、后血液流变学检查指标比较（$\bar{x} \pm s$）

项　目	例数	治疗前	治疗后	P
全血高切黏度（mPa·s）	36	5.13±1.78	4.13±1.16	0.025
全血低切黏度（mPa·s）	36	11.77±3.13	9.00±1.56	0
血浆黏度（mPa·s）	36	2.67±0.79	2.02±0.81	0.003
血细胞比体积	36	41.29±5.05	39.96±3.86	0.213
血沉（mm/h）	36	20.00±15.71	13.92±8.40	0.044
红细胞聚集指数	36	2.36±0.36	2.15±0.30	0.010

表 12-1 中除了红细胞比体积因治疗前、后均在正常范围内无明显改变以外，其余治疗前、后均有显著性改变。

对于激光治疗组和药物组进行比较，其全血高切黏度和血沉也均有明显改变（$P < 0.05$），说明心脑血管病患者加用激光治疗具有更好的效果（表 12-2）。

表 12-2　空白组、治疗组症状改善情况

| 病症 | 空白组 | | | | | 治疗组 | | | | | χ^2 | P |
	例数	症状消失	症状减轻	无效	有效率%	例数	症状消失	症状减轻	无效	有效率%		
头晕	26	10	8	8	69.23	29	16	10	3	89.66	10.03	0.040
头痛	15	5	4	6	60.00	13	7	5	1	92.31	9.54	0.049
心悸	16	5	3	8	50.00	14	10	2	2	85.71	10.14	0.038
气短	14	4	2	8	42.86	16	9	4	3	81.25	10.77	0.029
胸痛	3	0	0	3	3.00	2	1	1	0	100.00	11.11	0.025
胸闷	21	7	4	10	52.38	19	12	4	3	84.21	10.57	0.032
睡眠情况	23	8	7	8	65.00	25	19	4	2	92.00	11.40	0.022
肢体麻木	9	2	1	6	33.00	10	6	2	2	80.00	10.04	0.040

激光治疗的所有患者症状均有显著改善，而且大大超过药物治疗（$P < 0.05$）。

武汉大学人民医院神经内科用半导体激光治疗仪对 72 名心脑血管病患者进行观察，其中有 36 例常规治疗作为对照组，另外 36 例常规治疗加用半导体弱激光鼻腔照射，波长 650nm，功率 5mW，每日 2 次，每次照射 30min，10d 为 1 个疗程。其治疗结果见表 12-3 至表 12-5。

表 12-3　治疗组治疗前、后血液流变学检查指标比较（$\bar{x} \pm s$）

项　目	例数	治疗前	治疗后	P
全血高切黏度 (mPa·s)	36	4.66±0.34	4.09±0.44	0.01
全血低切黏度 (mPa·s)	36	21.87±1.40	19.19±2.32	0.01
血浆黏度 (mPa·s)	36	1.46±0.11	1.44±0.09	0.23
血细胞比体积 L/L	36	0.41±0.04	0.41±0.03	0.68
血沉（mm/h）	36	21.50±19.73	11.64±6.12	0.01
红细胞聚集指数	36	4.78±0.35	4.75±0.44	0.77

表 12-4　治疗组与对照组治疗后血液流变学指标比较（$\bar{x} \pm s$）

项目	例数	对照组	治疗组	P
全血高切黏度 (mPa·s)	36	4.34±0.52	4.09±0.44	0.0297
全血低切黏度 (mPa·s)	36	20.46±2.10	19.19±2.32	0.017
血浆黏度 (mPa·s)	36	1.44±0.09	1.44±0.09	0.720
血细胞比体积 L/L	36	0.41±0.04	0.41±0.03	0.869
血沉 (mm/h)	36	17.28±14.92	11.64±6.12	0.040
红细胞聚集指数	36	4.67±0.41	4.75±0.44	0.398

血浆黏度的标准范围 1.26～1.70（女），1.26～1.66（男）；血细胞比体积的标准范围 0.35～0.45（女），0.40～0.49（男）；红细胞聚集指数的标准范围 3.45～5.33（女），3.79～6.05（男）。由以上可见，治疗组治疗后血液流变学明显地改善；鼻腔照射后，治疗组的血液流变学明显好于对照组

表 12-5 对照组、治疗组症状改善情况

病症	对照组					治疗组					χ^2	P
	例数	症状消失	症状减轻	无效	有效率%	例数	症状消失	症状减轻	无效	有效率%		
头晕	25	10	4	11	56.00	34	27	4	3	91.18	17.30	0.002
头痛	15	8	2	5	66.67	24	22	1	2	91.67	9.60	0.048
心悸	5	2	0	3	40.00	14	12	0	2	85.71	9.67	0.046
气短	4	1	0	3	25.00	10	9	0	1	90.00	12.34	0.015
胸痛	1	0	0	1	0.00	8	7	0	1	87.50	9.63	0.047
胸闷	3	1	0	2	33.33	15	13	0	2	86.67	9.88	0.043
睡眠情况	14	6	0	8	42.86	30	19	4	7	76.67	10.91	0.028
肢体麻木	10	5	1	4	50.00	22	16	2	4	81.82	11.91	0.018

从表 12-3 至表 12-5 对比看，治疗组有效率有显著改善（$P < 0.05$）。

高脂血症是指血脂代谢紊乱、脂肪代谢或转运异常，包括血浆总胆固醇（TC）和三酰甘油（TG）水平过高，或血浆中 HDL 胆固醇（HDL-C）水平过低。TC、TG 均高于正常值者称为高脂血症。高 TC 血症和高 TG 均属于高脂血症，表现为单独高 TC 血症或单纯高 TG 血症，也可表现为高 TC 合并高 TG 混合性高脂血症。我国成年人血脂异常患病率为 18.6%，

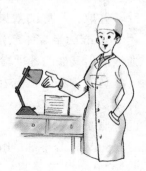

估计有 1.6 亿人血脂异常，这一数字还在逐年增加。

本病对人体来说高脂血症的危险很大，研究证明血脂过高是加速动脉粥样硬化多个因素中最危险的因素。血脂过高引起的相关动脉粥样硬化导致很多相关疾病的发生。该病对身体的损害是隐匿、逐渐进行性和全身性的。由于全身动脉粥样硬化导致全身的重要器官因被动脉粥样斑块堵塞而导致脑卒中、冠心病、心肌梗死、肾衰竭等严重疾病。

此外，高脂血症也是促进高血压、糖耐量异常、糖尿病的一个重要危险因素。高脂血症还可以导致脂肪肝、肝硬化、胆石症、胰腺炎、眼底出血、失明、周围血管疾病、跛行、高尿酸血症。

有些原发性和家族性高脂血症患者可以出现腱状、结节状，掌平面及眼眶周围黄色瘤等。

多数患者无任何症状和异常体征；少数患者脂质在真皮下沉积引起黄色瘤，往往在进行血液生化检验测定血胆固醇和三酰甘油时才发现。

过去用于高脂血症治疗的均为药物，但均有一定的不良反应。国外学者研究弱红色激光对几种哺乳动物细胞的作用，没有发现细胞毒性和基因毒性，所以用激光血液辐照治疗是一种绿色治疗手段。近年来，在国内外已普遍开展激光血液辐照治疗，并取得很好的效果。马治中教授以老年大鼠为实验对象，用 670nm 的半导体激光辐射血液疗法（SLDLT）观察激光照射血液前后其血脂各项指标的变化，以证明其疗效的可靠性。

马治中教授，选择雄性大白鼠，分老年对照组（6 月龄，体重 200～300g）、老年组（18 月龄，体重 400～600g）。选用的静脉是肢干大静脉，进行血液辐照。激光照射血液输出功率为 0.5mW，分小剂量组（S 组），每次 45s；中剂量组（M 组），每次 90s；大剂量组（L 组），每次 180s。连续照射 10d，然后测定其结果（表 12-6）。

表 12-6　血液辐射对老年大鼠血脂的影响

数量	总胆固醇（mg%）	HDLC（高密度脂蛋白）（mg%）	TRIG（三酰甘油）（mg%）	VLDL（低密度脂蛋白）（mg%）	总胆固醇（mg%）
青年小鼠（对照）	8	$94.88 \pm 10.51^{***}$	$66.5 \pm 7.91^{***}$	$48.13 \pm 11.24^{***}$	9.63 ± 2.20
老年小鼠（对照）	4	26.50 ± 15.02	$7.25 \pm 2.22^{\triangle}$	$147.25 \pm 18.61^{\triangle}$	29.5 ± 3.42
小剂量组	4	$197.25 \pm 11.09^{\triangle}$	$18.00 \pm 6.68^{\triangle\triangle}$	$115.00 \pm 4.76^{\triangle\triangle}$	23.0 ± 1.15
中剂量组	4	$172.25 \pm 7.89^{\triangle}$	$23.25 \pm 4.79^{\triangle\triangle\triangle}$	$115.50 \pm 8.66^{\triangle\triangle}$	$23.0 \pm 1.63^{\triangle\triangle}$
大剂量组	20	137.70 ± 14.80	68.70 ± 15.42	83.35 ± 19.26	17.60 ± 2.33

年轻鼠和老鼠比较，$***.P < 0.001$；剂量比较，$\triangle .P < 0.05$；$\triangle\triangle .P < 0.01$；$\triangle\triangle\triangle .P < 0.001$

冠状动脉心脏病的发病率与血浆总胆固醇含量、低密度脂蛋白含量成正比，而和高密度脂蛋则是反比。低密度脂蛋白是在血液循环中形成的，主要来自极低密度脂蛋白，是携带内源、外源性与非酯化胆固醇和组织进行交换。通过与低密度脂蛋白受体结合，来降解胆固醇。而高密度脂蛋白则是从细胞膜、周围组织及脂蛋白表面将多余的总胆固醇转运到降解部位或排泄场所的脂蛋白。老年大鼠血浆总胆固醇增高，三酰甘油、极低密度脂蛋白增高，反映低密度脂蛋白增高。而高密度脂蛋白的胆固醇则下降，结果导致胆固醇在血中堆积易沉积于血管内膜之下。有效降低总胆固醇，低密度脂蛋白血症具有下调作用，高密度脂蛋白具有上调作用，改变了血浆脂蛋白的结构与比例，因而治疗高脂血症的同时，又不会引起代谢紊乱的不良反应。

通过以上动物实验，证明激光血液辐照治疗的降脂效果非常明显。很多患者在口服降脂药无效的情况下，用这种方法治疗不但血脂下降，而且血黏度、血压、血糖等各项指标也正常了，临床症状也得到改善，如头痛、头晕、肢体麻木、胸闷、气短等，睡眠也改善，耳聋、耳鸣也减轻，取得较好的效果。

关飂报道，用激光血管内照射治疗 20 名老年性高脂血症患者，其血清胆固醇或三酰甘油过高和高密度脂蛋白胆固醇过低，长期间使用降血脂药疗效不明显，不良反应大，改用激光治疗后症状明显改善（表 12-7，表 12-8）。

表 12-7　激光治疗后主要体征改善情况

症　状	总例数	显效	有效	无效
头晕	20	12	3	5
肢体麻木	11	5	4	2
高血压	9	6	2	5
失眠	6	5	1	0

表 12-8　激光治疗前后血脂各项指标变化（$\bar{x}\pm s$，$n=20$）

指　标	治疗前(g/L)	治疗后(g/L)	P
胆固醇（TC）	6.3±1.6	4.6±1.1	＜0.001
三酰甘油（TG）	3.8±2.3	3.1±1.3	＜0.05
高密度脂蛋白胆固醇（HDL-C）	1.1±0.2	1.3±0.1	＜0.001

池景泉等观察弱激光（650nm，5mW）鼻腔照射治疗对血脂异常的作用。将 30 名原发性血脂异常患者随机分为两组，分别接受药物（辛伐他汀）治疗和弱激光鼻腔照射治疗。测量治疗前、后的血脂水平。结果，在调整饮食的基础上，弱激光照射鼻腔使患者的血清胆固醇水平降低了 5.8%（$P=0.031$），三酰甘油降低 8.8%。在弱激光照射有效调整血脂的同时，使谷丙转氨酶（ALT）水平下降了 23.1%（$P=0.022$），对肝功能具有保

护作用。结论，与辛伐他汀相比，弱激光鼻腔照射疗法的调脂效果虽然相对较弱，但基于安全性的考虑，在饮食控制无效或肝功能异常的患者中使用半导体激光鼻腔照射治疗和单纯常规治疗，两种方法均能降低血液黏稠度，但激光治疗组血液流变学的各项指标均优于常规治疗组。

刘希超报道，年龄在 60—80 岁患病时长 2～15 年的高脂血症患者共 23 例。这些患者长期用降脂药物疗效不佳。其中有 13 例伴有冠心病、2 例高血压、4 例脑梗死、4 例动脉硬化，治疗后血脂均有明显下降（表 12-9）。

表 12-9　高脂血症患者激光治疗前后血脂变化（$\bar{x}\pm s$，mmol/L）

时　间	n	TC（血清总胆固醇）	TG（三酰甘油）
正常值		5.05±1.45	1.04±0.75
治疗前	23	6.48±0.41	2.74±0.21
治疗后	23	4.06±0.82	1.6±0.26
P		< 0.01	< 0.01

张云先报道，用激光治疗 27 名老年高脂血症患者，症状明显改善，显效率达 74.1%，总有效率达到 96.3%。治疗时间短，见效快，无明显不良反应。

李秀文报道，用半导体激光进行血管外照射 63 名高脂血症患者，治疗部位是经皮肘正中静脉显露处，输出功率 15mW。照射后血清胆固醇、低密度脂蛋白、高密度脂蛋白的改变明显，统计学处理有明显意义。而三酰甘油也有所下降，但统计学处理无显著意义。

杨玉东报道，用半导体激光进行鼻腔和舌下照射，治疗后其 TG 和 LDL 明显下降（P < 0.01），总胆固醇（CHOL）也显

著下降（$P < 0.05$），而治疗组［阿司匹林缓释片（博尔心），每日 120mg］仅 LDL 和 CHOL 下降。

杜宝琼则报道，用半导体激光进行口咽部照射 102 名高脂血症和高黏血症患者，证明其血细胞比容、全血黏度、纤维蛋白原、血浆黏度、三酰甘油、TXB_2 和 D- 二聚体均显著降低。与 He-Ne 激光血管内照射相比，两者不存在显著差异。

开封市第一中医医院倪进军等用激光进行血管外照射对脂糖代谢紊乱的患者。证明这种 650nm 半导体激光可以显著地改善血液中的血浆黏度、红细胞聚集指数、CHOL，TG 和 LDL-C 自身前后比较，$P < 0.01$，红细胞变形指数、血糖和血压治疗前后比较，$P < 0.05$，对糖脂代谢紊乱患者的临床总有效率为 90.77%。故这种治疗方法对代谢综合征、糖尿病、脂肪肝等疾病均有明显效果。

关于胆固醇对人体的危害，《2015 年美国膳食指南》中建议居民胆固醇每日摄入量不超过 300mg。而今年，美国膳食指南咨询委员会（DGAC）不会再限制居民胆固醇的摄入量，因为目前的证据显示膳食胆固醇与血脂之间没有明显的关系，因此建议不再限制居民胆固醇的摄入量。

美国心脏病专家 Steven Nissen 博士认为，"我们现在的决定是正确的，我们一直以来都理解错了，美国膳食指南咨询委员会的倡导数十年来未必是正确的。"

当我们摄入更多的高胆固醇时，如蛋黄、黄油、动物的内脏等，我们自身产生的胆固醇就会减少，我们不摄入高胆固醇食物时，我们身体就会加速运转产生更多的胆固醇。

我们体内大部分的胆固醇是由肝脏产生的，我们大脑功能的运转也是靠胆固醇补充的，胆固醇是神经细胞运转不可缺少的营养元素，也是所有类固醇激素（雌性激素、雄性激素和皮质激素）的源泉。体内胆固醇含量高，说明人体的肝功能良好。

美国范德堡大学医学院弗雷明汉冠心病产生、流行及其风险因素研究室的 Mann GV 博士强调：饮食中的饱和脂肪和胆固醇不会引起冠心病。关于胆固醇引起冠心病这一观点是 20 世纪的最大欺骗，也是任何世纪最大的谎言。

所以无须改变胆固醇摄入量，研究已证实胆固醇的摄入既不会导致也不会预防心脏病的发生，有心脏病的大部分人群胆固醇的摄入量都维持正常水平。

人们身体每日新陈代谢需要 950mg 胆固醇，而肝脏就是胆固醇的"主要生产者"。人们吃的食物中胆固醇贡献率只有 15%，如果从食物中摄取胆固醇过低，我们的肝脏就要加班生产人体每日所需的 950mg 胆固醇。如果体内胆固醇含量较高，说明肝脏运转良好。

专家更认为，根本就没有低密度脂蛋白胆固醇和高密度脂蛋白胆固醇之分，胆固醇不会引起任何的血管堵塞。

以上是《2015 年美国膳食指南》对胆固醇的最新见解。

但是我们认为，人们如果血脂过高，血黏度必会增加，从而可以引起血流速度减慢，并发高血压，糖尿病均会相应增高，从而引起冠心病和脑血管病的概率必增加，所以对胆固醇含量高的食品一点不吃，对人健康同样有害，但吃得过多，对人健康也是不利的。只有适当地进食，符合人体正常需要才是最合适的。

另外，值得一提的是低密度脂蛋白胆固醇只有在氧化以后才会对人的心血管系统造成损伤，所以只有人们平日进食一些抗氧化的食物，才会保护身体免受自由基的伤害。

二、高血压

高血压就是血液在血管中流动时血液加于血管壁的侧压力。动脉内的压力称为动脉压；静脉内的压力称为静脉压；毛细血管内的压力称为毛细血管压。血压是维持人体各脏器正常灌注所必需的。通常人们所说的血压是指动脉压，心脏收缩时，大动脉内产生较大的压力，称为收缩压（高压）；心脏舒张时，动脉借助动脉弹性回缩产生的压力继续推动血液向前流动，称为舒张压（低压）。收缩压和舒张压之间的压差，称为脉压。

正常人在血压正常范围有的偏高、有的偏低。血压水平也随着年龄、性别、种族和其他因素有所改变，所以"正常血压"与"高血压"的划分都是人为的。

按国际最新标准，18 岁以上成年人血压应该是在未服用降压药物的情况下，收缩压 ≥ 140mmHg（18.7kPa），舒张压 ≥ 90mmHg（12kPa），即可诊断为高血压（表 12-10）。

表 12-10　高血压的分类和分级

类　别	收缩压（mmHg）	舒张压（mmHg）
理想血压	＜ 120	＜ 80
正常高值	130 ～ 139	85 ～ 89
1 级高血压（轻度）	140 ～ 159	90 ～ 99
亚组：临界高血压	140 ～ 149	90 ～ 94
2 级高血压（中度）	160 ～ 179	100 ～ 109
3 级高血压（重度）	≥ 180	≥ 110
单纯收缩性高血压	≥ 140	＜ 90
亚组：临界高血压	140 ～ 149	＜ 90

患者收缩压与舒张压属不同级时，应按两者中较高的级别分类。患者既往有高血压史，目前正服抗高血压药、血压虽已

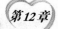

低于 140/90mmHg，也应诊断为高血压。

高血压患者的治疗决策不仅根据其血压水平，还要根据下列诸方面：①其他危险因子的存在情况；②并存临床情况，如糖尿病及心、脑、肾、血管病；③靶器官损害；④患者的个人医疗等情况。

正常人血压以 120/80mmHg 最为理想；高血压患者应把血压控制到 140/90mmHg 以下，包括患心肌梗死的患者；老年高血压、单纯收缩压增高、脑血栓后病情稳定的患者控制在 138/83mmHg 以下最佳；糖尿病患者的血压应控制在 130/80mmHg 以下，高血压并有肾损害（24h尿蛋白超过 1g）时，血压应控制在 130/85mmHg 以下，最好控制在 125/75mmHg 以下。

高血压患者在精神紧张、情绪激动或过分劳累后就会出现头晕、头痛、心悸胸闷、肢体麻木、失眠多梦、急躁焦虑、倦怠乏力、注意力不集中、工作效率降低等，当出现以上症状，就应当考虑有可能血压增高，应当及时测量血压了。

高血压的主要症状可归纳为以下几点。

（1）头痛：头痛部位是全头部的自觉疼痛，其疼痛性质以发胀、冲逆、昏沉、钝痛为主，有时还感到恶心、想吐。

（2）眩晕：这在老年人中多见，有时此症状可能是脑卒中的前兆。

（3）耳鸣：高血压或动脉硬化可以引起耳鸣，往往发生于双耳，并且耳鸣严重，持续时间较长。

（4）心悸：患者自觉心慌、气促，而高血压所引起的心肌肥大、心力衰竭或由冠状动脉粥样硬化所引起的心肌缺血。

（5）四肢麻木：四肢经常出现麻木现象，且持续时间长。

发现以上症状，应当及时测量血压，以早期发现高血压。

高血压影响三个靶器官，心、脑、肾。高血压最主要的是对靶器官的慢性损害。这是由于高血压患者动脉压持续升高，引发全身小动脉硬化，从而影响组织器官的血液供应，造成各种严重后果，成为高血压的并发症。

1. **脑血管意外** 也称为卒中。血压越高，卒中的发病率越高，卒中来势凶猛，致残率和病死率极高。高血压病人愤怒或剧烈运动，使血压急骤升高，造成脑血管破裂出血，血液溢入到血管周围的脑组织，使病人立即昏迷，倾跌于地，称为卒中。如病人由于情绪激动、过度兴奋，出现头晕、头痛、恶心、麻木、乏力等症状，要高度怀疑脑卒中的可能，应立即送到医院检查。

2. **高血压性心脏病** 高血压患者中，有 20%～30% 可查到左心室肥厚。轻度高血压患者发生左心室肥厚比正常血压增加 2～3 倍，而重度高血压则多 10 倍。高血压左心室肥厚是一个与心血管发病率和病死率密切相关的重要危险因素。

心力衰竭是高血压最常见的并发症，经调查证明，40%～50% 的心力衰竭是由于高血压导致的。在没有得到治疗的情况下，血压越高，发展成为心力衰竭的可能性越大。

冠心病也是由于血压变化，引起心肌供氧量和离氧量之间的平稳失调造成的，特别是冠状动脉粥样硬化时，造成心肌供氧减少，因而出现心绞痛、心肌梗死、心力衰竭等。

3. **肾动脉硬化的尿毒症** 高血压合并肾功能衰竭约占 10%，一方面高血压引起肾脏损害，另一方面肾脏损害又加重高血压，形成恶性循环。急骤发展的高血压可引起广泛的肾小动脉弥漫性病变，导致恶性肾小动脉硬化，从而迅速发生尿毒症。

高血压患者除了低钠低脂饮食、控制体重、劳逸结合和避免精神紧张、适当参加体育锻炼外，激光穴位照射、激光血管照射、激光体表照射和激光血液辐射治疗（激光鼻腔照射和激光桡动脉照射）均能取得好的治疗效果。

弱激光照射人迎穴可以明显降低血压，其皮下深层为颈动脉，最深层为交感神经干。激光治疗可以引起周围血管平滑肌的松弛，血管扩张，进而使血压下降。

李华用 He-Ne 激光血管内照射治疗 46 名高血压患者（合并冠心病、糖尿病、高脂血症），治疗后两组患者头晕、心悸、胸闷和失眠等症状均有不同程度改善。实验组显效 8 例，有效 11 例，无效 4 例；对照组显效 3 例，有效 7 例，无效 13 例。总有效率：实验组 83%，对照组 43%，两组有显著性差异。治疗后，实验组与对照组及实验组自身对照比较，收缩压值、血小板聚集率显著下降（$P < 0.01$），血糖值下降（$P < 0.05$），而对照组变化不明显。另外 6 名患者在照射前进行多普勒超声检查，显示左心室舒张功能异常（E/A ＜ 1）。治疗后 5 例正常，表明对心脏舒张早期左心室顺应性功能改善（表 12-11）。

表 12-11　He-Ne 激光血管内照射治疗前后各项指标的变化（$\bar{x} \pm s$）

指　　标	治疗组		对照组	
	治疗前	治疗后	治疗前	治疗后
收缩压（kPa）	21.27±3.69	18.11±2.14	20.19±2.76	19.87±1.68
舒张压（kPa）	10.73±2.01	10.56±1.57	9.81±3.15	10.64±2.75
血小板聚集率（%）	57.83±15.80	45.4±4.29	60.3433±11.71	58.01±6.35
总胆固醇（mmol/L）	6.77±1.98	6.13±1.01	5.98±2.31	6.01±1.22
三酰甘油（mmol/L）	2.91±0.47	3.18±0.12	2.85±1.94	3.11±1.07
胆固醇（mmol/L）	0.74±1.11	0.73±0.16	0.81±0.02	0.93±0.04

王权晖报道，用激光血管内照射治疗用降压药疗效不佳的原发性高血压患者 20 例，多数患者在治疗 3 次后血压开始下降，头痛、头晕、头沉、胸闷、手足或口唇麻木等自觉症状好

转。治疗 6 次 12 例、9 次 2 例、10 次 6 例。治疗结束后，显效 13 例，占 65%；有效 5 例，占 25%；无效 2 例，占 10%。总有效率为 90%，治疗 6 次的患者中，有 3 例血压升高，复发率为 25%；治疗 9～10 次的患者中，有 1 例复发，复发率占 16.7%，总复发率 15%。

雷英报道，用 1～8mW 的 He-Ne 激光照射人迎、曲池、内关、太冲、足三里、大椎、神门、耳穴降压沟、颈交感神经节，一般只取上述的 1～4 个穴位进行治疗，伴有其他症状再配以相关穴位，如胸闷、心悸可配膻中、心俞等，每穴照射 5～10min，每日 1 次，10～15 次为 1 个疗程，疗程间休息 5～7d。为了提高疗效，他将光导纤维通过特制的空心针，进行深部穴位照射，提高治疗效果。

治疗结果如下。

（1）在症状方面：总有效率为 70%～90%，头痛、头晕、失眠、多梦、记忆力减退、四肢麻木、胸闷、心悸均有不同程度的改善。其中用 1mW 时有效率 39%，2mW 时为 68%，8mW 以下时为 91%。

（2）降压效果：总有效率为 60%～90%，功率为 1mW 时为 65%，4mW 时为 82%，8mW 以下时为 92%。西安医学院用 He-Cd 激光，功率为 10～15mW，有效率为 90%。他们认为功率大对穴位刺激更有效果。

（3）降压幅度：多为 1.3～4.0kPa（10～30mmHg），收缩压最高可下降 5.3kPa（40mmHg）以上，舒张压 4.0kPa（30mmHg）以上。

温仲英等观察到血压升高明显者，激光照射后下降也明显，然后回升，而血压偏高者则呈现逐渐下降，但反复少。在下降过程中，病重者有时血压回升，以后仍然会下降，经过 3 次治疗病情无改善，可停止照射。激光照射对正常血压无影响。

（1）降压时间和持续时间：最快的照射后即有降压效果，而稳定降压一般出现在 2～10d，停照后，可持续降压 2 周至 1 个月，最长达 3～5 个月。

（2）生理指标：激光照射后，多数患者脑血流图有明显改变，波幅增高，上升时间缩短，流入容积速度加快，从而改善脑循环；对合并冠心病、心绞痛患者治疗的心电图进行对比，发现心电图的改善率达 62%；对高脂血症患者进行内关穴照射，降脂有效率达 75%。

（3）疗程与病情：一般病情越轻，疗效越好，1 期、2 期高血压比 3 期效果要好，对老年性动脉硬化性高血压效果较差；病程越短，效果越好，超过 10 年的疗效较差。

（4）与药物进行比较：金淑兰等认为，激光治疗 1 期高血压疗效明显高于药物治疗，对 2 期、3 期高血压则无明显差别。福建省人民医院也进行比较，认为激光穴位照射疗效比降压药物＋氢氯噻嗪要差，但比单纯用复方降压片要好。

（5）疗效与年龄关系：有人认为年龄大的效果差，但金淑兰等认为与年龄无关。

（6）不良反应：个别患者可能出现头晕、口渴、耳鸣、目昏、颈痛、指（趾）发麻，不需要处理，可能与血压下降太快有关系。

俄罗斯 щвалова 在 2001 年对 291 例原发性高血压患者进行治疗，其中 118 例并发冠心病。全组 94% 的患者心电图显示左心室心肌肥厚、缺血和节律紊乱；30% 血流图显示颈动脉和椎动脉系脉搏充盈度降低。患者被分为 2 组，基本组有 199 例，在综合性疗养治疗的基础上给予不同波长的激光照射；对照组 92 例除不用激光外均同上。

激光包括 3 种方式：①红外激光照射颈区和穴位，He-Ne

激光，功率 15mW，颈区扫描 5min，及功率 5mW 接触压迫穴位各 10～20s；②红外激光 890nm，脉冲 80～150Hz（隔日交替），脉冲功率 2～4W，固定接触法照射 C_3-T_3 脊柱两旁（各分 3～4 区）和肝、胰投影区，每日 1 次，每区 1～2min，10～12 次为 1 个疗程；③两种激光联合照射，先用 He-Ne 激光照射颈区再用红外激光照射穴位，每穴 0.5～1.0min，每天 1 次，10～12 次为 1 个疗程。

治疗结果：①激光组患者全身情况好转，主要症状消失或减轻，血压降低，情况好转比对照组早，特别是红外激光组；②患者精神状态改善者 86.7%（对照组 72.6%），使易激动、迟钝、固执、惊慌、不适应等情绪紊乱消失；③ He-Ne 激光的降压效果，治疗第 7.3±0.8 次见效，红外激光组 6.2±0.5 次，对照组 8.1±0.9 次。高血压 2 期比 1 期患者晚 3d 左右（$P < 0.05$），红外激光组降压有效率 79.6%，He-Ne 激光组降压有效率 72%；④对脑血流动力学也有改变，原来动脉搏幅降低者，红外激光治疗后搏幅平均增高 51%（$P < 0.01$）。原升高者则降低 10%（$P < 0.05$）；⑤对伴有冠心病的高血压患者有效率（指血压稳定，症状减轻，心绞痛消失或减少，用药减少），红外激光组 72.4%，He-Ne 激光组 79.9%，对照组 66.6%；⑥对伴有冠心病的高血压患者临床功能状态，可以提高 24%～28%（$P < 0.05$）；⑦对抗应激反应，激光组淋巴细胞和嗜中性粒细胞活化反应率从 22.4% 升高到 52%，而对照组则只从 22% 增到 31%，激光能以不良的适应性反应转化为高水平的抗应激反应，从而提高机体的非特异性抵抗力，故激光疗法对高血压患者是一种活化疗法（注：穴位疗法的取穴为瞳子髎、听会、上关、颔厌、足三里、内关、太溪、身柱、合谷，因俄罗斯取穴用的是代号，所以穴名供参考）。

陈汝浩对 107 例高血压患者进行穴位照射治疗的结果显示，治愈达 77%，好转 29 例，无效 1 例，有效率为 99%。治疗方法：①颈神经穴位刺激，照射 20min，照射 1～3 次，血压即可下降；②取穴，C_6 旁开 2 横指，每穴照射 10min。

李世荣等用 650nm 半导体激光照射桡动脉治疗高血压患者 10 例，有效率 90%。

吴云清等用 2～3mW He-Ne 激光照射两侧人迎穴，照射 15min 后观察微循环的变化和血压改变，可见血压下降，可能与激光照射改善微循环有关，34 例中有 26 例照射后即刻有不同程度下降，有效率占 73.3%，其中最明显者从 188/102mmHg 降至 140/80mmHg（表 12-12）。

表 12-12　照射治疗前后血压变化（$\bar{x} \pm s$，$n=34$）

血　压（mmHg）	治疗前	治疗后
收缩压	170.5±23.34	150±20.4[*]
舒张压	100.3±15.2	95.4±1.6[*]

[*]. 与治疗前比较，$P < 0.01$

本次实验中激光照射人迎穴后，毛细血管开放数增多，微动脉口径增大，与治疗前比较有明显改变（表 12-13），说明微循环改善。

表 12-13　激光照射治疗前后球结膜微循环变化（$\bar{x} \pm s$，$n=34$）

观察指标	治疗前	治疗后
毛细血管开放数（支 /mm²）	8.9±3.2	11.0±3.7
微静脉口径（mm）	32.8±9.8	33.5±9.0
微动脉口径（mm）	10.5±3.3	13.5±5.0
1mm 血流流经时间（s/mm）	2.4±0.8	2.1±0.6

在激光照射人迎穴后，毛细血管襻数增加，管襻增长，与治疗前比较有极显著差异（表 12-14），说明微循环改善。

表 12-14　激光照射治疗前后甲襞微循环的变化（$\bar{x}\pm s$, $n=34$）

观察指标	治疗前	治疗后 *
血管襻数（支）	8.4±2.2	10.3±2.1
血管襻长（支）	72.8±25.2	95.7±21.1
流经全襻所需时间（s）	1.6±0.4	1.3±0.4

*. 与治疗前比较，$P < 0.01$

弱激光降低血液黏稠度，减轻外周血管阻力。外周血管阻力和血管阻抗与全血黏度有关。血管阻抗受终末小动脉、微动脉、毛细血管和微静脉舒缩功能控制，而激光可以促进血管内皮细胞依前列醇（前列环素）释放，有利于血管扩张。全血黏度与血细胞比容、红细胞变形性、聚集性和血浆黏度有关，而激光血液辐射可以增加红细胞的变形性，改善血液流变学和微循环。

弱激光抑制血小板的活性，抑制微血栓形成，有利于血栓并发症的治疗。正如芦大雷证明，高血压并发脑梗死患者 34 例血小板 α- 颗粒膜蛋白明显升高，经激光血管内照射患者的血小板 α- 颗粒膜蛋白活化明显受到抑制，于 1 周达到极限，说明弱激光能显著抑制血小板的活性，加之激光能改变红细胞的电荷分布，促进血管内皮细胞释放依前列醇（前列环素），增强血栓自溶过程。由于激光的累积效应，故治疗一定次数，才使血压稳定。

三、冠心病

动脉粥样硬化是心脑血管病的发病基础，是造成千万人死亡的元凶。引起动脉粥样硬化的原因复杂，它是动脉壁组织、血液成分（特别是单核细胞、血小板、低密度脂蛋白）、局部血流动力学、炎症、环境、性格、遗传等诸多因素相互作用的结果。动脉壁的结构如图 12-1。

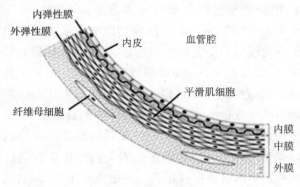

图 12-1　动脉壁的结构

动脉血管的内膜表面有内皮细胞，完整的血管内膜腔可以形成"非血栓表面"；一旦内膜损伤，损伤处就可以参与止血；同时可以合成和分泌血管舒张因子如一氧化氮（NO）、前列腺环素；也可以分泌引起血管收缩的因子，如内皮素、血管紧张素 Ⅱ，以调节血管的张力。实验证明，血管舒张因子与动脉粥样硬化病变呈反向的关系。血管内膜还是通透的屏障，调节血液和组织间物质的转运和交换，如被动扩散、离子载体、主动运输、胞吞、胞饮等。

动脉血管的中膜是由平滑肌细胞组成，当内膜受损后，单核细胞进入内膜，被激活成巨噬细胞，它可以吞噬大量的脂质而转化为泡沫细胞，中层的平滑肌细胞迁移到内膜并使局部堆积和增殖，造成血管狭窄。

形成动脉粥样硬化的机制尚不十分明确，主要有血脂浸润学说、内膜功能异常学说、内膜损伤反应学说、内膜炎症学说和血栓学说等。

众所周知，血脂异常在动脉粥样硬化形成过程中具有重要作用。人们早就知道，血脂高的人，容易患动脉粥样硬化。1908 年，俄国科学家阿尼斯可夫用含胆固醇的食物（如鸡蛋黄、奶油等）喂饲家兔，第一次成功地造成了类似人类的动脉粥样硬化斑块模型。由此他得出结论，"没有胆固醇就没有动脉粥样硬化。"因此，用各种方法降低胆固醇成为防止动脉粥样硬化的措施，如减少胆固醇的摄入；使用他汀类药物；最近胆固醇吸收抑制药—依折麦布成了降低胆固醇的新方法。

动脉粥样硬化形成是一个连续发展的过程。在早期病理改变阶段，脂质与单核 - 巨噬细胞起着关键性作用。当机体血脂异常尤其是发生血管炎症或损伤后（如高血压及吸烟等引起），LDL-C 向内皮细胞下浸润，单核细胞聚集，中膜平滑肌细胞增生，并进入内膜，由单核细胞及平滑肌细胞衍生而来的巨噬细胞在血管内膜下吞噬脂质并形成泡沫样细胞。当巨噬细胞或泡沫样细胞吞噬大量脂质后，机体血管内膜组织即可出现黄色条纹、增厚或隆起等。上述细胞吞噬脂质饱和后，无论其破裂与否，均可释放出大量的活性物质参与动脉粥样硬化的演变过程。（图 12-2 和图 12-3）。

另外，内膜功能异常与内膜损伤也是引起动脉粥样硬化的重要原因。氧自由基及其介导的脂质过氧化反应与冠心病的发生发展密切相关。在心肌组织中超氧化物歧化酶（SOD）和谷胱甘肽过氧化酶（GSHPX）是清除自由基的主要物质；脂质过氧化物（LPO）则是自由基引起组织损伤的最终产物，能直接反映体内自由基损伤的情况。LPO 及其代谢产物丙二醛可使生物膜的流动性减低，膜结构和功能损伤，引起细胞代谢紊乱和细胞死亡。尽管机体在氧化还原过程中，不断产生自由基，然而在正常的机体内存在着清除自由基的一系列物质，如 SOD、

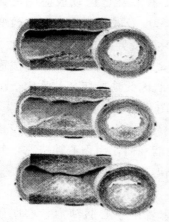

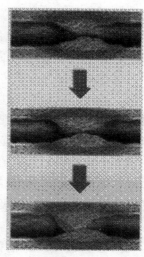

图 12-2　动脉粥样斑块及动脉狭窄　　图 12-3　动脉粥样硬化斑块引起血
　　　　　　　　　　　　　　　　　　　　　　管阻塞

GSHPX、过氧化氢酶（CAT）等，所以正常情况下，并不存在自由基对机体的损伤。在动脉粥样硬化斑块形成过程中，受损组织释放大量自由基和多种炎性因子，可以加重内皮损伤，促进氧化应激、脂质沉积等过程，炎性因子还可以促使斑块破裂。

　　另据研究发现，在急性心肌梗死形成和发展过程中都有血栓因素的影响，大部分患者在冠状动脉粥样硬化的基础上粥样斑块破裂，诱发血小板聚集和血栓形成，使冠状动脉闭塞而发生心肌梗死；有些患者可能是由于冠状动脉持久痉挛而发生心肌梗死，并在此基础上形成血栓，从而使心肌梗死的范围扩大。有人测定了急性心肌梗死最初几小时冠状动脉内血栓的发生率，517 名确诊为急性心肌梗死的患者，在症状出现后 4h 内进行冠状动脉造影和左心室造影，发现约90%冠状动脉内有血栓。

　　冠心病有五种临床类型。

（1）心绞痛：这类患者主要表现为胸骨后偏左下方憋闷或剧烈疼痛，疼痛可向左肩部放射，有的甚至可以放射到上臂左侧及小指。根据心绞痛的诱因、程度及发作时心电图的改变等，又可把心绞痛分为稳定型心绞痛和变异型心绞痛等。

（2）急性心肌梗死：由于冠状动脉严重病变或痉挛造成冠状脉某一主支完全阻塞，使部分心肌因此缺血坏死，临床上出现剧烈的心前区疼痛，明显的心电图及生化改变。

（3）心律失常：由于心肌供血不足，影响到心脏兴奋及传导系统，引起心脏节律及传导的功能障碍，出现心律失常，此时患者会发现自己的脉搏极慢或极快、不齐等。

（4）缺血性猝死。

（5）心力衰竭：有的冠心病患者由于心肌缺血、心肌硬化，心肌收缩力下降，从而表现为心力衰竭，出现发作性气急、咳嗽、水肿等。

冠心病还可表现为无症状性心肌缺血，有人称为隐匿型。这种患者无任何症状，只是在进行健康体检做心电图或24h动态心电图监测时，才发现有心肌缺血，从而得到确诊。

众所周知，血脂异常在动脉粥样硬化形成过程中具有重要作用。弱激光血管内、外照射可以调节机体血脂水平已屡见报道。但目前关于弱激光调节血脂异常的机制尚未完全明了。一般认为，激光具有多种生物学效应，如热效应、压强效应、电磁场效应、光化学效应及生物刺激效应等。强激光照射具有上述多种效应，但弱激光由于其能量较低，远没有达到破坏生物体组织，故弱激光照射的热效应及压强效应不占主导地位，此时主要是激光的生物刺激效应及光化学效应对生物体组织发挥作用。生物刺激效应在机体组织代谢过程中只起触发器功能，为组织提供生物能量及生物信息；光化学效应能调整血液中的蛋白质、脂质及酶类含量。在脂蛋白代谢过程中需要有多种酶类物质参与，主要包括脂蛋白酯酶（LPL）和肝三酰甘油（HTGL）或称肝酶（HI）以及多卵磷脂胆固醇酰基转移酶（LCAT）、超氧化物歧化酶（SOD）等。弱激光照射能调节多种与脂质代谢有关的酶类，促进机体血脂代谢，使血脂水平趋于正常。

有学者曾研究弱激光（波长为650nm、强度为5mW）血管外照射对兔实验性主动脉粥样硬化病理学过程的影响。方法：选取雄性新西兰大白兔36只，经先期基础喂养1周后给予高脂饮食；然后将其随机分为照射组（激光血管外照射）、药物组（辛伐他汀治疗）、综合组（激光＋药物治疗）及对照组。各组动物于第60天实验结束时抽血行血脂测定；于第61天时将其处死，每只动物均切取主动脉组织进行大体及镜下观察，并将各组实验动物动脉粥样硬化程度按正常、轻、中、重度进行评定。结果：实验开始前，4组实验兔血脂水平间差异无统计学意义（$P > 0.05$）；分别经高脂饲料喂养60d后，照射组、药物组及综合组TG、LDL-C含量与对照组比较，差异均有统计学意义（$P < 0.05$）；照射组、综合组HDL-C含量与对照组比较，差异亦有统计学意义（$P < 0.01$），见表12-15、表12-16。

表 12-15 实验前各组血脂情况（$\bar{x} \pm s$, mmol/L）

	HDL-C	LDL-C	TG
照射组	1.0333±0.2846	2.6067±1.9482	0.3956±0.1998
药物组	0.8511±0.2265	1.5633±1.1905	0.7156±0.5511
综合治疗组	0.7667±0.2835	1.2578±1.1243	0.6978±0.3627
对照组	0.8378±0.1358	1.5633±1.1905	0.4889±0.3693
F	2.010	1.5105	1.461
P	0.132	0.229	0.244

表 12-16　实验第 60 天各组血脂情况（$\bar{x}\pm s$, mmol/L）

	HDL-C	LDL-C	TG
照射组	2.9688±1.1653**	20.2725±5.9257**	1.0325±0.8374*
药物组	1.8263±0.4779	19.5900±2.7836**	0.3925±0.2245*
综合治疗组	2.7600±1.0330**	18.8428±3.6862**	0.7425±0.6169*
对照组	1.7475±0.4321	25.6722±5.450	2.0411±1.9998
P	0.0066**	0.0040**	0.0400*

**.$P < 0.01$；*.$P < 0.05$

　　另外还发现，实验兔主动脉粥样硬化的病理学改变与其血脂变化程度相对应（图 12-4 至图 12-6）。各治疗组实验动物主动脉粥样硬化程度均以轻度为主，而对照组则以中、重度为主，综合组均为轻度改变，如照射组与药物组中度改变只有 1只，对照组不但有 1 只为重度改变，另还有 3 只为中度改变，见图 12-7。

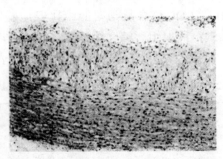

图 12-4　对照组实验兔主动脉病理学改变 (HE 染色，×200)
可见主动脉内皮下大量泡沫细胞聚集致内膜增厚

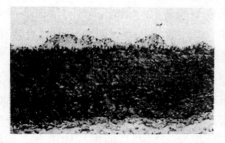

图 12-5 照射组实验兔主动脉病理学改变 (HE 染色，×200)
可见主动脉内膜局灶性泡沫细胞聚集

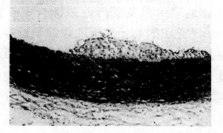

图 12-6 药物组实验兔主动脉病理学改变 (HE 染色，×200)
可见主动脉内膜局灶性泡沫细胞聚集

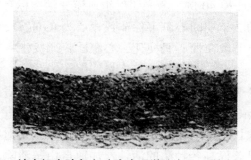

图 12-7 综合组实验兔主动脉病理学改变 (HE 染色，×200)

结论：本研究结果表明，无论是单独给予弱激光照射或他汀类药物治疗或是两者联合治疗，对防治血脂异常所致的动脉粥样硬化均有一定疗效，其中以两者联用效果较佳。

冠心病患者往往有红细胞悬浮稳定性障碍，红细胞及血小板聚集性增加，红细胞变形性降低，全血黏度上升。变形能力差的红细胞难以通过比它直径小的毛细血管，从而引起心肌微循环障碍。邢忠等分别观察 62 例、48 例急性心肌梗死的血液流变学改变，结果发现患者各项指标均增高。弱激光照射所产生的生物刺激及光化学作用，可以刺激、调节、转化红细胞表面电荷，改善红细胞的聚集性和悬浮稳定性，因为血细胞中红细胞占 95%，红细胞比积及变形性是影响血液黏度最重要因素。当血液受弱激光照射后，能降低血细胞比容，提高红细胞的变形性，使血黏度下降，改善血液流变学性质。弱激光所致的生物刺激及光化学作用尚可使多种血管活性物质发生的良性变化，减少具有血管痉挛和前聚集作用的物质（如加压素、血管紧张素、血管紧张原肽和前列腺素 $F_{2\alpha}$），使具有血管扩张和抗聚集作用的激素（前列腺环素和前列腺素 E_1）浓度增加，这也能使血液流变学性质得到改善。韩彦娟观察和 He-Ne 激光综合治疗急性心梗 40 例，激光照射组血流变学指标有明显改善，且在随后的 2 年期间心脏事件非致命心力衰竭、反复心绞痛、心律失常、非致命性心肌梗死、心源性猝死发生率较对照组明显降低。

荆忱等观察冠心病患者 60 例，结果冠心病患者脂质过氧化物（LPO）浓度均高于正常对照组，而超氧化物歧化酶（SOD）及全血谷胱甘肽过氧化酶（GSHPX）均低于正常对照组。弱激光照射可显著提高各种酶的活性，加速自由基清除，合并对抗脂质过氧化物（LPO）的作用，解除 LPO 对生物膜系统的破坏，使生物膜功能得到恢复，心肌能量代谢与传导系统功能得到改善，尤其是内皮细胞正常功能恢复，从而延缓动脉粥样硬化的发生和发展。

弱激光照射可加速氧自由基与脂质过氧化物的清除，改善血栓素 - 前列腺环素的平衡，抑制血小板活化，防止血栓形成和冠状动脉痉挛，改善心肌缺血缺氧，从而使冠心病患者心绞痛发作的次数减少，持续时间缩短。褚田明用弱 He-Ne 激光治疗冠心病 60 例（5～6mW，每周 10 次，连续 2 周，休息 1 周后，再照 2 周，20 次为 1 个疗程）治疗后 WBC 和 SOD 明显增加，而 LPO 明显减少，经统计学处理有明显差别。俄罗斯学者用 632.8nm，14mW 的 He-Ne 激光对 82 例缺血性心脏病做静脉内照射，证明它能激活抗氧化系统关键的酶——超氧化物歧化酶（SOD），达到治疗缺血性心肌病的目的。

冠心病的核心问题是心肌缺氧，由于冠状动脉病变引起的心肌供血障碍。周凌云研究指出，弱激光照射能改善血红蛋白的携氧能力。

冠心病时，心肌细胞线粒体往往受到不同程度损伤。由于线粒体是生物氧化的场所，存在大量生物氧化所需的酶，一旦受到损伤和破坏，必然影响能量代谢的过程，弱激光照射可明显保护线粒体的结构，激活多种酶，使氧化磷酸化水平提高，膜泵激活，恢复细胞内外离子平衡而稳定膜电位，使心肌细胞的自律性、兴奋性及传导性恢复正常而发挥其抗心律失常的作用。潘迪华利用弱激光照射治疗冠心病所致期前收缩 58 例。李彩萍利用弱激光照射治疗老年性心律失常 34 例，均取得了很好的疗效。

弱激光能促进血管平滑肌凋亡，随着经皮血管冠状动脉扩张术（PTCA）治疗冠心病的普及，PTCA 后再狭窄日益受到人们的重视。研究表明，其形成机制主要在于血管平滑肌细胞增殖与凋亡的动态平衡。因此，抑制平滑肌细胞的增殖，同时保护内皮细胞的正常屏障功能，能有效地防止再狭窄。杨淑兰等研究发现，激光照射能使平滑肌细胞凋亡率明显提高，而内皮细胞少见凋亡，两者凋亡率差值明显增加。

刘凡光等报道，弱激光照射在体外可以诱导移植静脉平滑肌细胞凋亡。迟丽群等动物实验亦发现与对照组相比移植静脉平滑肌细胞增殖率降低 41.5%，凋亡率增加 40.9%，显著抑制了移植静脉平滑肌细胞增殖，促进细胞凋亡，术后 4 周移植静脉内膜和中膜厚度分别减少 58.5% 和 18%，说明弱激光照射具有防止移植静脉远期再狭窄的作用。

陈纪言探讨弱激光照射对经皮血管冠状动脉扩张术（PTCA）后再狭窄的预防作用，比较激光照射综合治疗组 26 例与综合治疗组 29 例，随访 6 个月为终点，结果证明，激光照射综合治疗组对冠状动脉成形术后再狭窄有预防作用。

弱激光照射能调整 5- 羟色胺的含量，提高组织疼痛阈值；同时，促使血浆 β- 内啡肽的含量提高。加之弱激光照射能改变血液流变学特性和增强组织利用氧的能力，从而发挥抗心绞痛的作用。常玲等随机选择心绞痛患者 100 例，治疗组与对照组各 50 例，结果激光治疗组优于对照组。证明弱激光照射能有效限制心脏梗死灶的面积，因此弱激光可以治疗冠心病慢性心功能不全。

综上所述，弱激光照射治疗冠心病的可能机制和临床效果如下。

①弱激光照射可以调节血脂水平，从而防止和延缓动脉粥样硬化的形成。

②弱激光血管照射可以清除氧自由基，并使 SOD 等多种酶升高，保护内皮功能恢复，延缓动脉粥样硬化发生和发展，同

时可以恢复心肌细胞膜的功能，改善心肌能量代谢，纠正心肌缺血、缺氧。

③弱激光的生物刺激作用可以恢复红细胞表面的负电荷，改善红细胞的聚集性和悬浮稳定性，提高红细胞的变形能力，使全血黏度下降；弱激光可使血小板的聚集率下降，纤溶系统功能增强，使血管活性物质发生良性改变，从而改善心脏的微循环。

④弱激光的生物刺激作用能调节血液中的 5- 羟色胺，提高 β- 内啡肽的含量，从而改善冠心病、心绞痛等临床症状。

⑤弱激光能保护心肌细胞线粒体，从而防治心律失常。

⑥弱激光血管照射，能使血管平滑肌细胞凋亡明显增高，降低 PTCA 及支架后再狭窄的发生。

⑦弱激光照射可以改善血流动力学，治疗冠心病所致的心功能不全。

⑧弱激光尚能降低血脂、血压，因此可以预防冠心病的进展。总之，弱激光照射治疗冠心病是多种作用综合的结果，经过数十年的临床实践证明也是一种有效的冠心病治疗方法。

北京同仁医院金昉虹等，采用半导体激光鼻腔内照射治疗 5 例心肌梗死稳定期患者，在治疗前后按常规分别进行单光子发射型计算机心肌灌注断层显像（SPECT）观察心肌血流灌注图像，结果证明这 5 例患者在用激光鼻腔照射前心肌灌注减低缺损区域（心肌缺血区）在治疗后较前均有明显改善，而且室壁运动的幅度，室壁增厚度均明显升高，参考图 12-8 故这种用 ^{99m}Tc-MIBI 进行的心肌断层显像观察半导体激光鼻腔内照射治疗心肌梗死，可以客观地了解心肌灌注和心功能改善的情况，并为临床治疗和评价疗效提供了有力的参考数据。

张某，男，72 岁，急性下壁心肌梗死、房颤静息态心肌断层显像显示：左心室下间隔中部、基底部心肌无血供，下壁中部基底部、下侧壁中部基底部心肌缺血

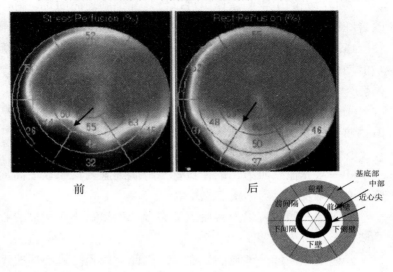

前　　　　　　　　　　后

图 12-8　张某病理图

以上研究证明弱激光照射可以有效地预防心肌梗死的发生，防止悲剧的发生。

四、慢性支气管炎

慢性支气管炎是由综合性致病因素引起的支气管系统非特异性慢性炎症，以长期迁延和反复发作的咳嗽、咳痰，甚至喘息为主要表现。慢性支气管炎是严重危害人体健康的多发病，中国的发病率为 3%～5%，并随着年龄的增加，致病因素不祛除，病变则会不断恶化，并可逐步发展为肺气肿甚至肺心病，其病死率将明显增长。

以往对慢性气管炎的诊断认为咳嗽，咳痰每年至少 3 个月以上和连续 2 年以上的病史，而且慢性支气管炎的病理改变是不可逆的。

现在认为单纯性慢性支气管炎由于接触支气管刺激物（如吸烟）引起支气管黏液分泌较多，支气管纤毛活动功能降低以及支气管对感染的抵抗力受限，造成慢性排痰性咳嗽。但这种病理改变是可逆的，经过防治可以恢复正常。

而对接触物有高度敏感性的患者，则会引起支气管痉挛，所以表现为哮鸣样呼吸困难，称为喘息性支气管炎。如果长期接触支气管刺激物（如吸烟）则可导致严重不可逆性气道狭窄，形成慢性阻塞性支气管炎。由于小气道持久性阻塞，气道狭窄，呼出气体困难，残存在肺泡内的气体逐渐增多，肺泡破坏而被动扩张，则并发肺气肿，这时则称为慢性阻塞性肺疾病。由于大量细菌病毒的侵入，导致支气管黏膜的器质性病变，导致支气管系统防御功能紊乱（支气管黏膜具有一定的免疫功能，可以产生抗体，特别是 IgA 的排泄，它有利于对微生物的吞噬作用），促使慢性支气管炎的发病。其发病原因 50% 是由于病毒感染、细菌感染。另外，气温变化、大气污染，特别是吸烟与慢性支气管炎有密切关系。其内因是过敏性体质因素，还有年老体弱、慢性消耗性疾病、鼻旁窦炎、维生素 A 及维生素 C 的缺乏等均会促进慢性支气管炎的发展。

诊断：慢性咳嗽、咳痰每年至少 3 个月以上，连续 2 年以上的病史，X 线片有肺纹理重和肺气肿，血象在感染时有白细胞增高，呼吸功能检查最大通气量降低，呼气量降低等。

预防是重要的，增强体质，适当锻炼，注意气候变化大气污染，特别是要戒烟。

治疗主要是在发作期要消炎、祛痰止咳等。

由于激光血液辐照可以改善血循环、抗菌、提高机体免疫力、提高血中含氧量，故可以作为防治慢性支气管炎的辅助手段。

广州红会医院对 19 例慢性气管炎进行激光血管内照射，治疗前 CD3 和 CD4 明显低于正常值，治疗后 CD3 和 CD4 明显升高（$P < 0.01$），而 CD4/CD8 的比值超过正常，说明激光治疗可以提高免疫功能。

2001 年刘春丽报道用 He-Ne 激光血管内照射治疗老年肺心病呼吸衰竭 50 例报告，证明治疗后 PaO_2 平均上升（16.5±2.8）mmHg，$PaCO_2$ 平均下降（13.8±3.6）mmHg，血细胞比容平均下降（8.1%±1.5%）。肺心病呼吸衰竭治疗效果，激光组显效 26 例，有效 16 例，无效 8 例，有效率占 84%，而对照组显效 10 例，有效 21 例，无效 19 例，有效率 62%。

He-Ne 激光或半导体激光穴位照射治疗波长 632.8～650nm，输出功率 5～15mW。常用穴位：定喘、风门、肺俞、合谷。发热加曲池、大椎，咳嗽剧烈加尺泽、列缺、膻中，痰多加丰隆。每次 4～6 穴，每穴照射 5min。如为急性支气管炎，可以每日照射 2 次，症状改善后可改为每日 1 次至症状消失。慢性支气管炎则每日 1 次，10 次为 1 个疗程。

任心容报道用 8～10mW 的 He-Ne 激光穴位照射加常规西药治疗 60 例呼吸道感染患者，取穴大椎、风门、肺俞、列缺、合谷、足三里，总有效率为 93.3%；而对照组艾灸穴位加西药常规治疗，其总有效率为 71.7%。激光组明显优于对照组（$P < 0.01$）；两组进行肺功能检查均比治疗前有明显改进（$P < 0.05$ 或 $P < 0.01$）[注：肺功能检查项目为用力呼气量（FEV），第 1 秒肺活量（FEV_1），用力吸气 25% 肺活量时间瞬间流速（V25），用力呼气 50% 肺活量时间瞬间流速（V_{50}）]。激光组和对照组比较有显著性意义（$P < 0.05$）。进行免疫功能

检查，CD3 及 CD4 均比对照组明显升高，而在体液免疫功能IgA 明显升高，IgG 明显降低，IgM 改变不明显，也比对照组有显著性差异（P < 0.05）。

1972 年 Воронина 报道用 He-Ne 激光照射相关穴位治疗支气管炎 21 例，每穴 40～60s，1 个疗程 10～20 次，21 例均有较好的即时效果，肺活量增加 30%，吸气储量恢复正常，补吸量增加 57%～60%，补吸量增加 5%～10%。

裴维君报道用 25mW He-Ne 激光照射天突、膻中、定喘穴，每穴辐照 5min，每日 1 次，治疗 30 例喘气性支气管炎，经 12～36 次治疗，痊愈 22 例，显效 8 例。

五、支气管哮喘

支气管哮喘是一种过敏性疾病，由过敏源或非特异性刺激因素（感染、冷空气、气候变化、药物、化学、精神等）引起广泛气道狭窄，这种气道狭窄是可逆性的。其临床表现为反复发作气喘、咳嗽、咳痰和呼吸困难，肺内有明显的哮鸣音。支气管哮喘是呼吸系统常见疾病，在我国发病率为 0.5%～0.29%，发病诱因是多种多样的，其中 30%～40% 的患者有过敏原，常见为花粉、螨虫、尘土等。另外非特异性的如感染、精神因素、冷空气、药物等也会诱发发作，其发病机制为支气管高反应性是支气管哮喘的病理生理基础，与遗传过敏体质关系密切。

1. **免疫反应**　过敏体质的人初次接触过敏原之后，通过体液免疫产生免疫球蛋白 E（IgE）。IgE 是吸附在支气管黏膜下的毛细血管周围的肥大细胞表面和血液中嗜碱白细胞的表面，并使之过敏。当再次接触同样的过敏源时，IgE 就和过敏原相结合，使已接触的细胞内酶活性发生改变，导致细胞破坏，释出嗜碱性颗粒，从而释放出生物活性递质：组胺、慢反应物质（SRS-A）、缓激肽以及嗜酸性粒细胞趋化因子（ECF-A）等。这些物质作用于支气管就会产生支气管哮喘，使平滑肌痉挛，出现哮鸣音；使血管扩张，支气管黏膜充血、水肿，腺体分泌亢进，使痰液增多。正常人血清中 IgE 含量很少（0.01～0.9mg%），占免疫球蛋白总量也极微（0.002%），支气管发作时，血中 IgE 和分泌物液、鼻涕、唾液中明显增加。

也有认为过敏性体质的人是其 IgA 形成能力低下造成的，由于支气管黏膜局部 IgA 不足，其局部防御功能减弱，易发生感染，过敏原易侵入机体，使发生支气管哮喘。也有人认为 IgG 和 IgM 在支气管哮喘发病中有一定作用。

2. 神经系统调控失调　由于气道肾上腺受体功能低下，使胆碱能功能（M-胆碱能受体）迷走神经介导的神经反射亢进。

由于以上原因造成支气管平滑肌收缩、黏膜水肿、腺体分泌亢进，从而使气道可逆性阻塞。

现进一步了解到支气管平滑肌细胞维持正常的稳定的张力状态取决于细胞内环磷酸腺苷（cAMP）和环磷酸鸟苷（cGMP）含量的变化。cAMP 舒张平滑肌，抑制肥大细胞的释放，而 cGMP 的作用相反，所以 β 肾上腺能受体功能低下，即细胞膜上腺苷环化酶活性降低，则 cAMP 也降低，相反 cGMP 含量增多，则发生支气管哮喘。故支气管哮喘的发病，与 cAMP 和 cGMP 在有关细胞内相互平衡关系失调有关。

正常 Ca^{2+} 浓度是保持平滑肌纤维正常舒缩功能与递质的释放。另外，气道上的巨噬细胞及肥大细胞上的磷脂分解产生的花生四烯酸（AA），其代谢产物白细胞三烯（LTs）及前列腺素（PGs）在哮喘发病中的作用已引起重视。

3. 遗传因素　哮喘患者中约有 50% 近亲中有过敏性疾病

史，而无哮喘的对照组中仅有 12%。其临床症状是呼吸困难、咳嗽和哮鸣音，可以缓解，发作时间为每年 1～2 次，有时合并感染则出现湿性啰音。临床将之分为吸入型（31.6%）、感染型（29.3%）和混合型（39.1%）。实验室检查：痰中嗜酸性粒细胞增多，可见小支气管管型和结晶体，感染时嗜中性粒细胞也增多。X 线检查，过度充气，感染时出现肺炎、肺不张等。

治疗主要是用肾上腺类药物（如间羟异丙基肾上腺素）、激素类（氢化可的松）、阿托品类，还有祛痰、消炎等药物，还可以做脱敏治疗。

1990 年 Корочкиним идр 报道用激光血管内照射治疗 42 例支气管哮喘患者，一般治疗 3～5 次，大多数患者临床症状缓解。

张英、贺成业和郭小平也分别报道用 He-Ne 激光血管照射治疗 10 例、5 例和 80 例支气管哮喘患者，这些患者均是经综合治疗效果不佳者，前 15 例均为弱激光照射时停用一切平喘药，后 80 例则是在用常规用药的基础上加用弱激光治疗，前 10 例，显效 7 例（70%），有效 3 例（30%），有效率 90%。5 例患者临床症状和肺部体征全部消失，肺通气功能恢复正常。后 80 例中临床症状缓解率 97.7%，而对照组 82.5%，经统计学处理有显著性差异。

激光穴位照射也有良好的治疗效果，用 He-Ne 激光或半导体激光（波长 632.8nm 和 650nm），5～25mW 聚焦照射穴位，常取穴：大椎、天突、肺俞、膻中、合谷、郄门。每次取 2～3 穴，14 次为 1 个疗程，发作期：每日 1 次，主穴选 2 穴，每穴 5～10min。缓解期可改为每日 1 次或隔日 1 次。

中山医科大学附属医院治疗 36 例支气管哮喘患者，总有效率可达 86.11%，近期控制 8 人，好转 15 人，无效 5 人。

武汉地区在支气管镜下用 He-Ne 激光照射气管隆嵴区，也取得好的效果。

另外 CO_2 激光散焦照射胸廓，输出功率 10～20W，以温热为宜，前后交替照射，每日 1 次，每次 10～15min，10 次为 1 个疗程。

另外，采用 810nm 半导体激光穿透力可达 5～7cm，可消炎止痛，改善微循环减轻局部水肿，调节机体免疫功能，从而使支气管哮喘患者达到脱敏、消炎、镇痛、缓解支气管痉挛配合药物治疗效果更好，常取穴天突、肺俞、大椎、足三里、曲池等穴位，输出功率 300～400mW，每穴 3～5min，每日 1 次，10 次 1 个疗程。

六、肺部感染

肺部感染常由病毒和细菌感染引起。肺里面有肺泡、肺组织、肺纤维，还有支气管、小支气管、终末支气管，这些部位发生炎症感染，称为肺部感染，常见的是细菌感染，常见症状是咳嗽、咳痰，痰液可以是黄色脓痰，严重者还可以发烧、胸痛、气促检查时可听到双肺有湿性啰音。根据临床表现和影像检查即可诊断是否肺部感染，治疗主要是用抗生素和祛痰、止咳药等，如青霉素类药、头孢类或喹诺酮类药物。加用弱激光血管内照射治疗效果更佳。

1995 年李玉芳治疗 28 例肺部感染，总有效率达 96%，治愈率为 64.2%，显效率为 89.2%，而对照组总有效率为 78.2%，治愈率为 39.1%，显效率为 60.8%。1994 年钟汝铃报道用弱激光血管内照射治疗 14 例喘憋性肺炎，治疗 24h 后，喘憋症状缓解 4 例；48h 后，喘憋症状缓解 5 例；72h 后喘憋症状缓解 5 例。5 次治疗后，喘憋症状完全消失，肺部啰音 5d 消失 12 例，5d

后消失 2 例。治愈 8 例（64.3%），显效 5 例（35.7%），总有效率为 100%。而对照组：治疗 24h，喘憋症状缓解 1 例；48h 后，喘憋症状缓解 3 例；72h 后，喘憋症状缓解 6 例。肺部啰音 5d 内消失 4 例，5d 后消失 6 例。治愈 3 例（占 30%），总有效率 70%。治疗组明显优于对照组（$P < 0.05$）。

1999 年任心荣等报道用 8～10mW 的 He-Ne 激光穴位照射，照射时间控制在 15～20min，每日 1 次，10 次为 1 个疗程，共 2 个疗程，在针刺得气后，将激光光前输出端与皮肤的激光针相连接进行治疗，取穴大椎、合谷、风门、列缺、足三里穴，共治疗 60 例，而对照组采用西药常规治疗加穴位艾灸 60 例。

治疗结果：治疗组总有效率 93.3%，而对照组总有效率为 71.7%，经 χ^2 检验，$P < 0.01$ 有显著性差异。两组治疗前后进行肺功能测定，激光组的各项肺功能检查均明显高于治疗前，高于对照组，均有显著性意义（$P < 0.05$）。两组治疗前后，测量免疫球蛋白，也均有显著性差别（$P < 0.05$ 或 $P < 0.01$）。IgA 明显升高，IgG 明显降低，IgM 轻度升高，但无统计学意义。两组治疗前后 T 细胞亚群，也均有显著性改变（$P < 0.05$ 或 $P < 0.01$）。CD3 及 CD4 均显著升高，提示激光治疗改善细胞免疫功能优于对照组。

中医学认为呼吸道感染时优于人体正气不足、卫外不固、外邪内侵、正邪交争、邪盛乘虚而入侵机体后产生的结果。

激光治疗以清热化痰、宣肺降气为本，佐以理脾和胃，扶正培元。故取穴大椎、风门、肺俞、列缺以疏风散寒、宣肺化痰；选足三里，运中焦脾胃之气，使气行津布，痰湿自化，佐以合谷以加强宣肺解表之功，使肺气通调、清肃有权，邪无所依，其病自除。

半导体激光穴位照射，常取穴大椎、风门、肺俞、列缺和合谷、足三里穴。

中国煤矿工人北戴河疗养院段建勇等报道用半导体激光治疗 105 例呼吸道感染，其中包括慢性咽炎 15 例，支气管炎 98 例，肺部感染 22 例。输出功率为 50～120mW 以治疗慢性咽炎，300～500mW 治疗慢性支气管炎，300～600mW 治疗肺部感染，患者治疗 2～3 次，症状明显改善，1 个疗程 7～8 天，一般数个疗程则可以取得好的效果。

激光消炎作用：弱激光无直接杀菌作用，抑菌作用与照射功率、时间、次数有关。其消炎效果与弱激光照射机体引起免疫功能的改善有关。对抗生素过敏、感染耐药菌株的产生、双重感染、呼吸衰竭、氧疗效果不佳者，加用激光治疗，可以增加其疗效。

第13章 弱激光治疗消化系统疾病

将食物转变为可供吸收和同化的化学物质的一组器官称为消化系统。消化系统由消化管和消化腺组成。消化管是一条从口腔到肛门、粗细不等的管道，包括口、咽、食管、胃、小肠、大肠、肛门；消化腺，包括涎腺，肝、胰和消化管壁内的许多小腺，其主要功能是分泌消化液。消化系统是营养物质进入体内的渠道，无营养价值的残渣和未被利用的则成为粪便排出体外。根据消化系统的解剖结构，分为消化道腔和消化道腔外的器官，消化道腔内常见的病如食道炎、胃炎、肠炎、胃溃疡、十二指肠溃疡，还有肿瘤等。消化道外常见病，如肝炎、胆囊炎、胰腺炎等消化腺疾病。

He-Ne 激光血管内照射在治疗消化系统一些疾病，如慢性浅表性胃炎、消化性溃疡、慢性胆囊炎等，可以改善症状和体征。

1994 年何子选等报道用 He-Ne 激光治疗 46 例消化道疾病患者，治疗后其腹胀、腹痛、恶心、呕吐、食欲缺乏及上腹部压痛等均有较好的效果，显效率可达 85.1%，总有效率为 95.2%。这是由于激光照射可以改善胃黏膜的微循环，使血氧供应增加，使胃黏膜的炎症消退，溃疡加以修复。另外，由于激光将光能转化为生物内能，激活胃肠系统一系列酶的活性，增强机体的消化吸收能力，从而消除了腹胀、恶心、呕吐、促进食量增加，改善机体免疫状态，解除痉挛和疼痛。

一、急性胰腺炎

在我国轻症的急性胰腺炎多见，由胆道疾病引起的占40%～50%，酗酒者占6%，轻型表现为水肿型（胰腺组织充血、水肿，胰腺周围少量脂肪坏死）。严重时则形成坏死出血型胰腺炎（胰腺周围脂肪显著坏死，血管损伤而出血）。其他如感染、外伤、高脂血症也可能是发生急性胰腺炎的致病因素。

临床表现为饱餐和饮酒后上腹部持续性剧痛，伴有恶心、呕吐、腹胀、局部有压痛。化验血中白细胞增多，血清淀粉酶和脂肪酶水平增高［正常血清淀粉酶浓度100ml为40～180U（somogyi），血清脂肪酶不列为常规检查］。6～8h血清淀粉酶开始升高，可持续48～72h。

治疗主要包括禁食、胃肠减压、止痛、抗感染和静脉输液。

1989年 Дмцтриев АЕ идр 观察17例患者，13例为脂肪性，4例为出血性，死亡5例。急性发病1～5d时淋巴细胞。α-核苷酸参数平均下降63%，说明其活性明显抑制。1次弱激光血管内照射后，其淋巴细胞核苷酸合成能力激活，α-核苷酸参数平均增加，接近正常。在胰腺中毒期红细胞能量代谢明显抑制，三磷腺苷浓度下降43%，而二磷腺苷和一磷腺苷含量增高30%和23%（$P < 0.01$），而弱激光静脉内照射后腺苷酸含量恢复，趋于正常。他认为激光动脉内照射治疗效果要优于静脉内照射。激光对坏死型胰腺炎综合治疗有良好效果。

对于慢性胰腺炎则是由于各种病因引起胰腺实质和胰腺管的慢性进行性炎症。使胰腺破坏和纤维化，病变可以在病因祛除后仍继续进行，与自身免疫反应有关。慢性胰腺炎治疗以病因治疗为主，配合激光针灸对症治疗。

He-Ne 激光或半导体激光穴位照射治疗，取穴足三里、中脘、期门、阳陵泉、胰腺体表投影部位和局部压痛点处，每次取穴 2～3 个和体表投影处照射，波长 632.8nm 或 650nm，输出功率为 10～15mW，光斑 1mm，每日 1 次，每穴 10min，10 次为 1 个疗程。

二、消化性溃疡（胃和十二指肠溃疡）

其病因和发病机制尚未完全明了，目前认为与胃酸、胃蛋白酶分泌增多，胃黏膜屏障功能降低，精神神经刺激，幽门排空延长，饮食失调和幽门螺旋杆菌感染有关。

临床表现为局限性、缓慢性和节律性，部位多限于上腹部，胃溃疡常在剑突下正中或偏左，十二指肠溃疡多在剑突下偏右，胃溃疡疼痛多在餐后 0.5～2h 发作，其规律是进食—疼痛—缓解，十二指肠溃疡多在空腹时疼痛或餐后 3～4h 发作，其规律是进食—缓解—疼痛，疼痛呈周期性发作，与季节有关，秋冬季最多，亦和饮食、精神情绪有关。

激光治疗是调节中枢和自主神经系统的功能，促进胃和十二指肠的血液循环，改善黏膜和肌层的营养状态，消除局部水肿和痉挛，调节胃和十二指肠分泌和运动功能，缓解症状，加上溃疡愈合，防止复发。

在这方面俄罗斯报道通过内镜将激光导入胃内，向溃疡处照射，共观察胃十二指肠溃疡病患者 32 例，溃疡直径 0.5～2.5cm，病程数月至 20 年。

观察组：18 例，用 $1.6mW/cm^2$ 的 He-Ne 激光进行局部照射，每次 1min，隔日 1 次。

对照组：14 例，用传统的抗溃疡疗法（解痉剂，抗胆碱和抗酸剂治疗），照射 1～2 次后，激光组 100% 的患者疼痛消失或减轻，同时内镜所见溃疡周围黏膜炎症减轻，溃疡以黏膜形成形式愈合，平均时间为 17.5d，1 年内溃疡复率为 44.7%。而药物对照组，溃疡愈合平均时间为 35d，复发率为 83%。故认为 He-Ne 激光照射比创痛疗法使溃疡愈合期缩短一半，这是由于激光的抗复发作用在于对红细胞脂质抗氧化物活性（AOA）和对生物膜的稳定作用，这是减少复发的基础。

另一俄罗斯学者用 20mW 的 He-Cd 激光通过光导纤维置入胃内，向溃疡处照射，功率密度为 2.0mW/cm^2，照射时间为 1min，隔日 1 次，5～8 次为 1 个疗程，共治疗胃和十二指肠溃疡患者 74 例，应用 He-Cd 激光，在 He-Ne 激光照射 1～2 次后，溃疡区周边炎症反应暂时加重，2～3 次治疗以后，炎症反应消失，痉挛缓解，周围黏膜水肿和充血也消失，疼痛也随之缓解，溃疡底部的坏死组织、纤维组织以及其边缘的肉芽组织廓清，形成柔软的瘢痕，He-Ne 激光平均为 16.6±1.0d，而 He-Cd 激光治疗平均 17.1±1.0d；而对照组 37.5±1.9d，仅有 1 例溃疡向胰腺穿通者治疗无效。

也有用 Ar$^+$ 激光，采用功率稍大的 0.2～0.4W 的 Ar$^+$ 激光，随内镜插入照射溃疡 30s，直到溃疡表面发白为止，这由于 Ar$^+$ 激光为 514.5nm 和 488.0nm，更易被血红蛋白吸收，但其穿透力弱于 Nd:YAG，故治疗溃疡面效果好。

另外，也可用 He-Ne 激光进行穴位照射，功率 20mW，每穴照射 3～5min，每日 1 次，10 次为 1 个疗程，主穴为中脘、足三里、内关。配穴：脾俞、胃俞、梁门、建里等穴位，体表 He-Ne 激光穴位照射对兴奋型的效果更好。

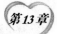

三、慢性胃炎

慢性胃炎是由种种原因引起的胃黏膜炎症病变，研究表明幽门螺旋杆菌感染是引起慢性胃炎的主要因素，50%～80%可以在胃黏膜上找到幽门螺杆菌，另外，自身免疫、酗酒、药物、毒素以及胆汁反流等均可引起慢性胃炎。据胃黏膜病理变化分为浅表性、萎缩性、糜烂性胃炎。

临床大多数病人无症状或程度不同的消化不良症状，如上腹隐痛、食欲减退、餐后饱胀、反酸等。

如有萎缩性胃炎则出现贫血、消瘦、舌炎、腹泻等，个别黏膜糜烂者，上腹痛显明，并有出血，如呕血、黑便。

临床常用药物止痛如阿托品、颠茄、胃酸增高可用雷贝拉唑等药物，有幽门螺杆菌时，应服用抗生素治疗，胆汁反流可服多潘立酮等。

1．半导体激光穴位照射治疗常取穴为中脘、内关、足三里，另外可加胃俞、脾俞、期门。输出功率10～20mW，光斑直径1mm，每穴5min，每次2～3穴，每日1次，10次为1个疗程。

2．局部敏感压痛点 He-Ne 或半导体激光照射治疗这些压痛点分布在第6、7、8、9胸椎旁开1.5寸处，一般有1～4个压痛点，照射方法同上。

四、胃下垂

胃下垂是内脏下垂的一部分，当患者站立时，胃的下缘达盆腔，胃小弯弧线最低点降到髂嵴连线以下称为胃下垂，其病因主要和膈肌悬吊力不足，膈胃、肝胃韧带松弛，腹内压下降及腹肌松弛因素有关，常见于瘦长型女性、经产妇、多次腹部手术有切口疝及临床少动者。

轻度下垂者一般没有症状，下垂明显者可以出现腹胀、厌食、嗳气、便秘、腹痛，餐后站立过久和劳累过度时症状加重。

这类患者的治疗一定要少量多餐，餐后卧床休息，少喝牛奶，腹部顺时针按摩，药物常用促进蠕动的药，如多潘立酮等，也可服中药如摩罗丹等。

He-Ne 或半导体激光穴位照射治疗。取穴中脘、气海、关元、足三里。配穴：内关、三阴交、梁门、太白。激光波长632.8～650nm，功率25mW，每穴照射3～5mW，取穴3～4个为1组，每日1次，7次为1个疗程，共照射4个疗程。

也可取提胃（中脘穴旁开4寸）、胃上（下脘旁开4寸）、胃底（胃小弯下2寸，腹部正中线旁开2寸）、胃穴（剑突下2寸，腹部正中线左侧旁开1寸）、反应点（上反应点接近幽门穴，下反应点接近左肓俞穴）等穴。

治疗中应配合加强腹肌的训练。

五、慢性腹泻

慢性腹泻是指排便次数增多，每天超过3次，粪质稀薄（含水量＞85%），容量或总量增多（＞200g/d），且病程在4周以上者，按其发病机制分为渗出性、分泌性、渗透性、吸收不良性和肠胃动力性腹泻。腹泻的原因很多，如感染、消化不良、不洁食物、胃酸缺乏，也有其他疾病，如慢性胰腺炎、肠道乳糖酶缺乏，肠道黏膜本身的病都因为肠道吸收能力减退而引起腹泻。长期腹泻可引起营养不良和维生素缺乏症，易可引起各部位的炎症，如支气管炎、中耳炎、中毒性肝炎等。所以腹泻的治疗很重要，激光的治疗可以辅助治疗。

He-Ne 或半导体激光穴位照射治疗。以胃源性腹泻、肠道炎症、慢性细菌性痢疾以及过敏性结肠炎和慢性非特异性溃疡性结肠炎的治疗效果较好。取穴：神阙、天枢、足三里、阴陵泉等，激光波长 632.8nm 或 650nm，输出功率 10～15mW，光斑直径 1mm，每日 1 次，每次取穴 2～3 穴，每穴 10min，7～10d 为 1 个疗程。

六、病毒性肝炎

肝炎是由嗜肝病毒引起的以肝类为主的全身性传染病，根据病因不同可分为甲、乙、丙、丁、戊型等。其中甲、戊型主要经消化道传播，乙、丙、丁型以接种传播方式为主。临床上主要表现为乏力、食欲减退、恶心、呕吐、肝肿大和肝功能损害，部分病人可有黄疸和发热，少数患者出现荨麻疹、关节痛和上呼吸道症状。

He-Ne 或半导体激光穴位照射治疗。激光波长 632.8～650nm，功率 10～30mW，每穴 3～5min，10 次为 1 个疗程。常取穴肝俞、胆俞、脾俞、阳陵泉、痞根等穴位。

西安医学院第一附属医院也用激光治疗一些慢性肝炎、迁延性肝炎，其有效率可达 82.14%。其治疗穴位分为两组：一组，至阴、足三里；二组，胆俞、太冲。肝区痛者，加照期门或阳陵泉穴；谷丙氨酸转移酶高者，加大椎、肝俞、脾俞、阳陵泉穴，每日 2 次；肝大者，加肝俞；脾大者，加脾俞穴。

解放军 260 医院用 8mW，He-Ne 激光照射治疗，取穴足三里、肝俞、太冲、期门等穴位，每日选 2～3 个穴位隔天交替使用，每穴 3～5min，每日 1 次，20d 为 1 个疗程，其治疗 36 例，另外，32 例用中西医药物结合治疗，中药由黄芪、当归、柴胡、白芍、茯苓、丹参、郁金、鸡内金、甘草为主配合酵母、维生素 C 等治疗，结果证明激光治疗组明显优于药物组。激光组治愈率为 86.1%（31/36），药物组 75%（24/32）。

潘志峰等报道用 He-Ne 激光穴位照射治时，取穴肝俞、胆俞、关元等穴位。激光输出功率为 6mW，直径 6mm，每穴 5min，每日 1 次，10 次为 1 个疗程。共治疗 66 例慢性乙型病毒性肝炎患者，以常规保肝治疗为对照。

结果治疗组 66 例患者总有效率为 95.4%。对照组 34 例患者，总有效率为 69.4%。两者经统计学处理有显著性差异（$P < 0.05$）。

七、脂肪肝

脂肪肝指肝细胞内有过多脂肪积聚，正常肝脏按重量计算约含脂肪 5%。肝脏的主要脂类为磷脂、三酰甘油、脂肪酸、胆固醇及胆固醇酯。脂肪肝患者肝内脂类超过肝湿重的 10%，主要脂类是三酰甘油，脂肪在肝细胞浆内呈微滴状，脂肪增多时可互相融合成大脂肪泡，把细胞核推向一侧。根据脂肪含量：可将脂肪肝分为轻型（含脂肪 5%～10%）；中型（含脂肪 10%～25%）；重型（含脂肪 25%～50% 或 > 30%）；三型主要病因是酒精中毒，摄食过多，肥胖和糖尿病，营养不良，用药造成如皮质激素，口服巴比妥类安眠药等。临床无特殊症状，少数有肝大，肝区痛，B 超可提示肝脏结构模糊及声波衰弱等。治疗主要控制饮食，避免肥胖，不要酗酒。适当运动，避免不必要的药物，要有足够蛋白质饮食，脂肪肝属可逆性疾病，早期诊断和及时治疗可恢复正常。

李琪报道用弱激光血管内照射配合适当饮食，运动和中药复肝丸取得好的效果，在治疗 38 例脂肪肝患者中治愈 18 例（47.4%），显效 10 例（26.3%），好转 8 例（21%），无效 2 例（5.3%），总有效率为 94.7%。而对照组［单独用烟酸肌醇，葡醛内酯（肝泰乐）和维生素 C］治愈 14 例（32.5%），显效 8

例（18.6%），好转 6 例（14%），无效 15 例（34.9%），总有效率为 65.1%。经 χ^2 检测，$P < 0.01$。

八、术后胆道阻塞

1990 年 Гатапеянф идр 报道用激光血管内照射治疗 25 例手术后阻塞性黄疸患者，证明可以促进胆管引流区炎症减轻，比对照组取出引流管平均早 3～5d。

九、肝硬化腹水

常见的慢性肝脏病，可由病毒性肝炎、慢性酒精中毒、胆汁性肝硬化等引起。其病理改变是肝细胞变性、坏死和弥漫的纤维化。临床表现：肝大质硬、晚期肝萎缩、门脉高压时，出现腹壁静脉曲张、皮肤出现蜘蛛痣、肝掌，晚期可出现腹水、胸水。此类患者饮食应以高蛋白质、高热量、低脂肪为原则，有腹水者应少盐或无盐饮食，必要时可静脉点滴给予氨基酸或血浆白蛋白制剂。

1999 年朱明智等报道用激光血管内照射综合治疗 70 例肝硬化腹水，和单独用护肝、利尿、降门脉压、静点氨基酸等药物为对照组。结果：激光综合治疗组显效 25 例，有效 14 例，无效 1 例，总有效率 98%，而对照组显效 8 例，有效 14 例，无效 8 例，总有效率 74%。$\chi^2 = 12.79$，$P < 0.05$，两组疗效有显著差异，以腹水更为明显。其机制可能是激光激活库普弗细胞（KC），有利修复肝组织，提高免疫力，改善微循环，提高供给肝脏的氧和营养物质。

周静报道用半导体激光照射穴位和肝区局部照射，共 52 例。常取穴天鼎、肝俞、中脘、膻中、足三里、三阴交等，每次照射 1h，每日 1 次，7d 为 1 个疗程，间隔 7d 可重复第 2 疗程。而对照组 50 例，则选用常规保肝治疗。治疗结果：消化道症状总有效率为 94.2%，而对照组为 80%，经 χ^2 检验有显著性差异（$P < 0.05$）。治疗后 15d，ALT、AST 下降总有效率为 96.2%，而对照组为 82%，两组比较有显著性差异（$P < 0.05$）。治疗后 30d，则为 98%，而对照组为 94%，两组相比较无显著差异。

在选穴方面，食欲缺乏、恶心重者，宜选足三里、中脘；大便不调者，宜选足三里、关元；失眠者，宜选三阴交、天鼎等。

深圳市中医院周静报道，应用铝镓铟磷半导体激光辅助治疗肝炎和肝硬化共 102 例，随机分为观察组 52 例和对照组 50 例。

观察组患者消化道症状改善总有效率为 94.2%，对照组为 80%，经 χ^2 检验，$P < 0.05$，两组有显著性差别，说明激光治疗可以改善肝炎、肝硬化患者的恶心、食欲缺乏、腹胀等症状。

表 13-1　两组患者治疗结果比较 [n（%）]

	例数	显效	好转	无效	恶化
观察组	52	35（67.3）[#]	14（26.9）[#]	3（5.8）[#]	0（0）
对照组	50	23（46.0）	17（34.0）	10（20.0）	10（0）

#. 表示两组相比，$P < 0.05$（$\chi^2=6.606$）

十、慢性胆囊炎

慢性胆囊炎是肠胃急性胆囊炎的后遗症或由于胆固醇代谢紊乱而引起胆囊病变，可以轻度增厚到整个纤维性萎缩。

He-Ne 或半导体激光穴位照射治疗。取穴阳陵泉、期门、日月、中脘、胆囊穴、足三里、肝俞、胆俞、内关加压痛点照射及胆囊区局部照射。激光波长 632.8～650nm，功率 20～25mW，每穴 5～10min，选 2～3 穴为一组，每日 1 次，7d 为 1 个疗程。

十一、溃疡性结肠炎

溃疡性结肠炎是一种原因不明的直肠或结肠炎性病变，黏膜充血、水肿、多发溃疡、晚期肠壁增厚、狭窄并有息肉形成。临床表现上为顽固性腹泻、黏液便、血便或脓血便、腹痛和里急后重，有反复发作的趋势，所以又称为慢性非特异性溃疡性结肠炎。化验轻度贫血和白细胞轻度增多，血沉快是活动标志之一，内镜或钡灌肠造影即能诊断。

河南开封医学科学研究所治疗 150 例，显效 51 例，占 34%，基本缓解 92 例，占 61.33%；总有效率 95.33%。

上海黄浦中心医院治疗 75 例，其中显效 41 例，有效 31 例，无效 3 例。将 He-Ne 激光通过光导纤维直接导入肠腔内，输出功率 16mW，进行分段照射，共 30min，每周 2～4 次，8 次为 1 个疗程。

表 13-2　肝硬化主要体征改善情况

	观察组					对照组					
	例数	显效	好转	无效	有效率（%）	例数	显效	好转	无效	χ^2	P
腹水	34	25	6	3	91.2	35	12	15	8	10.685	＜0.01
脾大	31	19	7	5	83.9	29	10	6	13	6.366	＜0.05
黄疸	18	13	4	1	94.4	20	9	3	8	6.227	＜0.05
下肢水肿	20	23	4	4	86.7	31	14	9	10	6.316	＜0.05

　　激光还可以明显降低肝脏酶谱和改善微循环。共 102 例，每 15 天检验一次肝功能，15 天后观察组 ALT、AST 下降，总有效率 96.2%，对照组 82%，两者有显著差别；30 天后观察组 ALT、AST 下降总有效率 98%，而对照组 94%，两者相比无显著差异。

弱激光治疗泌
尿系统疾病

泌尿系统是主要用以生成并排泄尿液的器官系统。肾脏又
有重吸收及分泌功能，参与调节体液、酸碱和电解质的平衡。
此外，肾也是内分泌器官，可产生多种激素。男性尿道也是排
精管道，泌尿系统与生殖系统在个体发育上有共同的起源，所
以两个系统常合称为泌尿生殖系统。

弱激光血管内照射可以改善急性肾衰、肾病综合征、慢性
肾衰、男性性功能低下等症状，故可以用之作为辅助治疗方法。

一、急性肾衰竭

肾衰竭（急性肾衰）是因多种疾病使两肾在短时间内丧失排
泄功能，表现为少尿（尿量＜400ml/d）或无尿（尿量＜50ml/
d）、电解质和酸碱平衡失调，以及急剧发生尿毒症，但也有非少
尿型。

急性肾衰竭由 3 种情况引起：①肾前性氮质血症：是由于
血容量不足或心功能不全使肾血灌注不足，肾缺血，导致少尿
和血尿素氮升高［＞8.9mmol/L（25mg/dl）］，肌酐升高［＞
176.8μmol/L（2.0mg/dl）］。当肾血灌注增加后，肾功能立即恢
复，如肾缺血严重或持续时间超过 2h，即可发展成肾性肾衰
竭。②肾后性肾衰竭：由于结石、肿瘤或前列腺肥大，使双侧
尿路发生急性梗阻，引起肾盂积水，压迫肾实质或反射性肾血

管收缩使肾缺血，或因尿流不畅继发感染，使肾衰竭。③肾性肾衰竭：多由急性肾小球疾病所致，其主要原因是肾中毒（如药物中毒、细菌内毒素以及其他毒物）和肾缺血、急性血管内溶血（如误导型输血引起溶血，释放出大量血红蛋白，引起肾小管堵塞以及红细胞释放出的毒素）或肌红蛋白（肌病、挤压伤、烧灼引起大量骨骼肌溶解引起肌红蛋白堵塞肾小管和肌肉损伤时释放出的毒素）。

临床表现为无尿或少尿及其引起的电解质紊乱、水潴留等一系列尿毒症症状。

治疗：主要在少尿期控制入液量，预防并发症，严重者采用腹膜透析和血液透析。在无腹膜透析和血液透析的情况下，可试用激光辐照血液以辅助治疗。

杨霓芝等报道用激光血管内照射配合中药保留灌肠治疗少尿型急性肾功能衰竭 3 例均取得满意效果。这 3 例中，1 例为败血症感染性休克引起，2 例为肾毒性药物引起。用激光照射后，3 例患者恶心、呕吐消失，疲乏无力减轻，由少尿期变为多尿期，治疗中未出现心功能衰竭和严重电解质紊乱、酸碱平衡失调和消化道出血并发症，其中 2 例血肌酐、尿素氮恢复正常，1 例明显改善。

徐吉仙也报道治疗 8 例，结果治愈 5 例，包括急性肾炎 1 例、急性中毒 3 例、败血症 1 例引起的肾功能不全；好转 2 例，包括肾结石和慢性肾炎引起的肾功能不全；1 例无效，为慢性肾炎引起肾功能不全。

二、慢性肾衰竭

慢性肾衰竭是由各种病因引起的肾脏损害，发展到不能维持体内正常体液和电解质平衡。最常见的是由慢性肾小球肾炎引起，慢性肾功能减退，逐渐发生尿毒症。尿毒症的发病有各种各样的学说，如中分子物质学说、毒素学说、矫枉失衡学说等。由于各种代谢障碍和毒物代谢产物的潴留，临床产生一系列的症状，如水、电解质紊乱等；消化道出现炎症、出血；心血管出现心力衰竭、高血压；血液系统出现贫血、出血；呼吸系统出现肺水肿、炎症；神经系统出现周围神经炎、脑病等一系列全身疾病。

治疗上，注意休息，避免感染，低蛋白饮食，给予必需氨基酸、利尿药，少量输血和腹膜透析，血液透析。

激光血管内照射能降低血清中分子物质，提高 SOD 活力，降低 MDA 水平，而且经过单光子电子计算机断层证明肾血流量明显增加，肾小球滤过也明显提高，24h 尿蛋白明显下降，贫血改善。

徐吉林报道用 He-Ne 激光血管内照射治疗慢性肾功能不全患者 8 例，治愈 5 例，好转 2 例，无效 1 例。

三、慢性肾脏疾病

慢性肾脏疾病包括慢性肾小球疾病、肾病综合征及肾功能不全，是肾内科的常见病，激光穴位照射治疗慢性肾脏疾病取得一定效果。

半导体激光穴位照射治疗。激光波长 650nm，输出功率为 5～10mW，脉冲频率 1～1.5Hz，每次照射 25min，每日 1 次，连续 7d 为 1 个疗程。取穴关元、水道（右）、肾俞（左右）、膀胱俞（右）、足三里（右）、三阴交（右）、阴陵泉（右）、涌泉（右）。

王莉等报道用 650nm 的半导体激光治疗慢性肾小球疾病 44 例、肾病综合征 24 例及肾功能不全 28 例，共 96 例，其中激光照射组 48 例、对照组 48 例。

激光组使用 650nm 的半导体激光，共 8 路输出，每路输出功率 5～10mW，脉冲频率 1～1.5Hz，选取穴位 9 个，包括关元、水道（右）、肾俞（左右）、膀胱俞（右）、足三里（右）、三阴交（右）、阴陵泉、涌泉（右为公共穴），穴位上贴黄芪、丹参等药物的药贴，每次 25min，每日 1 次，连续 7 次，间歇 1 次，21 次为 1 个疗程。而对照组仅用和激光同样的药物治疗。治疗结果见表 14-1。

表 14-1　慢性肾病激光治疗结果

组别	例数	基本缓解例数	部分缓解例数	无缓解例数	总缓解率（%）
治疗组	48	30	16	2	94.0
对照组	48	18	11	19	63.3

Mortellaro 实验证明足三里为免疫调节穴，治疗中足三里、关元、肾俞采用强刺激，对难治的肾病取得好效果。

四、肾病综合征

肾病综合征是肾小球病变所致，这时清蛋白从尿中排出，大分子球蛋白（IgG 等）亦由尿中排出，造成低蛋白血症，引起血浆胶体渗透压下降，导致水肿。而且一些与免疫球蛋白、补体因子、微量元素相结合的蛋白（如转铁蛋白、铜蓝蛋白、锌结合蛋白等），与激素相结合的蛋白（如甲状腺结合球蛋白、可的松结合蛋白、2,5-羟维生素 D_3 结合蛋白、前列腺结合蛋白等）及抑制凝血因子下降，导致抵抗力下降。肾病综合征常出现胆固醇、三酰甘油、磷脂明显增高，低密度和极低密度脂蛋白浓度增加，高密度脂蛋白下降。

临床表现：①水肿，全身性、胸腹腔积液甚至心包积液，少尿、无尿、血尿素氮，肌酐增高；②低蛋白血症，表现低血压，特别是直立性低血压，站立时头晕；③蛋白尿含量3.5g/d。

治疗上应利尿消肿，提高血浆蛋白浓度，防止并发症，必要时给予激素和细胞毒类药物有较好疗效。

激光治疗可以消除水肿，尿蛋白减少，血清蛋白增加。

凌杉洪报道用激光血管内照射治疗10例肾病综合征患者，10例患者均处于代偿期（血肌酐＜115mmol/L），其中7例未用过免疫抑制剂，3例服用大剂量泼尼松，治疗4周以上，均效果不佳。即在原剂量和减剂量基础上加用弱激光血管内照射，这些患者不用人体清蛋白制剂，亦不用或不加量使用利尿药，不用免疫抑制剂，10次治疗后：①尿量由109ml/d增加到1685ml/d，并保持这个水平达5d之久；治疗后28d，每日尿量仍为1214ml。尿量增加，四肢水肿和腹水逐渐消退。②尿蛋白、血清蛋白和SCr的指标在治疗10次后，尿蛋白控制在平均0.99±0.75g/d，血清蛋白则由18.0±5.2g/L增加到28.6±6.3g/L（$P < 0.05$），SCr保持正常（＜11511mol/L）。

五、男性性功能低下

主要由于血黏度高，动脉硬化，微循环灌注不良和器官功能衰退（性腺和促性腺功能等），进而使体内激素代谢紊乱，雄激素降低。

201医院报道用激光血管内照射治疗7例性功能减低患者，1个疗程后，6例有明显改善，主要表现为性欲增强，持续时间长，满意程度提高到65%～80%，只1例35岁患者原发性阳痿，激光治疗5次自觉无效而中止治疗。如加用穴位照射肾俞、命门、三阴交、关元穴，则效果更佳。

第 **15** 章 弱激光治疗运动系统疾病

CHAPTER15

一、关节炎

关节滑膜组织的感染和非感染性炎症，表现为关节部位肿胀、疼痛和功能障碍。广义上，不仅指关节滑膜病变，还指关节各组成部分，如骨骼、肌肉、软骨、关节囊、肌腱、韧带以及相关血管和神经病变。1970 年美国流行病学调查，其发病率为 15%。在固定人群中发病率可达 33%，因关节致残者其数量可观，已成为疾病防治中的重大课题。

关节炎的病因繁多，其发病机制则与各原发全身疾病的发病机制密切相关，十分复杂。

现介绍几种用弱激光治疗的关节炎：风湿性关节炎、类风湿关节炎、痛风性关节炎。

风湿性关节炎是急性风湿热的一个类型，是由乙型溶血性链球菌感染所致的全身变态反应性疾病，发病前常有扁桃体发炎和病毒感染史。其典型表现为游走性多关节炎，多对称累及膝、踝、肩、腕、肘、髋等大关节，关节呈红、肿、热、痛。急性炎症消退后不留强直和畸形，但常反复发作，血沉快，抗链 "O" 高。风湿活动会影响心脏而发生心肌炎，甚至遗有心脏瓣膜疾病，预防很重要，平日要注意防潮湿，注意保暖。治疗上主要镇痛消炎，阿司匹林是常用药，还有布洛芬、双氯芬

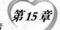

酸等甾体消炎药，这些均有一定毒副作用。

类风湿关节炎是一种以关节滑膜炎为特征的慢性全身性自身免疫性疾病，滑膜炎反复发作，导致软骨和骨的破坏，关节功能障碍，终致残疾。其发病率约占人口的1%，发病时累及多个关节，如手指、掌、腕、膝、肘、脊柱。临床表现为小关节滑膜所致的关节疼痛、肿胀和触痛，运动后加重，以致僵直，最后出现纤维性或骨性强直，由于软组织挛缩，导致持久的关节变形。除关节外，也侵犯其周围组织及血管、神经、肺、胸膜、巩膜等处。检查：类风湿性因子阳性，血沉快，X 线片可见关节软骨破坏，免疫球蛋白 IgG、IgA、IgM 增多，血清 C-反应蛋白增高。本病是一种反复性发作的疾病，致残率高，预后不良。目前尚无好方法，半导体、红外激光可以消炎、镇痛、改善关节活动、激光治疗没有非甾体药的毒副作用而且效果也高于非甾体药物。

痛风也是一种关节病，表现为血清尿酸浓度增高，急性关节炎反复发作，最后导致关节严重丧失活动能力，还可以发生肾间质和血管受侵犯。

杨东红报道用激光血管内照射治疗 50 例痹症患者（其中风湿性关节炎 33 例、类风湿关节炎 12 例、痛风性关节炎 5 例）。经中医辨证属风寒湿痹 44 例、热痹 6 例。经激光血管内照射治疗后，显效 18 例（36%），均为风寒湿痹。有效 26 例（52%），其中风寒湿痹 25 例、热痹 1 例；无效 6 例（12%），其中风寒湿痹 1 例、热痹 5 例。总有效率 88%，其中风寒湿痹占有效率的 86%，热痹占有效率的 2%。

吴诤也报道用激光血管内照射治疗类风湿关节炎 32 例，并用西药吲哚美辛（消炎痛）作对照，结果治疗组总有效率 96.87%，疗效优于对照组（总有效率 86.36%），$P < 0.05$，两

组差异有显著性。

对于类风湿关节炎的激光治疗还可以用于穴位和病灶区，鼓膜区照射现分别叙述如下。

1. He-Ne 或半导体激光穴位照射治疗 激光波长 632.8～650nm，小关节病变则使用 5mW，大关节则使用 30～40mW 进行局部照射，每日 1 次，每个部位 10～15min，10 次为 1 个疗程，除局部照射外，还选用合谷、曲池、肾俞、环跳、犊鼻、承山穴。

都晓春等报道，用 He-Ne 激光治疗 65 例类风湿关节炎，上肢取穴：外关、合谷、阳池、阳溪。下肢取穴：足三里、三阴交、解溪、太冲、太溪。每次治疗 30min，每日 1 次，20 次为 1 个疗程，2～8 个疗程。

治疗结果：65 例中痊愈 17 例（占 26.2%），显效 24 例（占 36.9%），有效 19 例（占 29.2%），无效 5 例（占 7.7%），总有效率为 92.3%。

治疗后其血清球蛋白中的 IgG、IgM 和 IgA 均达到正常值，血沉值也均下降到正常。

以上取穴，通经活络止血、健脾利湿而祛寒湿之邪。

2. 半导体激光照射治疗 国内外常用 810～830nm 的红外半导体激光治疗，其输出功率为 300～400mW，可用于病灶区照射、反射区照射和穴位照射，穴位照射可根据发病部位选择不同穴位。每次每穴 3～5min，每日 1 次，10 次为 1 个疗程。

常用穴位如下。

（1）肩部：肩髃、肩髎、肩卢（肩三针）。

（2）肘部：曲池、少海、天井。

（3）腕部：阳池、阳溪、阳谷。

（4）手部：列缺、合谷、八邪。

（5）髋部：王不跳、秩边、承扶．

（6）膝部：梁丘、膝眼、阳关。

（7）踝部：昆俞、丘墟、太溪，还有阿是穴（疼点处）。

日本白户千之用 830nm 的半导体激光治疗 196 例类风湿关节炎，其中显效 13.8%，有效 52%，微效 29.1%，不变 5.1%。

浅田莞尔治疗 33 人（54 个关节），治疗后显效 57.4%，有效 40.6%，有效率为 98%。其治疗方法是先准确找到镇痛点，1 个点照射 15s，1 个关节可以照射 2～5 个点。无效病例只有 2%，而用镇痛药止痛的效果只有 60%～80%。

俄罗斯也有报道，用脉冲红外激光治疗类风湿关节炎，除激光局部照射外，还考虑到类风湿关节炎的发病机制和机体免疫状态有关，又分别用其他途径进行激光照射。Сидоров 采用耳鼓膜照射法，因鼓膜厚度仅 1mm，表面布满血管网，血流相当丰富（能经常保持与脑干、内脏及血液相同的恒温足以证明），其所用半导体激光波长为 0.89μm，脉冲频率 3000Hz，每次治疗总能量 7.6J/cm^2，随机分组 30 人进行激光治疗，而另外 40 人则作为对照组。用发光二极管发出的非相干红外线，其波长为 0.89μm，脉冲频率小于等于 10Hz。共进行 30 多项目检测，并得出综合性指标．严重度指数（HT）和全身炎症活动度 (NT)，降低 20% 或更多为好转，升高 10% 以上为恶化。

治疗结果：激光照射组 30 例，总体 HT 降低 22%（$P<0.05$），全身炎症活动度降低 7%，而发光二极管组 40 例，其总体 HT 只降低 6%（$P<0.05$），而全身炎症活动度没有变化。

综合评价临床疗效：激光组 30 例显效为 48.3%，有效 44.8%，无效 0 例，恶化 6.9%。发光二极管组 40 例，显效为 12.5%，有效 55.0%，无效 25%，恶化 7.5%，其临床疗效比较，激光组高于 3.9 倍（χ^2=5.9，$P < 0.02$）。

关于机制方面，作者认为作为中耳一部分的鼓膜是人体末梢恒温区的一部分，具有丰富的神经与高级适应中枢及免疫系统末梢器官有密切关系，治疗前后耳鼓膜的温度及脑电图均未见变化。

美国埃默里大学 Goldman 报道，用红外激光的钕玻璃激光对 30 例类风湿关节炎患者进行照射，采用双盲法，每个患者均用激光治疗一只手，另一手用假激光治疗，10 周为 1 个疗程，被治疗的双手均有改变，双手在热感、红斑、疼痛、肿胀和触痛方面均有改善，然而被激光治疗的手在红斑和疼痛方面有更显著的改善，而且握力、握压和指尖压力也明显改善。

在治疗期进行血小板积聚作用的测定，发现循环免疫复合物水平下降，照射前平均滴度为 34.5，治疗后为 17.8，免疫复合物可能与炎症反应有关。

一般认为 810nm 的红外波段，可深入组织内部，对机体组织产生生物刺激作用。可以提高 DNA 的比值，具有明显的消炎、镇痛、脱敏、减少渗出，改善局部血循环，促进组织修复，提高机体免疫力等功能；可以缩短疗程，并可减少药物的毒副作用，而且安全、无痛、无毒、给患者带来福音。

二、骨折

骨或软骨结构断裂的现象，由暴力造成的称为外伤性骨折；由疾病引起的，如肿瘤、炎症等则称为病理性骨折。绝大多数骨折经合理治疗，均可以愈合。临床检查：局部有畸形、异常活动（屈曲、旋转），有骨摩擦音、疼痛、出血、肿胀、功能障碍等。骨折常有的并发症如休克、感染、血管和神经损伤，骨折后遗症有骨折不愈合、畸形愈合、关节功能障碍、迟发性神经炎等。激光血管内照射可以使创伤骨折术后由 30% 优秀率成为 71.5%，良好率差不多，一般率对照组有 40%，而激光组则没有。

除激光血管内照射外，还可以用 He-Ne 激光或半导体激光（632.8nm 和 650nm），输出功率 15～25mW，扩束照射骨折伤口处，每次照射 10～20min，每日 1 次，10 次为 1 个疗程，明显有促进骨痂形成，伤口愈合的功效。

王根录报道用 160mW 的 He-Ne 激光将光斑扩大到了 3～4cm 大小，照射 15～20min，每日 1 次，8 次为 1 个疗程，治疗 32 例开放性或闭合性骨折及软组织损伤的患者，结果 20 例患者完全愈合，9 例基本愈合，平均照射次数仅为 7～8 次。

Кузииуевап 和 Кошепев，стаьутакий 分别报道，用 15mW 的 He-Ne 激光，扩束 5～20mm 大小光斑，照射骨折伤口处，均使骨折和伤口提前愈合。

三、断手再植术后

其成活率与术中成功吻合血管，术后血管痉挛，血管栓塞和感染有密切关系。

1995 年高玉凤观察 10 例患者，其中左前臂和左小腿再植各 1 例、手指再植 8 例，激光血管内照射后 9 例有效，肢（指）体颜色红润，指腹饱满，指温正常，无血管危象。再植成活。只有 1 例再植失败。

四、肩关节周围炎

肩关节周围炎亦称粘连性关节囊炎、五十肩、冰冻肩、肱二头肌腱炎等，是肩关节周围肌肉，韧带、肌腱、滑囊、关节囊等软组织损伤，退变而引起的关节囊和关节周围软组织的一种慢性无菌性炎症。一般好发于中老年人，与组织变性、合并慢性损伤或受凉有关，主要症状是疼痛、运动受限。先是肩部某一处痛与动作姿势有明显关系，随着病程延长，疼痛范围扩大到上臂中段，伴有肩关节活动受限，如增大活动范围则出现剧痛，严重者不能梳头、洗脸和扣腰带，夜间因翻身而痛醒时间长了可以出现肌肉萎缩、粘连和挛缩。

肩关节周围可明显有压痛点，如在肱二头肌长头腱沟，肩峰下滑囊，喙突、岗上肌附着点等。

晚期 X 线检查可见肩部软组织有钙化斑影部分病例，可见大结节骨质增生和骨赘形成等。而激光照射可以帮助消炎镇痛，促进关节功能恢复。

1. He-Ne 或半导体激光穴位照射治疗　主要是以疼痛点处（阿是穴），每个光斑照射 5min，每次照射 2～3 区，10～15min，每日 1 次，15 次为 1 个疗程。激光波长为632.8～650nm，输出功率为 25mW。

邵胜报道用输出功率为 25mW 的 He-Ne 激光，光斑直径3cm，能量密度为 $1.062J/cm^2$，照射组织平面，每次照射 2～3个光斑，每个光斑照射 5min，每次 10～15min，每日 1 次，15 次为 1 个疗程。有明显压痛点，需加阿是穴照射，共治疗297 例患者。治疗结果：297 例中，治愈 247 例（治愈率为83.16%），显效 42 例（显效率为 14.14%），无效 8 例（无效率为 2.7%），总有效率为 97.3%。患者照射同时，必须加强功能锻炼，帮助患者活动肩关节。

也有报道，用 He-Ne 激光穴位照射，功率 5～10mW，取穴：肩贞、肩内陵、天宗、肩俞、肩髃，配合条口穴，每日 1次，每穴照射 5min。

北京同仁医院共治疗 126 例肩关节周围炎患者，其近期痊愈 21 例，显效 36 例，有效 53 例，无效 16 例。

2. 半导体激光照射治疗　半导体激光波长为 810nm，输出功率 250～350mW 进行穴位照射，每穴 3～5min，每日 1 次，10 次为 1 个疗程。常用穴位为肩贞、天宗、肩俞、肩髃，配合条口穴，每次可选用 2～7 个穴位照射。

朱菁等治疗 20 例肩关节周围炎，其中痊愈 10 例（占 50%），显效 9 例（占 45%），有效 1 例（占 50%），总有效率为 100%。

张悦用 830nm 半导体激光治疗 30 例肩周炎，并和红外线治疗作对比，共治疗 30 次，激光组痊愈 16 例，显效 10 例，无效 6 例，两组有非常显著差异（$P < 0.01$），随诊 2 年，激光治疗患者无复发，对照组有 1 例复发。

肖雷等报道，用 830nm 的半导体激光照射肩俞、巨髎、曲池三穴，治疗 25 例肱二头肌长头肌肌腱鞘炎。治愈 15 例（占 60%），总有效率 88%。

广州军区总医院王育庆等报道，对 89 例肩周炎患者随机分为半导体激光治疗组 45 例和对照组 44 例（用电针治疗和推拿理筋复位手法治疗）。

激光波长为 820nm，平均输出功率为 200mW，功率密度 16W/cm²，脉冲频率选用 10～20Hz，每点照射时间 60～90s，并酌情加用 46 点束式输出端进行片状照射，输出端含 6 种激光（660nm、820nm、870nm、880nm、940nm 和 950nm），平均功率密度为 75mW/cm²，照射面积 10cm²。根据肩周炎疼痛情况，照射痛点，每个点治疗 10min，每日 1 次，10 次为 1 个疗程，疗程间隔 2d，治疗 2 个疗程，治疗结果见表 15-1。

表 15-1　两组肩周炎患者临床疗效比较

组别	例数	康复	显效	有效	无效	治愈率（%）	总有效率（%）
治疗组	45	25	17	3	0	55.6	100
对照组	44	17	16	8	3	38.6	93.2

从表 15-1 可见，两组治愈率与总有效率比较，差异有显著性意义（$P < 0.05$）。通过对 89 例肩周炎患者治疗疗效对比，证明激光治疗效果较好。

湖北仙桃市第一人民医院陈波等报道，共治疗 126 例肩周炎患者，其中针刺结合半导体激光治疗 66 例，对照组（推拿手法）60 例。激光组针刺穴位为天宗、肩髃、臂臑、曲池、外关、合谷，采用平补平泻手法，留针 30min，半导体激光采用 500nm 探头照射肩关节，每次 20min，治疗效果对比见表 15-2。

表 15-2　治疗组与对照组疗效比较

组别	例数	痊愈	显效	有效	无效	痊愈率（%）	总有效率（%）
治疗组	66	35	22	7	2	57（86.36）	64（96.97）
对照组	60	23	17	15	5	40（66.67）	55（91.67）

两组痊愈率经 χ^2 检验，疗效有显著差别（$\chi^2=6.88$，$P < 0.01$）

表 15-2 说明针刺结合半导体激光治疗组痊愈率明显优于对照组（推拿手法治疗），两组总有效率比较无显著差别（$\chi^2=1.68, P > 0.05$）。

武警安徽省总队医院沈玲，采用 830nm 半导体激光，输出功率 0～500mW，连续可调，对 10 例肩关节周围炎进行穴位照射，选用阿是穴、肩内陵、天宗、肩贞、外关等穴位，每次选

3～4个穴位，功率为300～500mW，以患者能够耐受最大强度为最终功率，每穴3～5min，每日1次，5～10次为1个疗程，病程长者可重复治疗，2个疗程之间休息4d。经5～10d治疗，治愈8例，有效2例，有效率100%。

典型病例：患者，女，39岁。2006年1月5日就诊，主诉有肩关节疼痛1年，上举、外展、后伸内旋均受限制，曾用药物治疗效果不佳，近日疼痛加重，活动受限，不能脱衣服，诊断为肩周炎，给予半导体激光治疗。将激光探头垂直置于痛点皮肤上并辅以肩峰、肩井、肩贞、天宗、外关交替照射，每次取穴4个，每穴5min，每日1次，功率400～450mW，无针刺感为最佳，照射5次，自觉症状改善，治疗10次，症状完全改善，穿脱衣服自如，随访3个月，无复发。

五、骨性关节炎（OA）

骨性关节炎又名退行性关节病或退行性骨关节炎，是一种常见的老年人关节病。据调查，我国人群中膝关节骨性关节炎患病率为9.56%，60岁以上者达78.5%。

骨性关节炎是一种慢性关节疾病，它的主要改变是关节软骨面的退行性变和继发性的骨质增生，主要表现是关节疼痛和活动不灵活，X线表现关节间隙变窄、软骨下骨质微密、骨小梁断裂，有硬化和囊样变，关节边缘有唇样增生，后期骨端变形，关节面凹凸不平，关节内软骨剥落，骨质碎裂进入关节，形成关节内游离体，受累关节往往伴有压痛，骨性摩擦音，少数患者有畸形。

本病发病的原因与下列因素有关，如肥胖、骨质疏松、外伤和遗传因素等。

1992年世界卫生组织（WHO）专家组将骨性关节炎（OA）

定义为：发生在滑膜关节的一种发展缓慢的，以局部关节软骨破坏，并伴有疼痛为主要症状，好发于膝、髋和脊柱关节，又以膝关节最常受累。据 WHO 估计，目前全球人口中 10% 的医疗行为与 OA 有关。在发达国家，膝骨性关节炎（KOA）分别是引起女性第四位和男性第八位劳动能力丧失的主要原因，KOA 发病率高的主要原因是膝关节要承受人体 80% 的重量，是人平地行走时体重的 4 倍，上下楼梯时，膝关节承受的力是体重的 17 倍。据上海地区调查表明，40 岁以上中老年人中有临床症状的 KOA 患病率高达 17.5%，因此，KOA 的治疗研究受到国内外研究人员的重视。

目前，KOA 的治疗方法包括非手术治疗（如药物治疗、物理治疗）和外科手术治疗。而物理因子是物理治疗中的一个重要组成部分，目前除电疗以外，弱激光的治疗也日益增加。

弱激光的治疗不引起组织和细胞的损伤，但可以产生明显的生物刺激作用，如促进组织修复、消炎镇痛、降低神经兴奋性、促进酶活性等。

Guerino 在研究中发现，在化学诱导形成的 KOA 模型的急性期，使用 633nm 的弱激光可抑制膝关节软骨炎症细胞的增殖和扩散，缩短炎症过程，减轻炎症程度。Castano 等报道 810nm 的弱激光在化学诱导的 KOA 急性期，能减轻受累膝关节的肿胀情况，并有效降低血清中前列腺素 2 的水平。以上两组均显示有炎症抑制作用；而且关节软骨糜烂情况也比对照组要轻；而且在下肢屈曲固定 1 周形成的 KOA 模型中，弱激光照射后，关节软骨表面更光滑、平整、软骨厚度更大，显示弱激光的治疗对关节软骨有一定的保护作用，证明弱激光照射可以抑制炎症、减轻关节肿胀，保护受累关节软骨的作用。

在临床治疗上，Ali 等进行的随机双盲对照研究表明，平均病程为 55~72 个月的 KOA 患者，经 902nm 激光治疗后，其直腿抬高练习后，其静息痛、活动痛和对照组均有明显缓解。但 Yurtkuran 报道用 904nm 激光穴位照射仅改善关节肿胀情况而未能缓解活动痛。

患者运动功能是否有改善也是一个研究重点，Ali 等研究证明，弱激光照射能改善膝关节主动屈曲范围，改善无痛下连续步行时间和距离，降低 WOMAC 量表评定积分，但也有学者报道，其运动功能无改善。

以上的结果不一致和疾病的病程长短和激光治疗的功率大小、治疗时间长短、照射距离和治疗病例样本量大小有关系。

北京中医药大学王岩报道，用奇正消痛贴膏配合半导体激光照射膝骨性关节炎，其膝关节疼痛、肿胀及功能改善。有效（总有效率 94.4%）明显优于单纯用半导体激光照射的对照组（总有效率 83.3%），两组比较差异有统计学意义（$P < 0.05$）。

首都医科大学附属复兴医院，将 115 例膝关节骨关节炎患者随机分为治疗组 65 例和对照组 50 例给予半导体激光治疗。结果显示，治疗组有效率为 90.8%，高于对照组的 40.0%，差异有统计学意义（$P < 0.01$）。治疗中将扶他林先涂于患处，然后用 810nm 半导体激光进行患处照射，每日 1 次，每次 10min，10 天为 1 个疗程，共 2 个疗程，两组临床疗效对比见表 15-3。

表 15-3　两组临床疗效比较

组别	例数	治愈（%）	显效（%）	好转（%）	无效（%）	有效率（%）
治疗组	65	11（16.9）	18（27.7）	30（46.2）	6（9.2）	90.8
对照组	50	0	6（12.0）	14（28.0）	30（60.0）	40.0

与对照组比较，$P < 0.01$

激光能抑制损伤软骨酶的产生，还可以抑制炎症和镇痛，使交感神经兴奋，血流速度加快，改善局部营养，改善组织中乳酸代谢，降低消除神经末梢组织水肿。

膝关节的骨性关节病的激光治疗，可以局部照射，每次10min，每日1次，10次1个疗程。也可以进行穴位照射，常取梁丘穴、膝眼穴（双）、阳陵泉穴、委中穴、每穴3～5min，10～15次为1个疗程。

最近美国 BioTech Medics 公司首席执行官凯恩·休瑟公布采用810nm、830nm 或 904nm 的激光可以考虑用于治疗关节炎患者，作为关节炎药物罗非昔布（Vioxx）的一种替代疗法。在挪威的临床试验中证明无任何不良反应。这是由于罗非昔布和瑞士诺华公司生产的消炎止痛药氯美昔布（Prexige）均已暂停出售，由于使用 NSAIDS 止痛药导致英国每年就有2000人死亡，英国850万骨性关节炎患者中有人长期服用这种药。"挪威健康技术评价报告"指出，选用810～830nm 激光，能量＞2.5J，或904nm 激光，能量＞0.6J，至少照射3点，激光疗法的有效性是 NSAIDS 的2倍以上，该疗法现已被挪威药物署列入治疗膝骨性关节炎的名单中，而且在美国也被列入医疗保险费用范围，而且费用比用药低得多。

山东省邹城市中医院报道，用关节腔注射玻璃酸钠结合痛点激光照射治疗膝骨性关节炎，共治疗98例患者。在关节腔内注射施沛特2ml（含玻璃酸钠20mg）每周1次，5周为一个疗程。再用810nm 半导体激光痛点照射［痛点多发生在股四头肌肌腱，膝关节内侧的胫侧副韧带与股骨内上髁的附着部，膝内侧的鹅足滑囊，膝外侧副韧带起点即股骨外上髁，及止点（腓骨小头）］光斑直径5mm，照射痛点不超过8个，照射功率200～350nm，每点照射7min，每日1次，每周5次。

治疗结果采用视觉模拟评分法 VAS 记录疼痛评分情况。

治疗前疼痛程度 VAS 平均为（7.12±0.80）分，疼痛平均于治疗后（30.85±3.93）d 消失。治疗前 58 例患者膝关节有晨僵，治疗前平均晨僵时间（8.43±3.53）min，在治疗后晨僵消失或明显缓解时间（26.05±4.96）d，自觉症状评价情况见表15-4。5 周后改善率为 100%，51 例随访患者 6 个月未复发。

表 15-4　患者自觉症状评价（*n*=98）

评估时间	非常好	好	稍好	无变化	改善率（%）
1 周后	8	13	51	26	21.4
2 周后	22	34	40	25	7.4
3 周后	41	42	15	0	84.7
4 周后	46	47	5	0	94.9
5 周后	29	22	0	0	100

5 周后即治疗结束后 1 周，复诊患者为 51 人

玻璃酸钠是构成关节软骨和滑液的主要成分，主是由滑膜细胞和单核巨噬细胞合成，关节腔滑液中玻璃酸钠赋予滑液高度的黏弹性和润滑作用，具有减轻组织间摩擦功能。研究表明，玻璃酸钠可阻止软骨发生退行性变，对已造成病变的关节具有促进修复的作用。

而半导体激光则具有止痛、消炎、修复损伤组织、提高免疫力等作用，所以两者结合治疗，具有非常好的疗效。

六、膝髌下脂肪垫炎

膝髌下脂肪垫炎是引起膝关节疼痛的常见病损之一，髌下脂肪垫充填于髌骨、股骨髁下部，胫骨髁前上缘及髌韧带之间，位于髌韧带的后面结合疏松，与髌缘紧密结合，当慢性损

伤，脂肪垫夹挤和撞击可以引起脂肪的炎症和增生，在炎症的发生、发展和疼痛形成过程中，炎性因子（如 IL-I、IL-6 和 TNF）以及神经肽（如 P 物质）发挥了重要作用。

在临床上常表现上下楼梯或下蹲痛、跛行、膝关节畏寒肿胀、关节绞锁、髌骨压痛、侧副韧带压痛、关节活动度减少、股四头肌萎缩等症状，X 线或 MRI 显示髌骨高位、倾斜、外移、髌骨关节变窄、关节积液等表现。MRI 则可直接显示髌骨、髌骨软骨、髌后及髌下脂肪垫及周围软组织的形态，结构及有无损害和炎症等。

解放军 304 医院黄飞龙等，对 30 例膝髌下脂肪垫炎进行半导体激光照射再加上康复综合训练作为综合治疗组，用 26 例单纯半导体激光治疗作为对照组，经过 5d 治疗后，两组患者疼痛均得到明显缓解（$P < 0.05$），综合治疗组有效率达 91.4%，而对照组则为 70%，治疗组疗效明显高于对照组（$P < 0.01$），证明半导体激光对髌下脂肪垫炎的疗效良好，如加入康复训练，治疗效果则更好。

治疗结果如下。

（1）综合治疗组：①半导体激光对痛点、肌腱在髌周附着点、髌骨后和（或）髌骨下段进行接触式照射，皮肤点用小光斑照射，用 80mW，每点 6min；髌下或髌后则用激光从侧方照射，用大功率 1200mW，时间 1min，每日 1 次，5 次为 1 个疗程。②康复训练时，可进行直腿抬高训练和双膝加压，持续 6～8s，每次 10～15min，每日 2～3 次。

（2）对照组：应用激光对疼痛点进行照射。

两组患者痛点、压痛点进行激光照射，3d 治疗后患者开始缓解，5d 后明显缓解，疼痛 VAS 评分下降明显，膝关节活动明显改善，单纯激光治疗组总有效率为 70%，综合治疗组则达到 91.4%（表 15-5 和表 15-6）。

表 15-5　治疗组与对照组疗效比较

组别	总髋数 (*n*)	治愈		显效		有效		无效		总有效率 (%)
		例	（%）	例	（%）	例	（%）	例	（%）	
对照组	30	5	16.7	12	40	4	13.3	9	30	70
治疗组	35	17	48.6	11	31.4	4	11.4	3	8.6	91.4

两组总有效率比较，$P < 0.01$

表 15-6　两组治疗前、后疼痛 VAS 评分比较

组别	治疗前	治疗 3d 后	治疗 5d 后
治疗组	6.2±0.67	3.9±1.31[*]	1.9±0.63[*]
对照组	7.9±0.80	5.5±1.46[**]	2.5±0.6[**]

治疗前后配对检验，*. $P < 0.05$；**. $P < 0.01$

　　激光治疗可以消炎、止痛、改善关节功能，在此基础上进行康复训练可以调整内、外软组织的动、静平衡，特别是训练股内侧肌，使疗效更好，达到好、快、稳定和持续的效果。

七、颈肩背（腰）痛综合征

　　颈肩背痛综合征多由颈椎病、颈部神经长压、颈部肌筋膜炎所引起，该病在长期保持一个姿势工作的人群中越来越多。由于姿势的原因造成颈肩腰部肌肉、筋膜紧张，使肌肉筋膜长期处于一种疲惫状态，就会造成被牵拉肌肉缺血，产生代谢产物，使肌肉筋膜产生无菌性炎症、水肿和渗出等。久而久之，则发生肌肉筋膜的粘连及纤维性变，遇到气候变化和劳累后加重。

颈肩背（腰）痛综合征在中医属于痹证范围，痹证则由于正气不足，感受风寒、湿、热之邪，而致肌肉、关节酸、痛、麻木和活动障碍等症状，使局部经络不通，气血瘀滞，所以在治疗上应以祛风散寒除湿、活血通络为主。

河南济源市人民医院苏玉新报道用水针综合半导体激光治疗颈肩背痛综合征 52 例患者，取得很好效果。

治疗中用维生素 B_{12} 1ml，复方当归注射液 2ml 和盐酸利多卡因 1ml，加上注射用水 1ml，注射压痛最明显之处（或阳性反应物）和大椎、风池、大杼、肩井、天宗、膈俞穴位，隔日 1 次，5 次为 1 个疗程。然后用半导体激光照射压痛点和穴位，每次 3～6 个穴位，每点 3min，每日 1 次，10 次为 1 个疗程，输出功率为 200～500mW，输出量以患者有明显的温热感为宜。

治疗结果：52 例中，痊愈 15 例（29%）；显效 17 例（32%）；有效 18 例（35%）；无效 2 例（4%），总有效率 96%。

典型病例：女，46 岁，医生，患者反复肩背酸痛 6 年，1 天前，在手术台上连续工作 5h 后，症状加重，口服止痛药无效。

患者颈部左转受限，颈肌紧张，活动受限，肩背部广泛压痛，斜方肌上缘压痛最明显，"条索状筋束"双肩胛内压痛明显，诊断为颈肩背综合征，经一个疗程治疗疼痛消失，压痛不明显，活动自如，至今未复发。

半导体激光具有快速、高效解痉止痛的作用，而且 810nm波长为"人体透射效窗口"，对肌肉组织有很强的穿透能力（有效作用深度达 7cm）。由于它对机体的刺激和调节作用，改善血液循环，促进细胞再生，增进代谢过程，有效地解除肩周部肌肉痉挛，恢复了由于痉挛造成的缺氧状态，从而使炎症吸收和水肿消退。另外，由于激光作用，产生内腓肽，而且在局部组织的 5-HT 含量降低，产生镇痛效应。半导体激光的微热作用也降低神经的兴奋性而达到镇痛效应。半导体激光还可以增加细胞能量，使具有高能键的 ATP 变成 ADP，改善肌肉能量代谢，从而提高痛阈，松弛肌肉，缓解肩关节部僵硬，通筋活血作用，快速高效地解痉止痛，使肩关节周围肌肉组织损伤得以恢复，症状减轻或消失，证明激光治疗的效果较好。

也有单独用 810nm 激光，输出功率 400～500mW，照射患侧喙突、肩下三角肌、冈上窝、冈下窝、肱二头肌止点等压痛点，每日 1 次，每次 5～10min，7d 为 1 个疗程，也有好的治疗效果。

八、颈椎病

颈椎病是颈椎间盘退行性变、颈椎肥厚增生及颈部损伤等引起颈椎骨质增生或椎间盘突出，韧带增厚，刺激或压迫颈脊髓、颈部神经、血管而产生一系列的临床综合征，主要表现为颈肩痛、头晕、头痛、上肢麻木、肌肉萎缩、严重者双下肢痉挛，行走困难，甚至四肢麻痹、大小便障碍、出现瘫痪，多发生在中老年，男性发病率高于女性，是中老年人的常见疾病。

临床根据压迫部位和临床症状，将之分为以下几型。

（1）神经根型：颈椎间盘退行性改变或骨质增生的刺激，压迫脊神经根，引起上肢麻木和运动障碍。

（2）脊髓型：颈椎间盘突出，韧带肥厚，骨化等，造成颈椎椎管狭窄，脊髓受压和缺血，引起脊髓传导功能障碍者，表现为走路不稳，四肢麻木，大小便困难。

（3）椎动脉型：由于颈椎关节退行性改变的刺激，压迫椎动脉，造成椎基底动脉供血不足，临床常出现头晕、黑蒙等症状，常与颈部旋转有关。

（4）交感神经型：颈椎间盘退行性改变的刺激，压迫颈部交感神经纤维，引起系列反射性症状，临床上比较少见，而且常与心血管疾病、内分泌疾病等混杂在一起，很难鉴别。

（5）食管压迫型：出现吞咽有异物感，临床上罕见。颈椎病的发病原因是多种多样的，其中慢性劳损是罪魁祸首，长期的局部肌肉、韧带、关节囊损伤，引起局部水肿、出血、炎性改变，最后导致出现骨质增生，影响局部的神经和血管。外伤是颈椎病发病的直接原因，不良的姿势是颈椎损伤的另一大原因，长时间低头工作，躺床上看电视、看书，长期间操作电脑，剧烈地旋转颈部或头部，都会使颈部肌肉长期处于疲劳状态，容易发生损伤。颈椎的发育不良是颈椎病发生不可忽视的原因之一。如单侧椎动脉缺血的患者，椎动脉型颈椎病的发病率几乎是 100%。

非手术疗法常用口服药物止痛、消炎；另外也可以用牵引法，这适用于轻度神经根型颈椎病患者，急性期禁止牵引，防止局部炎症、水肿加重；理疗也是常用手段，如声、光、电、热、磁等作用人体，以达到治疗和预防疾病的目的。当神经根压迫症状严重，保守治疗无效时才可采取手术治疗。如果是脊髓型颈椎病患者，临床表现双下肢无力；步态不稳等症状的患者，应当尽早进行手术；对于椎动脉和交感神经兴奋患者则手术效果不确切，所以采取保守疗法，用弱激光治疗是很好的选择，可用半导体红光或红外激光进行照射治疗。

广州第二人民医院用半导体红光激光 632.8nm，功率为 5～20mW，每穴 5min，每日 1 次，10 次为 1 个疗程，共治疗 162 例，常取穴颈项部的华佗夹脊穴，也可以选用合谷、外关等穴位或加用颈椎间孔骨质增生部位，治疗结果：优者 20 例（占 12.35%），良 60 例（占 37.03%），好转 54 例（占 33.33%），无效 28 例（占 17.29%），并对 90 例患者追踪观察 6 个月至 5 年，发现治疗后病程在继续好转，由原来优者的 12.35% 提高到 36.67%。

山东省烟台市芝罘医院使用空心针，将激光导入颈夹脊穴进行深部照射治疗，共治疗 150 例，临床治愈 63.3%，总有效率 100%，平均治愈次数为 6.58 次。

原空军司令部门诊部富秋涛观察 120 例交感型颈椎病患者，采用 810mm 半导体激光器，输出功率 180～500nW，每一个靶部位根据颈椎压迫情况选 1～3 个照射点，每个点照射 3min，每日 1 次，连续治疗 5 次，停 2d，再重复治疗 5 次，10 次 1 个疗程。

治疗结果：治愈 78 例（占 65%），有效 30 例（占 25%），无效 12 例（占 10%），未发现明显不良反应，故作者认为，激光治疗交感型颈椎病可获得较好疗效。治疗时选择探头，照射星状神经节，每侧 10min，功率 400～500mW。配合颈部牵引更好（但老年人不太适合）一般每日 1 次，10 次为 1 个疗程。

江苏省泰州市人民医院左海萍报道用半导体激光结合牵引治疗 60 例神经根型颈椎病患者，40 例牵引治疗作为对照组，经 1～2 个疗程后，治疗组总有效率 95%，对照组总有效率 75%，治疗组优于对照组（$P < 0.05$）（表 15-7）。

表 15-7　两组疗效比较

	例数	治愈	好转	未愈	总有效率（%）
治疗组	60	41	16	3	95
对照组	40	21	9	10	75

经统计学处理，$P < 0.05$

神经根型颈椎病在各型颈椎病中发病率是最高的，这主要是由于颈椎病间盘的突出和脱出，后方小关节的骨质增生钩椎关节的骨刺形成，以及其相邻的 3 个关节（椎体间关节、钩椎关节及后方小关节）的松动和移位均可对脊神经根造成刺激和压迫，因此，造成神经根型颈椎病。

激光选用的穴位是大椎、风池、颈夹脊穴及压痛点进行照射，输出率200～350mW，每次选3～5部位，每个部位照射5min，每日1次，10次为1个疗程。

福州总医院秦茵观察半导体激光星状神经节照射结合牵引治疗椎动脉型颈椎病的疗效，将60例椎动脉颈椎病患者随机分为3组，每组20例，A组行半导体激光星状神经节照射，B组行牵引治疗，C组行半导体激光星状神经节照射联合牵引。治疗前后采用颈性眩晕评估量表（ESCV）以及经颅多普勒超声（TCD）进行测评。

治疗结果显示治疗后3组患者ESCV评分均有明显提高（$P < 0.01$），左右椎动脉和基底动脉的平均血流速度（Vm）均较治疗前有提高（$P < 0.05$）；而C组由于治疗后ESCV和椎动脉和基底动脉平均血流速度（Vm）均高于A、B组（$P < 0.05$）。所以秦茵认为半导体激光星状神经节照射联合牵引治疗椎动脉型颈椎病临床疗效显著，两种方法具有协同作用。

治疗时采用激光是808～830nm半导体激光，功率300～500mW，连续脉冲输出，光斑直径5mm，操作时患者仰卧位，肩下垫薄枕，稍伸展颈部，操作者在环状骨气管旁用左手示指和中指在胸锁乳突肌内缘，把颈总动脉挤向外侧与器官分开，用左手指触及C_6横突前结节，在内侧C_7横突基底节时左手示、中指固定不动，右手持激光探头置于左手示指和中指指尖之间接触式照射，以患者感轻度刺痛为宜，左右侧各照射5min，10次为一疗程，治疗1～2个疗程。

B组采取坐位或卧位牵引，牵引力学体重的15%～20%，每次牵引15～20min，每日1次，10次为1个疗程，治疗1～2个疗程。

C 组采用半导体激光星状神经节照射联合颈椎牵引，方法同 A 和 B 组，治疗 1～2 个疗程。

治疗结果如下。

（1）颈性眩晕评估量表（ESCV）评分：三组患者治疗后 ESCV 评分与治疗前比较，差别有非常显著意义（$P < 0.01$），C 组治疗后 ESCV 与 A、B 两组比较差异亦有非常显著意义（$P < 0.01$）（表 15-8），显示 3 组治疗后患者的症状功能积分均得到改善，但改善的程度以 C 组为最显著。

表 15-8　治疗后患者症状功能积分变化（分，$\bar{x}\pm s$, $n=20$）

分组	治疗前	治疗后
A	11.27±4.41	21.98±5.35*
B	11.53±2.59	22.77±3.48*
C	10.65±3.87	28.34±4.21#

*. 表示与治疗前比较 $P < 0.01$；#. 表示与 A，B 组比较 $P < 0.01$

（2）三组患者治疗后基底动脉、左椎动脉、右椎动脉的平均血流速度与治疗前比较均有所改变，差异有显著意义（$P < 0.05$）（表 15-9）；C 组与 A、B 组比较差异亦有显著意义（$P < 0.05$）。

表 15-9　三组治疗前后椎基底动脉平均血流速度
变化（Vm）（cm/s，$\bar{x}\pm s$, $n=20$）

分组	左椎动脉		右椎动脉		基底动脉	
	治疗前	治疗后	治疗前	治疗后	治疗前	治疗后
A	25.63±5.64	31.92±6.73*	25.87±5.21	32.7±6.57*	26.45±5.98	33.56±6.67*
B	25.34±7.84	32.11±7.04*	25.72±6.78	31.83±6.55*	26.37±5.91	32.79±8.64*
C	25.16±8.23	38.89±6.76#	25.88±5.94	38.29±5.43#	26.21±6.39	39.85±6.79#

*. 表示与治疗前比较 $P < 0.05$；#. 表示与 AB 组比较 $P < 0.05$

有学者认为，椎动脉型颈椎病、椎动脉管腔狭窄的主要原因不是由于骨赘的机械性压迫，而是椎动脉弯曲及管壁受刺激痉挛所致。因为椎动脉分布有交感神经纤维，该神经纤维受到持续性刺激可引起椎动脉反射性收缩、痉挛，血流量下降，导致椎基底动脉供血不足，临床上表现为眩晕、头痛等。

而星状神经节具有交感神经的生理功能，临床上用星状神经节阻滞治疗椎动脉型颈椎病，但侵入性的阻滞操作要求较高，有一定风险，如气胸、膈神经麻痹、右淋巴血管和胸导管损伤，喉返神经阻滞引起的声音嘶哑，且反复穿刺可损伤交感神经链导致星状神经损伤。而半导体激光属于弱激光，激光照射机体某些特定的部位或穴位后，引起机体从中枢神经到外周神经的一系列神经递质变化，具有止痛、消炎、抗水肿、生物刺激和血管舒张的作用。

半导体激光星状神经节照射的作用如下。

（1）阻断通往头颈的交感神经传导，消除交感神经的过度紧张，使颈总动脉和椎动脉的血流速度和血流量增加，改善头颈和上肢的血流供应，改善大脑缺血、缺氧状态，使头痛、头晕症状得以改善。

（2）缓解颈肩的肌肉韧带等软组织紧张，解除椎动脉痉挛，以及加速组织活性物质生成和疼痛物质代谢，具有良好的消炎、消肿、止痛作用。

在颈椎病的保守治疗中，牵引时常是有效的方法。牵引具有对颈椎产生制动作用，解除颈肌痉挛，使颈部肌力放松，纠正椎间失稳引起的小关节紊乱，恢复颈椎椎间关节的正常序列，有利于颈椎生理曲度及关节的矫正，伸张被扭曲的椎动脉；牵引还可以加大颈椎间隙，缓解椎间盘及钩突关节关节囊对神经根和椎动脉和硬膜囊的压迫，从而使症状缓解、消失。

山东省济宁医学院潘志峰等报道，用半导体激光治疗椎动脉型颈椎病患者 60 例。在激光穴位照射前后用经颅多普勒（TCD）对椎动脉型颈椎病患者进行血流速度的检测，并与健康者比较。经 2 个疗程的治疗后，总有效率为 90%，其中显效以上占 73.3%，无效 6 例，继续检查治疗总有效率及显效率进一步提高。经激光针灸治疗后，观察组的椎 - 基底动脉血流速度下降，与治疗前比较有显著性差别（$P < 0.05$）有统计学意义，而血管搏动指数（PI）变化无统计学意义（$P > 0.05$），说明激光针灸治疗能减轻或消除椎动脉痉挛或狭窄，改善脑血供应。

椎动脉颈椎病的诊断标准是：①曾有猝倒发作，伴有颈性眩晕；②转颈实验阳性；③X 线显示节段性不稳定或颈椎骨质增生。

潘志峰等用彩色颅多普勒超声仪，使用 2MHz 脉冲多普勒探头探测颅内血管，取平均峰流速（Vm）及血管搏动指数（PI）作为研究指标，检测结果见表 15-10。

表 15-10　观察组与对照组 TCD 检测结果比较（$\bar{x}\pm s$, cm/s）

组别	Vm		PI	
	椎动脉	基底动脉	椎动脉	基底动脉
对照组	35±3.8	39±4.5	0.77±0.13	0.81±0.14
观察组	44±7.3	46±9.4	0.81±0.17	0.83±0.12
P	< 0.01	< 0.01	> 0.05	> 0.05

结果显示，椎动脉型颈椎病患者的各项循环动脉 VA、BA 血流速度加快，明显高于对照组，经统计学处理，有显著性差异（$P < 0.01$）；另一项指标血管搏动指数（PI）与正常对照组

比较增高，但无统计学意义（$P > 0.05$）。

激光治疗取穴四神聪、风池（双）、新设（双）（C_3 棘突旁开 1.5 寸）、肩中俞（双）。激光波长 808nm，输出功率 120mW，每穴 2min，每日 1 次，10 次为 1 个疗程，疗间休息 2d，2 个疗程进行 TCD 复查。

椎动脉型颈椎病患者治疗 2 个疗程后，60 例患者中痊愈 26 例，占 43.3%，显效 18 例，占 30%，有效 10 例，占 16.7%，无效 6 例，占 10%，总有效率为 90%，其中显效以上的占 73.3%。

患者 2 个疗程后 TCD 复查结果见表 15-11。

表 15-11　激光针灸治疗前后观察组 TCD 检测结果比较（$\bar{x} \pm s$, cm/s）

组别	Vm		PI	
	椎动脉	基底动脉	椎动脉	基底动脉
治疗前	44±7.3	46±9.4	0.81±0.17	0.83±0.12
治疗后	39±6.8	41±8.7	0.79±0.21	0.81±0.19
P	< 0.05	< 0.05	> 0.05	> 0.05

椎动脉型颈椎病主要病理改变时，椎 - 基底动脉的曲折与痉挛造成管腔狭窄，引起血流动力学的异常而使颅内供血减少出现一些临床症状。其病因是颈椎和椎间盘的病变，骨赘形成造成压迫激惹，另一原因是颈部肌肉和韧带的劳损，慢性炎症对血管的刺激造成血管痉挛。

椎动脉型颈椎病除以上治疗方法外，还可以采用星状神经节照射，每侧 10min，功率 400～500mW，两日 1 次，10 次为 1 个疗程。

山东电力中心医院于明光用半导体激光照射星状神经节治

疗 65 例脊髓型颈椎病（CSM）患者取得满意效果。

这些患者一般治疗全部采用复方丹参 250ml，5% 葡萄糖氯化钠（或生理盐水）250ml 加三磷腺苷 40mg，复方辅酶 A（CoA）100U，胞磷胆碱 500mg，静脉滴注，每日 1 次，维生素 B_1 100mg，维生素 B_{12} 500mg 肌内注射，每日 1 次，血栓通胶囊 2 粒，每日 2 次。

半导体激光星状神经照射治疗，将激光头放置于双侧胸锁关节上方 3cm，距正中线 1.5cm 处，功率 400～450mW，照射 5min，然后取俯卧位，取双侧 C_6～C_7 横突尖间隙位置为照射区，功率 400～500mW，照射 5min，5～10 次为 1 个疗程，对伴有神经根痛和肌肉痛的患者可选择压痛点 2～4 个进行照射，每个点照射 5min，功率为 400～500mW。

治疗效果显示 65 例 CSM 患者近期疗效，优 16 例，良 34 例，好转 13 例，无效 2 例。

激光照射星状神经节可增加脊髓血供，改善脊髓微循环，达到保护脊髓目的。

北京协和医院华桂如用波长 810nm，光斑直径 5mm，激光输出功率为 0～500mW 连续可调半导体激光照射颈背痛 60 例。其中颈椎病 40 例，颈背肌劳损 20 例。颈椎病主要是神经根型，部分病例并有一过性头晕等椎基底动脉供血不足症状。照射部位为颈背臂痛点、痛区、肌肉附着点和相关穴位，如大椎、风池、风府、肩井、肩峰穴；合并头晕、头痛耳鸣者，加百会、头维、太阳、耳门、听宫、听会等，每次照射 2～8 点，平均 4 点，输出功率 120～500mW，每点 3min，每日 1 次，3～5 次为 1 个疗程，治疗效果见表 15-12。

表 15-12　半导体激光治疗的病种与疗效（%）

病种	例数	治愈		显效		有效		无效	
		例数	百分率	例数	百分率	例数	百分率	例数	百分率
颈椎病	40	0	2	14	35.0	25	62.5	1	2.5
颈背肌劳损	20	3	15.0	7	35.0	10	50.0	0	0
合计	60	0	5.0	21	35.0	35	58.3	1	1.7

作者认为病程长短对预后有明显影响，病程 4 个月疗效明显变差。激光照射的时间短，疗程短，奏效快，值得推广应用。

九、腰椎间盘突出症

腰椎间盘突出症是临床常见病，随着人们工作和生活方式的转变，腰椎间盘突出症有增多趋势，而且越来越年轻化。据统计，85%～90% 的腰椎间盘突出症患者经过适当的非手术治疗均可以获得较为满意的效果，其中近红外激光照射治疗就是保守治疗的重要一环。

腰椎间盘突出症是纤维环破裂后髓核突出压迫神经根造成，以腰腿痛为主要表现的病。椎间盘是由透明软骨板、纤维环和髓核组成，分布在腰椎体间，腰椎间盘退行性改变或外伤所致的纤维环破裂，髓核脱出压迫腰椎神经从而出现腰腿放射性疼痛，患者表现腰背痛和坐骨神经痛，给患者的生活工作带来诸多痛苦，甚至残疾丧失劳动能力。这种疾病在骨科门诊中约占 10%～15%，因腰腿痛住院的病例为 25%～40%，95% 的坐骨神经痛、50% 腰腿痛均和本病有密切关系。

1. 腰椎间盘突出的类型

（1）腰椎间盘膨出：即纤维环没有完全破裂，髓核从破损处凸出压迫神经根。

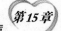

（2）腰椎间盘突出：纤维环破裂，髓核从破裂处挤出，压迫神经根。

（3）腰椎间盘脱出：纤维环破裂，髓核从破裂处挤出后，突破后纵韧带，游离到椎管，压迫神经根、脊髓。

2. 发病原因

（1）腰椎间盘的退行性改变：髓核的退变主要表现为含水量降低，并因失水引起椎节失稳松动的改变，纤维环的退变则表现为坚韧度降低。

（2）外伤和外力的作用：长期反复的外力和轻微损伤，日积月累地作用于腰椎间盘，加重了退变的程度。

（3）椎间盘自身解剖的弱点：椎间盘随年龄增大而血液循环越来越差，因而修复能力差，在突然外力作用下可能诱发髓核突出。

临床症状主要表现为腰背痛和坐骨神经痛，典型的坐骨神经痛表现为臀部、大腿后侧、小腿外侧到足跟或足背的放射性痛。除了疼痛外，还有下肢麻木感、肢体活动障碍、直腿抬高试验阳性，时间长了还可以出现肌肉萎缩，造成腰椎管狭窄、腰椎不稳、腰椎滑膜症、骨质增生等一系列疾病，严重者可压迫到马尾神经，引起大小便失禁、性功能障碍。

本病好发于 30—50 岁的人群。身材过高易发生，且男性发病率是女性的 5 倍。有 1/3 患者多由于剧烈咳嗽、用力大便、打喷嚏引起。

不良体位也是诱发本病的原因之一，如长期处于某一体位不变，导致局部累积性损伤。本病高发的群体多数有久坐的习惯，如办公室职员、会计、打字员、汽车驾驶员等由于长期椎间盘承受压力过大，易诱发椎间盘脱出。另外，感寒受湿会引起小血管收缩、肌肉痉挛，引起椎间盘压力增加，导致退行性椎间盘破裂。

3. 复发　本病容易复发，所以预防尤为重要。

（1）腰椎间盘突出症，治疗后压迫神经缓解，但髓核没完全纳回去，或纳回后一旦劳累或扭伤腰部使髓核再次突出，导致本病复发。

（2）寒冷潮湿环境下，血管收缩、肌肉痉挛易引起复发。

（3）即使手术后也易复发，由于该节段髓核切除后，下面的脊椎稳定性欠佳，下二段的椎间盘易脱出。

4. 预防与治疗　防治结合可降低腰椎间盘突出症的复发。

（1）近红外弱激光照射：对预防该病的复发起到很好的作用，因这种激光穿透深度可达 5～7cm，有效地改善局部组织的血液循环，改善局部营养状态，促使肌肉组织代谢产物和致痛物质带走，从而使椎间盘退化减慢，断裂纤维环得以修复，加强腰背部肌肉力量，支持腰椎，使椎间盘压力减少，避免了椎间盘的突出，从而达到预防和治疗的效果。

具体的照射方法如下。

①局部照射法：即局部压痛点照射，L_4～S_1 的棘突旁、臀大肌前缘、股骨中段外侧、腓骨头前下方。

②穴位照射法：病灶两侧华佗夹脊穴、环跳、承扶、殷门、委中、足三里、悬钟和阿是穴（压痛点）。

治疗时将激光的探头放在相应的压痛点和穴位，每日 1 次，每次选 1～5 个点，每个点 5～10min，5～10 次为 1 个疗程，使用剂量为 300～500mW。

腰椎间盘突出症除了激光治疗以外，还需要采取一些预防和治疗才能取得更好的效果，现介绍其他一些方法。

（2）卧床休息：腰椎间盘承受的压力以坐位最高，站位居中，平卧最低，在卧位状态下可去除体重对腰椎间盘的压力，使椎间盘处于休息状态，有利于椎间盘的营养供给，使损伤的纤维环得以修复，有益于椎间盘周围静脉回流，消除水肿，加速炎症消退。

翟浩瀚在对 53 例腰椎间盘突出症患者的治疗中，一组给予综合治疗加卧床休息，另一组单纯用综合治疗，结果第一组优良率为 84%，而第二组优良率则只有 24%。胡有谷认为卧床时间最好不短于 3 周，但实验证明 4d 后即可使椎间盘可获得稳定状态，7d 也没有显著差别，所以认为绝对卧床不超过 1 周，长期卧床可造成肌肉萎缩、心血管疾病和骨质疏松等，床也要有一定硬度，切不可以睡软床。

（3）牵引治疗：它可以缓解肌肉痉挛，使椎间隙拉开，易于突出物回纳；可以使椎间孔加大减少挤压，以减轻疼痛；可以松解神经根的粘连，一般认为快速牵引效果优于慢性牵引，但老年人牵引时一定要注意，一般不建议老年人进行牵引。

（4）手法治疗：其主要作用是调整脊柱顺应性，松解肌肉痉挛，改变突出髓核和神经根的位置，以减少压迫，纠正小关节错位及滑膜嵌顿；松解神经根粘连，促进炎症、水肿吸收；改善血液循环，镇痛作用明显。

（5）针刺和小针刀治疗：其作用是消除炎症、水肿，缓解痉挛改善微循环等，其中温针的效果明显高于对照（优点类似红外激光穴位照射），小针刀可以剥离神经根的粘连。

（6）药物治疗：包括中药、西药、局部药物治疗等，主要也是消炎镇痛，改善血循环，消除粘连，改善营养。中药则是用祛风止痛，散寒祛湿，活血化瘀辨证施治；局部用药则用外敷，膏药、熏蒸和离子导入等。

其他还有运动疗法、封闭疗法、介入疗法、心理疗法、基因疗法、组织工程疗法等，以上各种疗法都属于保守疗法，如果疗效不佳，才采用手术治疗。手术治疗一般用微创激光手术或介入手术，辅以上述保守疗法，综合治疗取得最佳的效果，这是因为腰椎间盘突出症的病因比较复杂，采取综合治疗才能弥补单一疗法的不足。

广州军区总医院王育庆等报道，用半导体激光照射加推拿手法和单纯推拿手法分别治疗 59 例和 58 例腰椎间盘突出症患者。激光采用 820nm 波长的点状照射，平均输出功率 200mW，功率密度 $16mW/cm^2$，脉冲频率选用 $10\sim20Hz$，照射时间为每点 $60\sim90s$，并酌情用 46 点束状输出端进行片状照射。该输出端含 6 种波长（660nm、820nm、870nm、880nm、940nm 和 950nm），平均功率密度 $75mW/cm^2$，照射面积 $10cm^2$。根据腰腿痛程度进行照射，每日 1 次，每次 10min，10 次为 1 个疗程。推拿手法是运用龙氏手法的摇腿揉腰法，按压相应穴位和阿是穴约 20min，也是每日 1 次，10 次为 1 个疗程，治疗期间停用一切药物和其他疗法。两组患者临床疗效比较见表 15-13 和表 15-14。

表 15-13　两组腰椎间盘突出症患者临床疗效比较

组别	例数	康复	显效	有效	无效	治愈率（%）	总有效率（%）
治疗组	59	20	23	12	4	33.9	93.2
对照组	58	12	16	11	19	20.7	67.2

与对照组比较，$P < 0.05$

表 15-14 两组疼痛视觉类比评估法（VAS）治疗前后评分比较（$\bar{x} \pm s$，分）

组别	例数	治疗前	第 10 次	第 20 次
治疗组	59	5.98±0.36	3.09±0.13	0.81±0.23
对照组	58	5.77±0.24	3.99±0.31	2.89±0.49

与治疗前比较，$P < 0.05$；与对照组比较，$P < 0.01$

在镇痛方面通常推拿治疗 10 次和 20 次后，疼痛均有明显缓解，但激光加推拿效果更明显（$P < 0.01$）。

上海龙华医院用激光治疗 79 例腰椎间盘突出症患者，其中痊愈 45 例，显效 18 例，有效 13 例，无效 3 例，总有效率为 96.20%。

十、外伤性斜颈（落枕）

外伤性斜颈又称为颈部软组织损伤、颈强直、落枕。大多数人在工作和日常生活中，头颈突然扭闪，肌肉无准备地强烈收缩或牵拉，致颈肌纤维或韧带等组织发生撕裂。有时在晨起时发生（称为落枕），或是在乘坐高速行驶的汽车中突然刹车而使颈椎迅速前后摆动所致。临床上多表现为颈部疼痛和活动受限，严重者疼痛如刀割或撕裂样，常为单侧性，有时放射到头、背和上肢，活动时可以加重疼痛，以致转头时两肩上随之而动。

检查：斜方肌处有明显压痛，压痛点可以有多个，局部组织轻度肿胀，患者头部经偏向一侧，所以称为"外伤性斜颈"。在治疗上可以局部外敷膏药、理疗、针灸、推拿和痛点的局部氢化可的松封闭。

激光治疗对落枕有很好疗效，常用的 810nm 的红外激光治疗，输出功率 300～400mW，直接照射压痛点处，辅以风池、天柱、肩中俞、外关、后溪等穴，每次 5～10min，穴位处照射 3～5min，每日 1 次，3～5d 为 1 个疗程。

广州军区总医院吕晓宇等报道用半导体激光颈部照射并颈部正骨推拿治疗外伤性斜颈 30 例，对照组 28 例单纯做颈部正骨推拿。

（1）治疗组：采用 820nm 波长激光点状照射，平均输出功率 200mW，功率密度为 16W/cm^2，脉冲频率为 10～20Hz，每点照射时间 60～90s，并酌情用 46 点束式进行片状照射，该输出端含 6 种波长（660nm、820nm、870nm、880nm、940nm、950nm），平均功率密度 75mW/cm^2，照射面积 10cm^2，每日 1 次，每次照射 3～5min，10 次为 1 个疗程。辅以进行颈部正骨推拿法。

（2）对照组：单纯用颈部正骨推拿法，每日 1 次，10 次为 1 个疗程。

结果表明，治疗组有效率为 96.7%，对照组有效率为 86.1%，两组比较差异显著（$P < 0.05$），故认为半导体激光照射治疗外伤性斜颈可明显提高疗效。

十一、肱骨外上髁炎

本病又称网球肘，表现为指手肘外侧肌腱外侧发炎、疼痛。患者在用力握物或提举重物时感到肘外部疼痛，这主要是由于急慢性损伤引起附着点肱骨外上髁肌群无菌性炎症，或局部滑膜增厚、滑囊炎引起。

患者肘痛多数起病缓慢，初期只有肘关节外侧轻微疼痛，疼痛可以向上向下放射；手不能持重物，提壶、拧毛巾都可使疼痛加重。一般在肱骨外上髁处有压痛，有时压痛可向下放射，严重者甚至在伸肌腱也有轻压痛及活动痛。

网球、羽毛球、棒球，刷油漆、划船、洗衣服等运动均可以发生网球肘。中老年人因年龄关系，肌纤维退变、老化，损伤后往往不能很快恢复。90%的患者可以通过非手术治疗得以恢复，如用810nm激光照射曲池穴和阿是穴可取得好的效果。

解放军404医院冯方军等报道，用810nm半导体激光治疗30例网球肘患者，输出功率以200mW，照射阿是穴、曲池、肘髎；以500mW照射手三里、合谷穴，每穴位照射3min，每日1次，7d为1个疗程。

治疗结果：治愈20例，显效5例，好转3例，无效2例，总有效率为93.3%。

激光治疗可以促进局部血液循环，促进炎性渗出物的吸收，减轻损伤组织部位末梢神经的化学和机械刺激，产生消炎镇痛作用。故810nm激光穴位照射疗效确切，疗程短，无痛、安全、无不良反应，操作简便，易于操作。

河南洛阳中心医院王绪畅报道用超短波加半导体激光治疗机（波长810nm，功率0～500mW，连续可调，光束0.3mm），以痛点照射15～20min，每日1次，10次为1个疗程，共治疗86例。其中治愈45例，占52.3%；显效23例，占26.7%；好转18例，占21.0%；无效0例，总有效率100%。而对照组则单纯用超短波治疗，结果在54例患者中9例痊愈，占16.7%；显效14例，占25.9%；有效15例，占27.8%；无效16例，占29.6%，总的有效率72.2%。两者比较$P < 0.001$，有显著性差别，而治愈率与对照组比较，统计学处理后$P < 0.001$，也有非常显著性差异，治疗组明显优于对照组。

半导体激光治疗，由于其穿透力很强，可直接作用于人体深部组织和穴位，缓解肌肉紧张，降低5-羟色胺含量等致痛物质，从而产生镇痛作用，尤其是对疼痛早期止痛效果更为明显，因此是一种好的治疗方法。

十二、腕管综合征

本病又称迟发性正中神经麻痹，是较常见的外周神经卡压综合征，是由于正中神经在腕部受到压迫而表现出以手部麻痛，桡侧三指感觉改变和鱼际肌萎缩三大症状及夜间痛醒更为典型特征，因起病缓慢、易被误诊为颈椎病，如不及时治疗可导致手残。

从 1853 年 Paget 首先报道第 1 例腕管综合征以来，现已成为常见病，其发病率为 99/10 万，在特殊职业中发病率更高，可达 17%～61%。患者以中年人居多，女性发病率明显高于男性（14～16∶1），妇女占 65%～75%。50% 以上的患者表现为双侧。

腕管综合征病因多种，至今尚不清楚，在正常情况下腕管被肌腱和正中神经填满，当任何原因造成腕管容量减少和内容物体积增多，可导致正中神经受压。最常见的是慢性损伤，如反复用手者，如厨师、木工、漆工和家庭妇女等。手部活动中，指屈肌腱和正中神经长期与腕横韧带来回摩擦，引起肌腱、滑膜和神经慢性损伤，形成损伤性水肿，腕横韧带增厚而使腕管内容物体积增大，管腔狭窄、压迫正中神经。还有比较常见的外伤，如腕骨、掌骨骨折、脱位，Colle 骨折固定后造成急性软组织水肿和局部出血、血肿等，从而压迫正中神经。比较少见的是内分泌障碍引起的疾病，如糖尿病、甲状腺功能低下、结缔组织病以及妇女闭经、妊娠后期、哺乳期等。占位性病变，如脂肪瘤、血管瘤、神经瘤长压正中神经也可以引起腕管综合征。

在腕管综合征治疗中，除手术治疗外，还可用保守疗法，如物理疗法、激素注射、药物疗法，70% 轻、中型症状患者经治疗后均会改善。激光针灸疗法也是保守治疗方法之一，据报道也有很好的疗效。

广州中医药大学张璟云报道用激光针灸治疗腕管综合征取得好的效果。治疗中将轻至中度腕管综合征患者 60 例，随机分为激光针灸组和伪激光针灸组，每组各 30 例。

（1）治疗组（激光组）：取穴内关、大陵穴，用 150mW，810nm 红外激光照射穴位，每穴 5min，共 10min。

（2）对照组（伪激光组）：取穴内关、大陵穴以红光闪烁直接照射患者穴位，每穴 5min，共 10min。

两组均为每周 5 次，4 周为 1 个疗程。治疗一个疗程后进行综合评价。结果证明，治疗后，激光组患者常见症状如疼痛、麻木、笨拙、夜间觉醒等均有明显改善，而且运动神经传导的潜伏期也有非常显著的改善；而伪激光组治疗后，各项指标也有改善，但与激光组进行比较有显著差别，说明激光针灸的治疗效果优于伪激光针灸组，激光针灸无痛、无菌、安全、易控制，故可以作为辅助治疗。

十三、足底筋膜炎

足底筋膜炎最常见的症状就是脚跟疼痛、不适。一般而言，疼痛在早晨起床的第一步最为明显，这主要是经过一晚上的休息足底筋膜不再负重，会处在较为缩短的状态，因而当早晨下床踩地时会对足底筋膜产生较大的牵扯，进而引起疼痛，但行走一段时间，足底筋膜会变得轻松，症状得以缓解。X 线检查可见跟骨处有骨刺，但骨刺和足底筋膜炎无绝对关系。

足底跟底有明显压痛，其发生原因与穿高跟鞋或平底鞋，走路及爬楼梯的次数过多或长时间站立有关，另外也和肥胖（体重增加）有关。治疗可用局部注射类固醇，或小针刀治疗及理疗均可以改善足跟的疼痛，但治疗效果均不如半导体激光。用半导体激光加超短波治疗和单纯用超短波治疗作比较，和用半导体激光治疗与小针刀治疗作比较，均说明半导体激光的疗效更好。

广州军区总医院吕晓宇等报道，用半导体激光合并超短波治疗足底筋膜炎 43 例作为治疗组，而单纯超短波治疗 40 例作为对照组。结果显示，治疗组有效率为 88.4%，对照组有效率为 72.5%，两组比较差异显著（$P < 0.05$），说明半导体激光治疗足底筋膜炎可明显提高疗效。

（1）治疗组：半导体激光合并超短波。激光采用 46 点束式输出端进行片状照射，输出端含有 6 种波长（660nm、820nm、870nm、880nm、940nm 和 950nm），平均功率密度 75mW/cm^2，照射面积为 10cm^2，照射足底痛区，每日 1 次，每次 5min。超短波则用频率 40.68mHz，波长 7.374m，将电波板（300cm）斜置于足底痛区，微热量，每次 20min，每日 1 次。

（2）对照组：单纯采用超短波治疗，方法同上。

两组 10 次为 1 个疗程，治疗 2 个疗程评定疗效，治疗期间停用所有药物和其他治疗。两组治疗结果对比见表 15-15。

表 15-15　两组疗效比较

组别	例数	痊愈	显效	好转	无效
治疗组	43	23	15	2	3
对照组	40	16	13	6	5

吕晓宇等认为，半导体激光对机体组织具有很强的穿透能力，具有热、光化学、电磁波和机械等综合效应，对机体产生刺激和调节作用，从而改善足跟部的血液循环，使局部组织血

管扩张，恢复由足底软组织痉挛造成的缺氧状态，从而促进炎症吸收，而且使机体内啡肽被激活，脑内神经递质水平发生改变，使损伤局部释放 P 物质及降低 5- 羟色胺含量，起到止痛作用。超短波对炎症也有消炎、止痛、促进炎性渗出物吸收、增强与血管再生有关的酶，如一氧化氮合酶等，促进新的血管形成，进一步促进局部软组织愈合。

广州军区总医院王育庆等报道，半导体激光对跟骨痛患者疼痛症状有明显改善作用。他们将 72 例跟骨痛患者分为激光治疗组（半导体激光结合针刀）37 例和对照组（小针刀）35 例。治疗结果表明，20 次半导体激光治疗后，治疗组总有效率高于对照组（94.6% vs. 85.7%，$P < 0.01$）（表 15-16）。疼痛视觉类比评估法（VAS）治疗前后比较，在镇痛方面，两组在治疗 10 次和 20 次后，疼痛较治疗前均有较为明显缓解（3.38±0.27，0.80±0.12，6.40±0.47，3.99±0.38，2.89±0.23，5.99±0.38），治疗 20 次后治疗组较对照组评分明显降低（0.80±0.12，2.89±0.23，$P < 0.01$）。结果证明半导体激光结合小针刀治疗跟痛症有明显疗效，并对患者的疼痛症状有明显的改善作用，较常规小针刀治疗更有效。

表 15-16　两组跟痛症患者临床疗效比较

组别	例数	康复	显效	有效	无效	治愈率（%）	总有效率（%）
治疗组	37	19	12	4	2	51.4	94.6
对照组	35	9	13	8	5	25.7	85.7

与对照组比较，$P < 0.05$

患者治疗前半导体激光治疗组与针刀组对照组评分经 *t* 检

验，差异无显著性意义（$P > 0.05$），治疗后评分分值差异有非常显著意义（$P < 0.01$），治疗后脚跟功能均有明显改善，半导体激光照射治疗组跟痛症功能改善优于对照组。治疗组与对照组总有效率比较，差别有显著性意义（$P < 0.05$），表明治疗组有效率高于对照组，说明半导体激光结合针刀较单纯针刀有更好的疗效。两组镇痛效果比较见表 15-17。

表 15-17　两组疼痛视觉类比评估法（VAS）治疗前后评分比较

组别	例数	治疗前	第 10 次	第 20 次
治疗组	36	6.40 ± 0.47	3.38 ± 0.27	0.80 ± 0.12
对照组	35	5.99 ± 0.38	3.99 ± 0.38	2.89 ± 0.23

与治疗前比较，$P < 0.05$；与对照组比较 $P < 0.01$

在镇痛方面，半导体激光照射治疗 10 次和 20 次后，疼痛均有缓解，治疗组则较为明显优势（$P < 0.01$）。

典型病例：霍某，男，51 岁。2005 年 8 月 20 日初诊，左足跟痛反复发作 1 年，劳累及久行后加重，前脚掌着地走跛行。查右足跟压痛（＋）余未见异常。X 线跟骨骨刺形成。右足跟行针刀痛处疏通剥离，局部封闭治疗，用 1% 利多卡因 5ml，曲安奈德 10mg，复合维生素 B 2ml，治疗 2 次，并用半导体激光照射 20 次，症状消失，右足跟无疼痛，能做正常范围内活动，随访半年无复发。

十四、肋软骨炎

本病又称为 Tietze 综合征，是肋软骨非特异性炎性病变，病因不明，目前多认为与病毒感染、胸部损伤、过度疲劳或肋软骨钙化等有关。临床症状主要为不明原因的胸壁局限性肿胀、疼痛，多为隐痛、胀痛，咳嗽、深呼吸、上肢活动时加重，病变多发于第 2 肋骨和第 3 肋骨。检查时，可见患者胸壁表面肿胀、隆起，有压痛，皮表正常，无红、热表现。X 线检查和组织学检查多无异常。该病病程长短不一，常迁延数个月，甚至数年，治愈后易复发。

超短波治疗是目前该病的常规治疗方法，但治愈率低，起效慢，易反复。而半导体激光治疗肋软骨炎，取得较好的疗效，其疗程短、治愈率高，安全可靠，无不良反应。

山东省电力中心医院沈凌等报道对比超短波和镓超坤半导体激光治疗肋软骨炎 94 例，随机分为激光组和超短波组，每组 47 人。治疗时，两组均口服美洛昔康（莫比可）7.5mg 加维生素 E 100mg，每月 1 次。

（1）激光组：用半导体激光垂直紧贴患部压痛处，每日 1 次，每点照射 5～7min，功率 300～500mW，以患者微弱刺激感为最佳，激光输出波长为 830nm。

（2）超短波组：将 15cm×20cm 的电极对置以疼痛为中心的胸背部、微量，每日 1 次，每次 20min。

以上两组 10d 为 1 个疗程，即进行统计。两组治疗结果比较见表 15-18。

表 15-18　超短波与半导体激光治疗结果比较

组别	例数			有效率（%）	治愈率（%）	平均起效时间	平均显效时间
	治愈	显效	无效				
激光组	39	8	0	100.0	83.0	5	2
超短波组	28	17	2	95.7	59.6	8	5

与超短波组比较，$P < 0.05$

十五、腱鞘炎

腱鞘就是套在肌腱外面的双层套管样密闭的滑膜管，是保护肌腱的滑液鞘，它分两层包绕着肌腱，两层之间的空腔，即滑液腔，内有腱鞘滑液，内层与肌腱紧密相连，外层衬于腱纤维鞘里面，共同与骨面结合，固定、保护和润滑肌腱，使其免受摩擦或压迫。肌腱长期过度摩擦，即可发生肌腱和腱鞘的损伤性炎症，引起肿胀、纤维性变、内腔狭窄。由于肌腱在腱鞘内活动时，通过的径道狭窄，从而出现疼痛和运动障碍，称为腱鞘炎，若不治愈，可能发展成永久活动不便。

1. 临床症状

（1）疼痛：多数不能明确指出疼痛的部位，只诉关节"别扭"，运动时关节内酸胀或发不出力的感觉，有时感到条带状疼痛。

（2）局部肿胀：发病肌腱会有条索状隆起，程度不一。

（3）功能障碍：发生于上肢手腕部的腱鞘炎多影响患者的发力，发生在足踝部的腱鞘炎，在运动时会感到疼痛而影响动作。

2. 弱激光治疗

（1）常规治疗：首先要减少引起疾病的手工劳动，局部封闭治疗可使早期腱鞘炎得以缓解，每周 1 次，如无效时则需做腱鞘切开术，术后应早期做屈伸手指活动，防止肌腱粘连。

（2）激光照射腱鞘痛点：可以引起局部血液淋巴循环作用，加快带走炎症渗出物及致痛物质，促进局部营养供应；可刺激人体免疫调节作用，起到快速消炎作用。

激光照射：可用 810nm 的半导体激光探头直接照射压痛点以及阳溪、列缺、偏历、内关、外关、阿是穴，激光输出功率 350～500mW，每次照射 3～5 个点，每个点照射 5～10min（以照射部位有温热感或轻微针刺感为好），每日 1 次，5～10 次为 1 个疗程，视病情决定疗效次数。

江苏省昆山蓬朗区卫生服务中心宋伟等报道，用半导体激光照射配合手法治疗桡骨茎突腱鞘炎 33 例，采用 810nm 的半导体激光，功率 450mW，照射时间 10min，每日 2 次，10 次 1 个疗程，照射部位为桡骨茎突处。手法治疗自肘横纹至腕横纹沿手阳明大肠径循行部位进行，揉按手法 3～5min，捏按手三里、上廉、温溜、合谷四穴各 1min，10 次为 1 个疗程。

治疗结果表明，经 1 个疗程治疗，本组 33 例中治愈 28 例，好转 4 例，无效 1 例，总有效率 96%，其中 20 例随访无复发。

半导体激光具有强力镇痛作用，减轻末梢神经兴奋性，促进镇痛物质的释放。还具有促进组织修复，促进肉芽组织生长，快速消炎，促进血液循环，减轻组织水肿，增强免疫力，调节内分泌功能等功效。再配合手法按摩，即可使桡骨茎突腱鞘炎得以治愈。

十六、软组织损伤

软组织损伤是指各种急性外伤或慢性劳损以及风寒湿邪侵袭等原因造成人体的皮肤、皮下浅深筋膜、肌肉、肌腱、腱鞘、关节囊、滑膜囊、椎间盘，周围神经血管等组织的病理损伤，称为软组织损伤。其临床表现为疼痛、肿胀、畸形、功能障碍。软组织损伤主要分为扭伤类、挫伤类、碾压伤 3 类；损伤又分为开放性损伤和闭合性损伤类等。

踝关节扭伤是运动中发生率最高的，发生原因大多是身体失去重心，落地时踩在别人脚上或脚被绊倒时出现，在扭伤时，局部会发生肿胀、疼痛，严重时甚至造成骨折。

当发生扭伤时，首先应注意将弹性绷带将踝关节固定，在伤处外敷冰块，然后再进一步进行其他治疗。半导体激光治疗踝关节扭伤有非常好的效果。

广州军区总医院吕晓宇报道用半导体激光并超短波治疗 31 例踝关节扭伤，而对照组 26 例则单纯用超短波治疗。结果表明，治疗组有效率为 93.5%，对照组有效率为 77%，两组比较差异显著（$P < 0.05$），故认为半导体激光照射治疗踝关节扭伤可明显提高疗效。

（1）治疗组：采用 6 种波长（660～950nm）的半导体激光，平均输出功率密度 75mW/cm^2，照射面积 10cm^2，照射踝关节扭伤处，每日 1 次，每次照射 3～5min，10 次为 1 个疗程。超短波则用波长 7.374m，将左右电极板 300cm^2 对置于踝关节，微热量每日 20min，每日 1 次，10 次为 1 个疗程。

（2）对照组：单纯采用超短波治疗。

两组治疗结果对比见表 15-19。

表 15-19　两组总疗效比较

	例数	痊愈	显效	好转	无效
治疗组	31	18	9	2	2
对照组	26	10	7	3	6

He-Ne 或半导体激光穴位照射治疗激光波长 632.8～650nm，输出功率 25mW，功率密度 7.96mW/cm^2，照射病灶部位，可分 2～3 光斑照射点，每点 5min，每次 10～15min，每日 1 次，10 次为 1 个疗程。如有明显压痛点需加阿是穴照射。

邵胜报道，用 He-Ne 激光治疗 358 例外伤性腰痛患者，另 210 例用药物（活血、消炎、镇痛等）治疗作为对照组，治疗结果：激光组痊愈 164 例，显效 77 例，无效 17 例，总有效率为 95.3%。对照组痊愈 32 例，显效 68 例，无效 110 例，总有效率为 47.6%。经统计学处理有显著性差异（$P < 0.01$）。随访 77 例激光治疗患者无 1 例复发，而药物组随访 48 例，却有 23 例复发（47.9%）。

半导体激光照射治疗以痛点为主，不同部位软组织损伤，可根据循经取穴或邻近取穴，配选相应穴位，如急性腰扭伤，除阿是穴外，常用委中、殷门、肾俞、大肠俞、腰痛穴等，使用激光器，多为半导体激光器，波长 810nm，使用功率 300~400mW，每次选 3~5 个穴位，每次照射 10~20min，每日 1 次，8~10 次为 1 个疗程。

上海体育运动技术学院共治疗 20 例患者，24 个疼痛部位，结果痊愈 9 个部位，显效 9 个部位，有效 6 个部位，其中 9 人做过理疗和按摩效果不佳改为激光治疗。

黎品基报道用激光血管内照射治疗 10 例腰背部损伤，结果 4 例完全恢复，5 例明显好转，1 例症状改善。

十七、肌纤维组织炎

肌纤维组织炎是一种非感染性炎症，也是一种退行性肌纤维组织病变，真正病因不清，可能与肌纤维组织供血不足，导致局部组织营养障碍而使肌纤维细胞变性萎缩、肌纤维粘连，而引起局部疼痛、僵硬、肌力下降、肌肉萎缩功能障碍。

激光治疗效果较好的是 810nm 的红外半导体激光 300~500mW，疼痛部位照射，每次 30min，每日 1 次，10 次为 1 个疗程。另外，5~15W CO_2 激光散焦照射也有类似的结果。

He-Ne 激光（632.8nm）和半导体激光（650nm）也可用 3~25mW 的散焦激光照射局部疼痛区，每次 10~15min，每日 1 次，7~10d 为 1 个疗程。

第16章 弱激光治疗皮肤疾病

CHAPTER16

因皮肤位于体表，激光可以直接照射到病变部位，所以治疗效果更好，适应证更为广泛。

一、带状疱疹

带状疱疹是由水痘-带状疱疹病毒所引起的，以沿单例周围神经分布的簇集性小水疱为特征，常伴有明显的神经痛，多见于胸腹或腰部带状疱疹，约占整个病变的70%，其次为三叉神经带状疱疹，约占20%，但60岁以上老人，三叉神经患病率更高。

疱疹初起时，皮肤出现不规则、椭圆形红斑，数小时后在红斑上发生水疱，逐渐合成大疱、血疱和脓疱，数日后，疱浆被吸收、结痂，1～2d脱痂，遗留色素沉着，损害不超越中线。老年人病程常为4～6周，带状疱疹伴有神经痛，一般在病损完全消退后1个月内消失，少数可持续半年以上。一般治疗常给予阿昔洛韦口服，每次200mg，每日5次，5～10d为1个疗程，以抗病毒为主，还要给予镇痛药，如卡马西平0.1g，每日3次，还有营养神经药，维生素$B_1$10mg，每日3次，维生素B_{12}0.15mg，肌内注射，每日1次，用紫外线和红外线理疗也是常用方法。

半导体激光用于治疗带状疱疹，大大优于其他治疗方法，半导体激光散焦照射能使被照射区域的血管扩张，血循环加快，改善代谢，促进炎症吸收。

治疗方法是先选择局部压痛点，再选择穴位，如阿是穴（皮肤周围距疱疹0.5~1寸处）、夹脊穴（取与皮损相应的夹脊穴）、支沟、阳陵泉；配穴，腰以上的病灶，选择曲池、合谷、外关；腰以下病灶，选择三阴交、太冲、血海。

照射方法，用810nm激光的探头照射病变部位，可根据病变部位的大小选择照射部位的多少，每个部位照射10min，激光输出功率为300~500mW。再辅以照射相应的穴位或压痛点，每次选3~5个点，每个点照射3min，激光功率为400~500mW（以照射部位有温热感或轻微针刺感为好）。每天照射1次，7d为1个疗程，视病情决定疗程次数。

重庆医科大学附属第一医院胡泽芳等报道，用泛昔洛韦联合半导体激光治疗94例带状疱疹（其中激光组48例，对照组46例），两组均口服泛昔洛韦250mg，每日3次，共7d，试验组用半导体激光照射神经根和疼痛最明显区域，每日2次，每次10min，共7d。结果表明，试验组痊愈率85.41%，对照组痊愈率65.41%，痊愈率差异有显著性（$P < 0.01$），两组总有效率相当，无统计学意义（表16-1）。试验组在水疱停止出现时间、水疱干涸时间、疼痛缓解时间、完全结痂时间均优于对照组，差异有显著性，试验组后遗神经痛的发生率低，差异有显著性（$P < 0.01$）（表16-2）。

表16-1　两组患者疗效比较（例）

组别	例数	痊愈	显效	有效	无效	痊愈率(%)	总有效率(%)
试验组	48	41	7	0	0	85.41	100.0
对照组	46	30	16	0	0	65.21	100.0

表 16-2　两组患者症状消退时间比较

组别	例数	水疱停止出现时间	水疱干涸时间	疼痛缓解开始时间	安全结痂时间
试验组	48	1.0±0.25	3.2±0.65	1.6±0.68	6.2±1.25
对照组	46	3.0±0.62	5.2±0.89	3.8±0.64	9.8±3.68

后遗神经痛发生情况，对照组发生 2 例，试验组无

　　治疗中少数患者出现恶心症状，2～3d 后消失，治疗前后，血尿常规、肝肾功能未见异常。

　　青岛市海慈医疗集团皮肤科孙风兰等，观察半导体激光联合药物治疗带状疱疹 52 例和 45 例单纯用阿昔洛韦等药物治疗。本研究中按 4 级评分法进行评价（表 16-3）。

表 16-3　病情积分评分标准

观察指标	0	1	2	3
疼痛	无	轻度	明显	剧烈，影响睡眠
日均疼痛持续时间	无	＜ 8h	8～16h	＞ 16h
红斑	无	淡红	红色	深红
水肿	无	轻度	明显	显著水肿
水疱（渗出）	无	水疱散在	水疱密集渗出	大疱或有糜烂
继发损害	无	糜烂	大片糜烂	溃疡
治疗后皮损面积减少	≥ 75%	50%～75%	25%～50%	＜ 25%

　　治疗结果表明，治疗组与对照组治疗后病情积分均有所下降（$P < 0.01$）而治疗组的病情积分下降明显大于对照

组（$P < 0.01$），治疗组的疼痛积分明显下降（$P < 0.01$），而对照组的疼痛积分无明显下降，治疗组有效率大于对照组，后遗神经痛发生率低于对照组（表16-4）。故半导体激光联合药物治疗带状疱疹疗效优于单纯药物治疗，且可明显减轻疼痛症状，降低后遗神经痛发生率。

表16-4　两组治疗前、后病情积分及疼痛积分比较（$\bar{x}\pm s$）

组别	例数	病情积分		疼痛积分	
		治疗前	治疗后	治疗前	治疗后
治疗组	52	14.25±4.32	6.42±3.19	4.56±1.33	3.06±1.94
对照组	45	13.63±4.14	8.34±3.77	4.27±1.48	3.96±2.07
P		> 0.05	< 0.01	> 0.05	< 0.05

采用激光是810nm，输出功率为0~500mW，光斑直径10cm，治疗时将探头直接照射受损的神经根和皮损部位，每个光斑照射10min，每日1次，7d后判定疗效。

治疗组有1例，对照组有7例发生后遗神经痛，激光照射后1周疼痛缓解（表16-5）。作者认为神经痛是本病的特征之一，一旦遗留后遗神经痛可持续数月到数年，给患者带来很大痛苦，而激光镇痛解决了这一难题。

表16-5　两组临床疗效及后遗神经痛发生率的比较

组别	例数	痊愈	显效	好转	无效	有效率（%）	后遗神经痛（%）
治疗组	52	9	36	7	0	86.54	1（1.92）
对照组	45	6	25	14	0	68.89	7（15.55）

与对照组比较，$P < 0.05$

中国人民解放军第 88 医院张浩等报道，用半导体激光照射治疗 15 例带状疱疹后遗神经痛，效果较好。采用半导体激光输出波长 810nm，功率可调，输出功率 0～500mW，将探头 I（复合头）放置疼痛部位，输出功率 400～500mW，根据疼痛范围大小，可分次照射，每次照射 10min；将探头 II 放在疼痛部位相应的神经根处，上下缓慢移动照射，功率 300～500mW，时间 10min，每日 1 次，晚间疼痛剧烈者下午治疗，轻度疼痛者治疗 7d，中度疼痛者治疗 7～20d，重度疼痛者治疗 20d。本组痊愈 3 例，显效 9 例，有效 3 例。

带状疱疹病毒具有亲神经性，可长期潜伏于感觉神经节中，在机体免疫力下降时侵犯神经节，引起皮肤损害和明显的神经痛，它发病的机制与带状疱疹发作后神经组织内遗留的炎症、水肿、出血、瘢痕有关。激光可以改善局部微循环，加速有害物质排出，调节免疫功能，达到镇痛消炎、消肿的作用，还可产生吗啡样镇痛物质，以降低末梢神经的兴奋性。

北京解放军第 304 医院邹光彪等，在用泛昔洛韦片的基础上加上半导体激光治疗带状疱疹神经痛 38 例，取得好的效果。治疗结束后，两组 52 例患者全部皮疹消退，疼痛缓解。观察组治愈 20 例（76.9%），显效 6 例（23.1%）；对照组（单独用药）治愈 11 例（42.3%），显效 8 例（30.8%），有效 7 例（30%）两组经 Ridit 检验，有高度显著性差异（$P < 0.05$）。

江西省皮肤科报道，用 810nm 半导体激光治疗带状疱疹，疼痛缓解有效率 68%，皮损愈合有效率 90%。

李钦峰报道，用半导体红色激光局部照射，加穴位照射，输出为率 15～25mW 每次照射 10～15min，1 次 / 日，10 次一疗程，取穴典池、血海、三阴交，每穴照射 5min，同时还照射带状疱疹相应的脊髓神经节处 45 例带状疱疹伴神经痛患者，治愈 42 例，显效 3 例，有效率 100%，无不良反应。

二、皮肤溃疡

皮肤溃疡是临床常见的多发病，表现为皮肤溃疡不能愈合的特点，它可是皮肤细菌性感染，也可是血液循环障碍和神经功能障碍，免疫功能异常或先天性皮肤缺损引起的皮肤组织缺损。

微生物感染性病症常由细菌、真菌螺旋体、病毒等引起，结节或肿瘤破溃，免疫异常引起血管炎性溃疡系因动脉或小动脉炎使组织发生坏死而形成，循环或神经功能障碍属营养障碍引起的组织坏死，如静脉曲张、麻风溃疡等。

慢性皮肤溃疡多位于结缔组织致密、血运相对差的部位，如胫前、踝跟及足部。多由于局部软组织损伤严重，局部瘢痕化增生或早期处理不当所致；也多见于老年人，由于全身疾病多，如糖尿病、心脏病、高血压、下肢静脉曲张，严重影响溃疡的愈合，使病程较长。长期溃疡不愈、慢性炎症，可影响周围组织，如化脓性关节炎、化脓性骨髓炎等。

西安红十字会医院李萍等报道，用半导体激光结合康复新治疗皮肤溃疡取得良好结果。半导体激光波长为 650～830nm，输出功率 0～500mW，光斑直径 3mm，照射功率可选择 300～400mW，照射时间 8min，每日 1 次，照射结束后用康复新液纱条，局部换药，皮损大的可采用多点照射，10 次为 1 个疗程，间隔 5d 再进行第 2 个疗程，一般不超过 3 个疗程。治疗结果对比见表 16-6。

表 16-6　治疗组对照组疗效比较

组别	n	痊愈	显效	有效	无效	显效率（%）	有效率（%）
治疗组	46	20	19	5	2	84.78	95.65
对照组	30	7	8	9	6	50.00	80.00

经统计学处理，有效率和显效率 χ^2 值分别为4.72、4.82（>3.83）；$P<0.05$ 有显著差别

半导体激光照射伤口具有止痛、抗感染和加速伤口痊愈的作用，可以减少炎症的渗出、充血、水肿，可以促进新生血管的形成和生长，使细胞的核糖酸和糖原含量增加，或纤维细胞增生，肉芽组织生长，促进新生上皮组织再生，改善血液循环，加速坏死组织溶解脱落，从而促进溃疡创面愈合。

重庆市第一人民医院刘善惠报道，用半导体激光治疗皮肤溃疡 25 例，在用抗感染换药的基础上，用激光治疗；而对照组25 例，则采用常规的抗感染换药治疗，观察肉芽生长速度和治疗后 10d 两组疗效情况。治疗后治疗组伤口愈合时间明显短于对照组（$P<0.05$），治疗 10d 后治疗组疗效和对照组比较有统计学差异（$P<0.05$）。

皮肤科常见皮肤溃疡多由于感染、循环障碍、皮肤肿瘤所致，如足癣继发感染，糖尿病性皮肤溃疡，下肢静脉曲张所致溃疡，褥疮（压疮）、冻疮，基底细胞癌等。常规方法疗效长、愈合慢，而采用半导体激光局部照射治疗可以缩短疗效，促进伤口愈合。

本组在治疗原发病的同时，静脉滴注头孢曲松钠加舒巴坦 2.5g，每日 1 次，在换药前加用半导体激光局部照射，功率为 350～400mW，治疗时间 20min，每日 1 次，10 次为 1 个疗程（激光照射前要清洗创面）。而对照组则单纯用药，不用激

光照射，每日1次，10d为1个疗程，激光组治疗中，痊愈7例，好转15例，无效3例，共25例。对照组，痊愈3例，好转10例，无效12例，共25例。有效率激光组显著优于对照组。

青岛医学院治疗67例，激光波长632.8～650nm，输出功率5～25mW，扩束照射15min，每日1次，10次1个疗程。痊愈41例，好转17例，无效9例，总有效率为86.57%。一般照射5～10次以后，表面坏死组织脱落。渗液减少，新生肉芽组织和上皮组织生长，溃疡逐渐愈合。

武汉钢铁公司第二职工医院治疗20例糖尿病引起的皮肤溃疡，结果痊愈15例，显效3例，有效2例，总有效率为100%。对照组15例中痊愈2例，显效2例，有效3例，无效8例。总有效率为46.6%。激光组疗效明显优于对照组（$P < 0.01$）。

Ваьауаив和Bogdanovich分别报道用He-Ne激光治疗皮肤溃疡，其近期疗效均很好。

对于X线治疗引起的溃疡，也是很难治愈的，有的迁延数年，用He-Ne激光治疗也取得好效果，照射20次后溃疡痊愈。

南京鼓楼医院治疗14例压迫性溃疡（压疮），810～830nm的红外半导体激光病灶处照射，输出功率为200～250mW，每日1次，5～16次为1个疗程，每区照射3～5min。治疗结果：痊愈8例，显效4例，有效2例。

三、球菌性化脓性疾病

这些疾病的病原菌是葡萄球菌、乙型溶血性念珠菌，其临床表现为红、肿、热、痛和红斑出现。这些急性化脓性疾病只适宜用弱激光——没有热作用的红色He-Ne激光和半导体红激光，不宜用红外激光。

He-Ne或半导体激光穴位照射治疗：激光波长632.8～

650nm，输出功率为 3～5mW，在急性期进行局部照射，每日 1次，每次 5～10min。如化脓可切开放出脓汁，再用激光照射。丹毒除用 4～20mW 的激光照射以外，还可以加用足三里穴位照射。每次 10min，每日 1 次，10 次为 1 个疗程。

四、湿疹

湿疹是由多种复杂的内外因素引起的一种多形性皮损和易有渗出倾向的皮肤炎症性反应，本病病因复杂难以确定。临床表现：皮疹呈多形性，急性期可呈红色丘疹、丘疱或水疱和小片状糜烂、渗液、结痂，感染时出现脓疱，亚急性期则以红色丘疹、斑丘疹、鳞屑或结痂为主，慢性期、皮损则为暗红色斑丘疹，常融合增厚呈苔藓样变，表面有鳞屑、抓痕和血痂。皮疹可以发生在任何部位，但以外露部位和屈侧多见。自觉瘙痒剧烈，常反复发作，迁延难愈。

治疗常用的药物是糖皮质激素等。

650nm 半导体激光可局部照射治疗，输出功率 2～10mW，每穴照射 5min，每日 1 次，常取穴人迎、肺俞、血海、三阴交均可取双侧，为了增加病变对红光的吸收，可用甲紫点出穴位，这方法对丘疹性湿疹效果好，对糜烂型疗效差。

激光治疗可以消炎、消肿、脱过敏、提高免疫力。810nm半导体激光可以局部照射，输出功率 500mW，照射时间10min，光斑直径 5mm，每日 1 次，10 次为 1 个疗程；也可以双侧取穴曲池、足三里、肺俞、血海、三阴交，每穴 3～5min，每日 1 次，10 次为 1 个疗程。

秦皇岛市北戴河医院马颖等报道，用半导体激光联合派瑞松乳膏治疗慢性湿疹 53 例和对照组 52 例，单用派瑞松乳膏涂敷患处，早、晚各 1 次，疗程均为 4 周。

治疗结果表明，治疗组和对照组总有效率分别为 89% 和 69%，两组比较有显著性差异（$P < 0.05$），两组均未见明显不良反应。

810nm 半导体激光局部照射，输出功率 500mW，照射时间 10min，光斑直径 5mm，每日 1 次，10 次为 1 个疗程。

对两组治愈的 50 例患者，在停药后 2 个月时进行随访，治疗组有 1 例复发，对照组有 2 例复发，复发者再治疗仍有效。由此证明，半导体激光联合派瑞松乳膏治疗慢性湿疹有协同作用。

吉林省长春市南关区全安社区卫生服务中心陈永梅报道，用半导体激光局部照射治疗急、慢性湿疹患者 39 例，照射后外用自制肤灵膏，还有 30 例作为对照组用中药熏洗，并用肤灵膏，治疗结果（表 16-7）显示：治疗组总有效率 97.4%，对照组为 76.7%，$P < 0.05$。

表 16-7　治疗组对照组疗效对比［例，%］

组别	例数	痊愈	显效	有效	无效	总有效率 %
试验组	39	17	43	8（20.5）	1	97.4
对照组	30	6	8	9（30.0）	7	76.7

使用激光波长为 810nm，输出功率 500mW，光斑直径 3~5mm，可持续性垂直照射病灶区，每日 1 次，每次 10~20min，6d 为 1 个疗程。

上海仁济医院报道，用中医辨证施治和经络原理选择穴位，对 124 例湿疹患者进行半导体激光穴位照射治疗，每日 1 次，每穴 3min，10 次为 1 个疗程。近期疗效为痊愈 68 例（54%），显效 33 例（27%），好转 17 例（14%），总有效率 100%，复发 6 例（5%）。有效率与照射次数有关，急性期和亚急性期患者的治愈率高，病程较长的慢性湿疹，相对治愈率低。

半导体激光穴位照射治疗湿疹，近期疗效明显，疗程短，患者易接受。

五、接触性皮炎

接触性皮炎是指皮肤黏膜接触外界某些物质后，在接触部位发生炎症反应性皮肤病，引起此病的物质主要有动物性、植物性和化学物质三大类，其中尤以化学物质致病为多见。

根据其发病机制，可将接触性皮炎分为两大类，即变态反应性接触性皮炎和刺激性接触性皮炎。

1. **变态反应性接触性皮炎**　是由于接触致敏原后激发的 T 细胞介导的皮肤迟发型变态反应，接触物质多为小分子化学物质，本身无刺激性，人群中只有少数已致敏者接触后才会发病。常接触致敏物有染发剂中的对苯二胺、化妆品、洗涤剂中的芳香化合物等，一般接触 24～48h 发病，发病时出现粟粒大小密集红色丘疹、红斑、水肿、血疱疹、水疱甚至大疱、皮疹，发生部位与致敏原接触部位一致，境界清楚，好发于四肢、面部等暴露部位，发病潜伏期约数小时到 10d 不等。自觉瘙痒剧烈、烧灼或胀感，全身症状不明显，一般去除病因，处理得当，1～2 周即可痊愈，但再接触可再发，如反复接触处理不当，可转为亚急性或慢性皮炎。

2. **刺激性接触性皮炎**　又称原发性刺激性皮炎，是由刺激物对皮肤细胞的直接损伤所致，刺激物本身对皮肤有刺激或毒性作用，任何人接触均可以发病，其程度与该物质的化学性质、浓度、接触时间及范围有关系。

（1）急性刺激性接触性皮炎：其常见强刺激物为强酸、强碱、芥子气、斑蝥等，接触后很快出现红斑、肿胀、大疱、糜烂、坏死、溃疡，境界清楚，好发于外露部位，自觉灼痛、刺痛、毒物吸收后可出现全身症状。

（2）慢性刺激性接触性皮炎：其常见弱刺激物为肥皂、洗衣粉、有机溶剂等，长期接触后才发病，表现为皮肤干燥、发红、脱屑及破裂等，好发于外露部位，如手背、面背、眼睑等。自觉瘙痒干燥、疼痛等。

治疗本病首先要去除接触物，用清水洗冲，用弱酸性或弱碱性进行中和可适当用外用药，如维生素 E 乳膏，10% 鱼肝油软膏等，激光治疗也是辅助治疗方法之一。

北戴河医院付越等报道，半导体激光治疗皮肤病，共治疗 387 例，涉及病种近 30 种，均取得明显疗效，且无毒、无痛、疗程缩短。他们选用 810nm 波长的近红外半导体激光器，功率为 0～500mW，共治疗单纯性疱疹、带状疱疹和带状疱疹后遗症 104 例；脓疱疹、疖、痈、丹毒、蜂窝织炎、甲沟炎、面部暴发性痤疮等 62 例；冻疮、寒冷性脂膜炎、海蜇皮炎、日晒伤 32 例；接触性皮炎、急性湿疹、淤滞性皮炎、过敏性皮炎、面部脂溢性皮炎、神经性皮炎 98 例；单纯糠疹、玫瑰糠疹 47 例；雷诺病、结节性红斑、变应性皮肤血管炎 25 例；血栓性闭塞性脉管炎 14 例；系统性红斑狼疮 2 例；局限性硬皮病 3 例。

治疗方法采用直接照射、神经根部照射和穴位照射。功率为 350～500mW，每日 1 次，直接照射每次 10min；穴位照射和神经根部照射，每次取 3～5 穴（点），每穴（点）3～5min。治疗结果有效率为 100%，据病情酌情不用药或少用药（表 16-8）。

表 16-8　半导体激光照射治疗各种皮肤的效果

病名	平均照射次数	治愈（%）	好转（%）	用药情况
海蜇皮炎，日晒伤	1	100		不用
脓疱疹、疖、痈、细菌性甲沟炎	3	100		不用
丹毒、冻疮、接触性皮炎	4	100		少量
单纯疱疹、带状疱疹、寒冷性脂膜炎、蜂窝织炎、急性湿疹、过敏性皮炎	5	100		少量
面部脂溢皮炎、神经性皮炎、单纯糠疹结节红斑	6	100		少量
面部暴发痤疮、变应性皮肤、血管炎、雷诺病、局限性硬皮病	7	80	20	少量
带状疱疹后遗症、玫瑰糠疹	8	100		不用
淤滞性皮炎、血栓性闭塞性脉管炎	9	63	37	适量
系统性红斑狼疮	9		100	适量

　　山东青岛市海慈医疗集团白永晟报道，药物联合半导体激光照射治疗面部化妆品接触性皮炎，共治疗 53 例，药物主要用静脉滴注 5% 葡萄糖注射液 250ml 加入 10% 葡萄糖酸钙 10ml，维生素 C 3.0g，每日 1 次；口服咪唑斯汀 10mg，每日 1 次；冷敷剂（主要成分为黄芩、黄柏、甘草等）冷湿敷患处，每次 15min，每日 2 次。治疗组在上述药物治疗基础上以波长 650～810nm，功率 300～350mW，照射时间每个光斑 10min，每日 1 次，可根据病变范围、大小照射 2～3 光斑，5d 为 1 个疗程。对照组 34 例，单用药物治疗。

治疗结果表明，治疗组和对照组有效率分别为 86.8% 和 61.8%。差异有非常显著性意义（$P < 0.01$）（表 16-9），全部病例未见不良反应。

表 16-9　两组患者疗效比较（例）

分组	例数	治愈	显效	有效	无效	有效率（%）
治疗组	53	17	29	7	0	86.8
对照组	34	4	17	11	2	61.8

与对照组比较，$P < 0.01$

化妆品接触性皮炎是临床最常见的由化妆品引起的皮肤病，包括化妆品引起的刺激性皮炎和变态反应性皮炎，发生于面部的化妆品接触性皮炎多属于变态反应性皮炎，即接触某些化妆品后发生的皮肤Ⅳ型迟发性变态反应。本病发病前均有化妆品接触史，临床主要表现为皮肤红斑、潮红肿胀、丘疹、水疱、渗出、糜烂、结痂、自觉瘙痒、灼热、刺痛等不同严重程度的急性炎症性反应。

面部化妆品接触性皮炎发病过程中直接在接触物刺激下激活炎性细胞，合成并释放多种炎症介质和细胞因子，诱导炎症反应的发生，或在此基础上引发变态反应形成变应性皮炎而出现毛细血管通透性增加、炎性细胞浸润等一系列病理变化和红斑、水肿、瘙痒等表现。而半导体激光照射可以消炎、脱敏、镇痛和减轻炎性渗出、充血和水肿，提高免疫力，对化妆品接触性皮炎有良好的治疗作用。

六、丹毒

丹毒是一种累及真皮浅层淋巴管的感染，主要致病菌为 A

组及溶血性链球菌，诱因是手术伤口、皮肤破裂或溃疡的炎症为致病菌提供了侵入的途径，致病菌可潜伏于淋巴管内，引起复发。

患者潜伏期 2～5d 后突然发热、寒战、不适、恶心、数小时到 1d 出现红斑，进行性扩大，界限清楚，受累部位有触痛、灼痛，附近淋巴结肿大，也可出现脓疱、水疱和小面积出血性坏死，好发于小腿、颜面部。

治疗首先选用青霉素，其次局部可用紫外线照射治疗，治疗应尽快控制炎症，如治疗不当病情迁延，使皮内和皮下大量纤维组织增生，皮下淋巴管闭塞，使受累组织肥厚，淋巴水肿，形成象皮肿，病情反复发作，给患者造成极大的痛苦。

半导体激光可以通过抗炎、抗感染、止痛、促进修复多种机制发挥其对丹毒积极的治疗作用。

青岛市海慈医疗集团皮肤科孙风兰等报道，用半导体激光联合药物治疗下肢丹毒 51 例，另 32 例单纯药物（主要青霉素治疗）作为对照组。治疗组与对照组有效率分别为 88.2% 和 62.5%，差异有非常显著性意义（$P < 0.01$），说明半导体激光联合药物治疗下肢丹毒疗效较单纯药物治疗疗效好，无不良反应。

激光治疗组用激光波长 810nm，治疗功率 350～400mW，光斑直径 10cm，每个光斑照射 10min，光斑间无重叠，每日 1 次。药物治疗采用静脉滴注青霉素 800 万 U，每日 1 次，中药冷敷（主要成分为黄芩、黄柏、甘草等）冷湿敷患处，每次 15min，每日 2 次。对照组单用以上药物治疗。症状评分和治疗效果分别见表 16-10 和表 16-11。

表 16-10　症状体征评分标准

观察指标	0	1	2	3
发热	无	低热	中等	高热
疼痛	无	轻度	明显	剧烈影响睡眠
日均疼痛持续时间	无	< 8h	8～16h	> 16h
红斑	无	淡红	红色	浑红
水肿	无	轻度	明显	显著水肿
水疱（渗出）	无	水疱散出	水疱密集渗出	大疱或有糜烂
治疗后皮损面积减少	≥ 75%	50%～75%	25%～50%	< 25%

表 16-11　两组患者疗效比较

组别	例数	治愈		显效		有效		无效		有效率（%）
		例	%	例	%	例	%	例	%	
治疗组	51	21	42*	24	47.1*	6	11.7*	0	0.0*	88.2*
对照组	32	9	28.1	11	34.4	10	31.0	2	6.5	62.5

*. 与对照组比较，$P < 0.01$

　　治疗组 51 例患者在常见药物治疗基础上加用半导体激光照射治疗，并与对照组进行比较，结果显示治疗组有效率明显优于对照组，说明半导体激光联合药物治疗下肢丹毒疗效肯定。激光在改善症状和体征方面也明显优于单纯药物治疗，而且治疗费用低，无不良反应。在治疗组患者中，接受激光照射越早，效果越好，而炎症后期，水肿加重、皮损肥厚、组织增生，则效果欠佳，所以丹毒一经确诊，应及早联合激光进行治疗。在激光和药物联合治疗的同时，还应注意卧床休息、抬高患肢，这对丹毒的治疗也是不可忽视的，在进行激光照射时，切勿随意移动患肤，以免影响照射的准确性。

七、头癣

头癣是皮肤癣菌感染头皮和毛发所致的疾病，好发于儿童，成人很少感染，致病菌分属于毛癣菌属和小孢子属，传染性极强，可通过理发工具或接触受感染动物而感染。

根据致病菌及宿主反应不同，临床将之分为白癣、黑点癣、股癣和黄癣。

头癣的表现可以从类似脂溢性皮炎的非炎症脱屑到伴脱发的严重脓疱性皮疹即脓癣。伴或不伴鳞屑的脱发是头癣的最常见表现，脱发可以是散在斑片，也可累及整个头皮，可有颈后或耳后淋巴结肿大。

治疗头癣的目标是清除真菌，避免感染扩大，使瘢痕形成最小化，一旦明确诊断，除外用药以外，还应口服抗真菌药。常用伊曲康唑、特比萘芬、氟康唑和灰黄霉素。如配合半导体激光治疗，疗效显著。

宁夏医科大学附属医院张晓明等，用半导体红外激光治疗 35 例脓癣，配合内服抗真菌药（伊曲康唑），治疗 3 周，与常规服用伊曲康唑治疗脓癣进行对比，结果，总有效率分别为 91.43% 和 63.33%，差异有统计学意义（χ^2=6.08，$P < 0.05$）。

治疗组患者口服伊曲康唑，4mg/（kg·d），每日 1 次，加上半导体激光照射，每日 2 次，照射前清除照射部位分泌物和痂皮，光斑 5～25cm，输出功率 300～400mW，功率密度 40～60mW/cm^2，每次照射时间 7～9min。

对照组患者口服伊曲康唑，4mg/（kg·d），每日 1 次，外用氯霉素软膏或夫西地酸软膏及盐酸特比萘芬软膏，每日 2 次。

治疗结果表明，两组疗效比较总有效率分别为 91.43% 和 63.33%，差异有统计学意义（$\chi^2=6.08$，$P < 0.05$），两组治疗结果对比见表 16-12。

表 16-12 两组治疗情况对比

组别	例数	治愈	显效	好转	无效	治愈率（%）
治疗组	35	26	6	2	1	91.43
对照组	30	16	3	8	3	63.33

股癣在以往的治疗是以抗真菌、抗过敏为主，如有继发性细菌感染，给予敏感的抗生素治疗可明显缩短疗效，减轻患者痛苦。

半导体红外激光具有抗炎、镇痛和组织的修复作用，其作用机制主要为诱导产生具有抗炎或免疫抑制特性的细胞因子等介质，从而发生免疫调节作用，并可增强皮肤屏障功能，促进局部血流，改善微循环，减轻炎症反应，缓解疼痛，促进创伤组织再生，加速组织修复。

激光配合真菌药物治疗，效果明显多于单用真菌药，且无不良反应，无痛苦，依从性亦好，故可常规应用。

八、银屑病

银屑病又称牛皮癣，发病率为 0.3%。其原因可能与 H6-A 抗原有关，环境气候改变、精神因素、外伤、感染等因素可以诱发或加重。病程可分为进行期、静止期和退行期，根据皮损和全身症状可分为寻常型、关节病型、红皮症型、脓疱型。

半导体红激光进行治疗，激光波长 632.8～650nm，输出功率 2.5mW，照射双耳肺穴压痛最明显的一点，每日 1 次，每穴

5min，10 次为 1 个疗程。

沈阳第一人民医院治疗 82 例，其中进行期 63 例，静止期 15 例，退行期 4 例。治疗结果：显效 37 例，有效 32 例，无效 15 例，有效率 84%。治疗次数最少 10 次，最多 122 次。

激光治疗采用波长 810nm 的半导体激光对准皮损部位照射，距离 2～3cm，功率为 200～300mW，每次 10min，每日 1 次，5～8 次为 1 个疗程，治疗 3 个月便出现明显好转。

穴位照射：耳穴取肺、大肠、肾上腺、脾、三焦、过敏区等；体穴取曲池、合谷、足三里、血海、三阴交。功率为 150～300mW，每穴 3～5min，10 次为 1 个疗程，每日 1 次，疗程间隔 4d。

九、斑秃

斑秃俗称"鬼剃头"，在短时间内，头发不明原因地大量脱落，形成边界整齐大小不等的脱发斑。斑秃的原因不详，但在脱发之前，通常有精神过度紧张和劳累的情况。在少数情况下，可以发展到整个头皮、毛发全部脱落称全秃。毛发的根部萎缩变细，非常松动，很容易将其拉出，严重者可兼出现眉毛、腋毛、阴毛全脱落，称为普秃。

一般脱发区无自觉症状，少数患者有头皮发痒、麻木等感觉，恢复过程先是有细小软白的毛发生长出来，有时随长随脱，渐渐变粗变黑恢复正常。

斑秃的治疗局部可涂皮脂类固醇激素，外用 0.1% 米诺地尔溶液以促进头发生长。红光激光和近红外激光照射可以促进毛发生长，这是因为激光具有增加新陈代谢，促进毛发生长的功能。

上海华山医院和 301 医院用 632.8～650nm，红激光扩束照射，功率密度为 1～5mW/cm^2 照射脱发区，脱发面积大者，可分区照射，每日 1 次，每区 5min，全头照射不超过 30min，10 次为 1 个疗程。

上海华山医院治疗有效率 83.3%，301 医院有效率为 93.5%。

青海红十字医院段青梅报道，用梅花针加半导体激光治疗 36 例斑秃，取得好的效果。其方法是消毒后采用梅花针在斑秃局部从外围向中央由大到小做环状点刺，即皮下出现潮红或少许出血点为宜，刺激量以患者能耐受为宜，然后用半导体激光局部照射 10min，距离 3～5cm，输出功率 400～500mW，每日 1 次，10 次为 1 个疗程，共治疗 1～2 个疗程。

诊疗结果表明，36 例患者中痊愈 30 例，显效 4 例，无效 2 例，总有效率 94%。

梅花针属于一种机械刺激，由痛觉感受器通过神经系统反射性引起血管扩张，血流量增加，局部营养得以改善，有利于毛发生长。

半导体激光的生物刺激可以增强组织代谢，改善局部血液循环，加速组织修复，促进毛发生长。

十、神经性皮炎

神经性皮炎又称慢性单纯性苔藓，是一种以皮肤苔藓样变及剧烈瘙痒为特征的慢性炎症性疾病。一般认为本病发生可能与大脑皮质兴奋和抑制功能紊乱有关，精神紧张、焦虑、抑郁、局部刺激（如摩擦、日晒、多汗）以及消化不良、饮酒、进食辛辣等均可以诱发或加重本病。

皮疹，好发于颈部、四肢伸侧、腰骶部、腘窝、外阴部，常反复发作。

治疗时，需去除病因，如失眠、情绪波动，忌刺激性食物，如辛辣食物、酒、浓茶、咖啡等。一般可给予 1～2 种抗组胺类药，外用皮质类固醇软膏和物理治疗。

半导体红激光穴位照射，激光波长 632.8～650nm，输出功率 7mW，1 次 / 日，每次 10～15min，10～15 次 1 个疗程，耳穴取皮质下，肾上腺、心、神门。

301 医院报道治疗 31 例，痊愈 3 例（占 9.6%），止痒 5 例（占 15.2%），痒减轻 24 例（占 77.4%），病损消退 3 例（占 9.6%），变薄 7 例，（占 25%），睡眠较好 30 例（占 96.8%）。

810nm 激光治疗，输出功率 300～400mW，穴位照射取穴曲池、血海、三阴交，每穴照 5～10min，每日 1 次，或隔日 1 次，10 次为 1 个疗程。

燕山大学生物医学工程系洪文学等报道，用激光光针治疗神经性皮炎。治疗中将 39 例患者随机分为激光光针组和针刺组。光针组 23 人，采用激光穴位照射治疗。对照组 16 人，采用传统的针刺激疗程。结果表明，激光光针组的治愈率为 95.7%，针刺组为 86.5%，两组疗效相比有显著差异（$P < 0.05$），两组均有确切疗效，激光光针疗效效果更显著。

神经性皮炎因又名慢性单纯性苔藓，临床治疗方法很多，特别是针刺疗法无不良反应而更受人们的欢迎，最近激光医学——激光针灸的发展，无痛、有效，深受人们的欢迎！

治疗中用波长 900±40nm，重复频率每分钟 40 次，输出端平均功率 10～15mW，光斑直径为 2mm；取穴双侧曲池、曲海、三阴交、阿是穴，每个穴位照射 5～10min，每日或隔日 1 次，10 次为 1 个疗程。

针刺组取双侧曲池、血海、三阴交，平补平泻，每日 1 次，10 次为 1 个疗程，疗程间隔 5d，再进行第 2 个疗程。

两组均在治疗第 2 个疗程后评定其疗效，治疗结果表明，激光光针组 23 人中治愈 20 人，治愈率 87%，显效 2 人，占 8.7%，无效 1 例，占 4.3%，总有效率 95.7%。针刺组 16 人中治愈 6 人，占 37.5%，显效 4 人，占 25%，有效 4 人，占 25%，无效 2 人，占 13.5%，总有效率 86.5%，两组的总有效率比较有显著意义（$P < 0.05$）。

从以上治疗可以看出，两组对神经性皮炎的治疗均有确切的疗效，而激光光针治疗效果更显著。

激光针灸照射疗法集针、光为一体，能引起经络感传，强化了单一疗法的效果。

激光针灸取穴位曲池、血海、三阴交和阿是穴，其中的血海穴有祛风驱虫、止痒之效，所以又名百虫窝，是一个治疗皮肤病的要穴；曲池穴可起到祛邪透表及驱除全身风邪的作用；三阴交可养血祛风；阿是穴可以疏通经络，调理气血，直至病所。多穴相配合，可起到更好的治疗作用。

十一、玫瑰糠疹

玫瑰糠疹是一种常见的自限性炎症性皮肤病，发病可能与病毒感染有关，皮损为椭圆形或圆形玫瑰色斑疹，其长轴与皮纹走行一致，有的皮疹是环形，表面覆有糠状鳞屑，散落分布于躯干和四肢近端，自觉有不同程度的瘙痒，部分患者有全身不适、头痛、咽痛和上呼吸道感染症状。

本病一般 4～8 周自动痊愈，平日注意避免辛辣等物的刺激，皮损顽固或泛发者可用紫外线全身照射。

激光治疗可在用药基础上加用 810nm 半导体激光照射，直径 3～5mm，输出功率为 300～400mW，隔日 1 次，10 次为 1 个疗程。取穴曲池、血海、合谷、足三里等穴位，每穴照射 3min。这样可以通过激光能量作用于穴位，起到调节经络、益气和血、调节脏腑功能、恢复阴阳平衡作用，可以较快地消除病损，缩短病程。

潍坊医学院附属医院张军等报道，用半导体激光穴位照射治疗玫瑰糠疹 50 例，对照组 46 例则采用常规治疗。

药物组主要使用氯雷他定（百为坦），每日 10mg，维生素 C 100mg，每日 3 次，外用炉甘石洗剂或糖皮质激素霜剂，疗程 2 周。

激光组在用药基础上加用 830nm 半导体激光照射，光束直径为 3～5mm，输出功率为 0～500mW，分别垂直照射曲池、血海、合谷、足三里，每穴 3min，照射功率为 300～400mW，隔日 1 次。

治疗结果表明，治疗新疹停发时间，皮疹消退时间，止痒时间及病程均短于对照组，两组比较，差异有显著性和非常显著性意义（$P < 0.05$，$P < 0.01$）（表 16-13），总有效率治疗组为 98.0%，对照组为 80.4%，两组比较，差异有非常显著性意义（$P < 0.01$）（表 16-14）。

表 16-13　两组各项指标比较（$\bar{x} \pm s$）

组别	新疹停发时间	皮疹消退时间	止痒时间	病程
治疗组	1.700 ± 3.164[1]	4.780 ± 1.941[2]	2.080 ± 1.748[2]	12.920 ± 4.664[2]

与对照组比较，①表示 $P < 0.05$，②表示 $P < 0.01$

表 16-14　两组临床疗效比较

组别	例数	痊愈	显效	有效	无效	总有效率(%)
治疗组	50	34	11	4	1	98.0[1]
对照组	46	21	9	7	9	80.4

①表示与对照组比较，$P < 0.01$

玫瑰糠疹病因不明，国外学者研究发现，细胞免疫参与本病的发生。采用半导体激光穴位照射，由于激光波长处于人体组织的光学窗口内，对机体组织穿透力强，不但可直接作用于深部组织，促进局部血液循环，调节代谢进程，增强细胞免疫，改善全身和局部状况，还可以刺激穴位，增加穴位的光能和热能，调节经络，益气和血，调整脏腑功能，恢复阴阳平衡，故可以较快地消除皮损，缩短病程。

十二、痤疮

痤疮俗称青春痘，为慢性炎症性毛囊皮脂腺疾病，是皮肤科最常见的疾病，有80%～90%青少年均患过痤疮，痤疮是有自愈倾向的疾病，但是如果治疗不及时，可引起瘢痕，造成患者精神压力，其好发于面颊、额部、胸部、背部等。临床表现为粉刺（包括白头粉刺和黑头粉刺），丘疹、脓疱囊肿结节。

治疗应采取综合措施，如保持乐观的心态，少吃辛辣油腻的食品，多吃蔬菜水果；用药主要是用维A酸类药（阿达帕林凝胶）使毛囊打开，排出毛孔内的油脂栓，达到治疗粉刺的目的；用 He-Ne 激光或半导体激光进行穴位照射，激光波长632.8～650nm，输出功率7～10mW，每穴3min，每日1次，6次为1个疗程，取穴风门、肺俞、膈俞、脾俞、胃俞和合谷，另外，还可以加上耳穴（肺穴、内分泌和皮质下）。

张育勤报道治疗89例痤疮，其中58例脓疱性痤疮患者，痊愈53例，无效5例，痊愈率91%；31例囊肿性患者，痊愈27例，无效4例，痊愈率87%。一般2～3个疗程可愈。

还可采用810nm半导体激光进行局部照射，并配合外用药，感染时则口服抗生素，功率300～400mW，每次局部照射10min，如点状照射则每个点3～5min，每日1次，10次为1

个疗程。

河北保定市中心医疗郄俊改报道，用半导体激光联合药物治疗囊肿性痤疮 49 例患者，和常规治疗 49 例对比，结果治疗组总有效率 77.5%，对照组 61.2%，两组差异有显著性。

半导体激光治疗的波长为 780nm，功率为 60mW，聚焦光点直径 2mm，激光直接照射皮损区，每次每点照射 900s，每日 1 次，7d 为 1 个疗程，共 2 个疗程。治疗的同时加上常规用药，口服红霉素 400mg，每日 3 次，甲硝唑 200mg，每日 3 次，外用抗生素制剂。对照组则采用常规治疗方法。治疗结果表明，治疗组总有效率 77.6%，对照组 61.2%，经 χ^2 检验（$\chi^2 = 0.0168$，$P < 0.05$）（表 16-15），两组之间差异有显著性。

表 16-15　两组疗效比较

组别	例数	治愈	显效	有效	无效	总有效率(%)
治疗组	49	20	18	10	1	77.6
对照组	49	10	20	15	4	61.2

治疗囊肿性痤疮在药物治疗的基础上加用半导体激光，不仅疗程短、效果显著，而且无痛苦和不良反应。

十三、固定性药疹

固定性药疹系药物进入人体之后引起的皮肤黏膜反应，以后再用此药，仍在原处发病，则称为固定性药疹。引起该病的药物多见于磺胺类、巴比妥酸盐类、金霉素等，表现为圆形或椭圆形红斑，炎症明显，中央可形成水疱，愈后留有色素沉着，皮损好发于口周、龟头、肛门等皮肤黏膜交界处。一般

10d 左右痊愈，而阴部可迁延数十日才愈，常规用组胺药、消炎药和局部对症处理。激光局部照射有好的治疗效果，常用如下几种激光。

1．He-Ne 或 650nm 的半导体激光直接照射皮损处，每次照射 10～20min，每日 1 次，治疗后用盐纱布或凡士林纱布包扎。

2．810nm 半导体激光以温热为度，每次照射 10～20min，每日 1 次。据彭大文报道，用传统湿敷治疗，平均需 14d，而He-Ne 则只需 7d。

十四、酒渣鼻

酒渣鼻好发于中年人。发病机制目前尚不清楚，可能在皮质溢出的基础上，患部血管舒缩神经失调，毛细血管长期扩张所致。临床可将之分为红斑期、丘疹脓疱期和鼻赘期。在红斑期，即出现毛细血管扩张，这一期主要要用激光凝固治疗。第三期鼻赘期则为结缔组织增生，需激光手术治疗。而在丘疹脓疱期则属于炎症期，这一期用激光照射治疗很好。

十五、压疮

压疮又称为压迫性溃疡或褥疮，是患者长期卧床身体局部组织受压，血液循环不良，皮肤营养障碍所致的组织缺血性坏死，初期为水疱或褐红色斑，如护理不当，则皮肤出现破损糜烂，向深处扩展，甚至达到肌肉、骨骼，并伴有恶臭气味。压疮不仅给患者带来痛苦，增加经济负担，甚至由于护理不当继发感染而危及生命。

患者血液循环不良，主要是由于外压力大于毛细血管压时，阻断了毛细血管对组织的血流灌注，造成局部组织缺血情况，骨突部位易发生压迫性溃疡，有的患者在 2h 之内即可发生压迫性溃疡的危险。因此对于压迫性溃疡的防治，成为每一个医务工作者所关心的最大问题。

南京大学医学院附属鼓楼医院汤国强等报道用 810nm 半导体激光治疗压迫性溃疡 14 例，其治疗结果见表 16-16。

表 16-16　半导体激光治疗 14 例压迫性溃疡患者的效果

压迫性溃疡分级	例数	痊愈	显效	好转	无效
Ⅰ	5	4	1	0	0
Ⅱ	4	2	1	1	0
Ⅲ	3	2	1	0	0
Ⅳ	2	0	1	1	0

按照"国际压疮顾问小组法"的分级，压疮分为四级。对不同级的压迫性溃疡采用不同的功率，Ⅰ级压迫性溃疡，功率不宜过大，一般为 200～250mW，而对Ⅱ级以上则可用 350mW 功率照射，照射时间一般为 3～5min，每日 1 次，8 次为 1 个疗程。对于每一个溃疡面，大部分采用 3 点直接照射法，可使疗程缩短，因此，在临床的显效可达 86%。

另外，在进行激光治疗的同时，必须加强患者自身营养，增强患者的抵抗力，则不易加重压迫性溃疡。

湖南中医药大学附属二院朱明芳等报道，用半导体激光（650～810nm）照射配合常规九华膏换药，治疗 49 例，创面 49 处，其中一期（表面红润破溃）23 处，二期（破溃侵蚀到皮下）18 例，三期（破溃侵蚀到肌肉）8 处。治疗时一般用生理盐水和 3% 过氧化氢清洗创面后，再用 1000mW 的激光照射 10min，输出激光距创面 3cm，每日 1 次，30d 为 1 个疗程，然后用九华膏纱条外敷包扎。而对照组则在清洗后单独用九华膏纱条外敷包

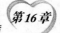

扎。两组治疗效果，比较见表 16-17 和表 16-18。

表 16-17　两组结果比较

	例数	治愈	好转	无效	治愈率（%）	有效率（%）
治疗组	49	17	26	6	34.69	87.76
对照组	36	5	15	16	13.89	55.56

Z=−3.336，治疗组疗效明显优于对照组，$P = 0.001$

表 16-18　两组创面愈合时间比较

	例数	< 10d	10 ～ 20d	> 20d
治疗组	17	11	4	2
对照组	5	1	1	3

Z=2.082，治疗组治愈时间明显优于对照组，$P = 0.037$

第 **17** 章　弱激光治疗妇儿科疾病

CHAPTER17

一、盆腔炎

盆腔炎是指女性盆腔生殖器官、子宫周围的结缔组织及盆腔腹膜的炎症。慢性盆腔炎往往是从急性期治疗不彻底迁延而来，因其发病时间长，病情较顽固，外阴部的细菌可以逆行感染，通过子宫、输卵管而到盆腔。只有当机体抵抗力下降、侵入细菌才会导致盆腔炎的发生。

引起盆腔炎的病原体包括葡萄球菌、大肠埃希菌、厌氧菌，还有性传播病原体（如淋菌、沙眼衣原体、支原体、疱疹病毒）。急性盆腔炎如治疗不彻底则会导致慢性盆腔炎，它使机体发生慢性输卵管炎与输卵管积水、输卵管卵巢囊肿、慢性盆腔结缔组织炎。

盆腔炎主要症状是下腹部坠胀，疼痛及腰部酸痛，常在劳累、性交后及月经前后加重，输卵管粘连阻塞时可致不孕，有时有全身症状，如低热、易疲劳、周身不适、失眠等症状。

北京妇产医院黄宝英等共治疗 180 例慢性盆腔炎，在 136 例附件炎中，110 例显效，显效率 80.88%；炎性肿块 19 例，显效 11 例，显效率 57.9%；输卵管不通 25 例，显效 10 例，显效率 40%；慢性盆腔炎总显效率 72.8%，症状明显好转占

70%～80%，如腹胀下坠、下腹痛、白带增多。101 例要求生产者，治愈 22 例，怀孕占 31.7%。

Bykhovskii 也用 25mW/cm² 的 He-Ne 激光照射穴位或反射区以治疗子宫附件的炎症，共治疗 68 例，38 例为慢性炎症，30 例慢性炎症发作，病程最短 5 个月，最长 17 年。所有病例均进行其他治疗效果不佳。

结果 38 例慢性炎症患者，治疗 10 次时症状加重，1 个疗程结束时，子宫附件区疼痛和炎症消失的有 27 例，7 例部分疗效，发炎区缩小，触痛减轻，4 例无效。30 例慢性病急性发作有 17 例完全有效，8 例部分有效，5 例无效。随访 53 例有远期疗效，32 例不孕中有 7 例怀孕。

由于激光可以消炎、镇痛、消除水肿，提高机体免疫力，特别是 810nm 半导体激光穿透组织很深，可达 5～7cm，故对深部组织的盆腔疾病起作用，特别是这种激光可以促进血液循环，快速带走炎性物质，起到很好的治疗作用。

激光照射部位如下。

（1）疼痛部位，局部压痛点明显之处。

（2）相关穴位：关元、中极、水道、三阴交、膀胱俞等。

激光照射使用 810nm 半导体激光探头直接放置在上述部位（穴位）上，每日 1 次，5～10 次为 1 个疗程，视病情决定疗程的次数，照射时使用的功率为 400～500mW。

由于半导体激光的能量参数广、辐射方式多、安全、耐用、体积小，因而是治疗盆腔炎最好的辅助治疗。

重庆医科大学附属第一医院谢莉玲等，将 72 例慢性盆腔炎患者随机分为 3 组，均口服桂芝茯苓胶囊；每次 2 颗，每日 3 次，连续服用 30d，对照组只选择药物治疗；实验 A 组则在药物治疗的同时加用 TDP 照射下腹部，每日 2 次，每次

20min。实验 B 组用药物治疗的同时加用 810nm 半导体激光照射下腹部，每日 2 次，每次 10min，小探头直接插入直肠和阴道 4～5cm，每次 5min，4 周为 1 个疗程。

三组治疗后疼痛程度进行比较（表 17-1），不同组和疼痛程度的差别有统计学意义（$F = 84.67$，$P < 0.0001$），不同治疗时间的疼痛程度差别有统计学意义（$F = 189.24$，$P < 0.0001$），不同治疗方式与治疗时间之间有明显的交叉作用（$F = 25.92$，$P < 0.0001$）。

表 17-1　三组治疗前后疼痛程度比较

组别	治疗前	治疗 2 周	治疗 4 周
对照组	5.9±0.4	5.7±0.3	5.6±0.5&&
治疗组 A	5.8±1.3	5.0±0.2*&	4.8±0.6*&&
治疗组 B	5.9±0.9	3.8±0.3**& ☆	2.1±0.5**&& ☆

*、**、&、&&、☆均表示 $P < 0.05$；* 表示治疗组 A 与对照组之间的比较；** 表示治疗组 B 与对照组之间的比较；& 表示治疗 2 周后与治疗前比较；&& 表示治疗 4 周后与治疗前比较；☆表示治疗组 A 和治疗组 B 比较

从表 17-1 中可看出治疗组 B 疼痛程度明显低于对照组和治疗组 A。随着治疗时间的延长患者的疼痛程度也减轻。

治疗 2 周后两组之间疗效异差无统计学差异，但 4 周后综合治疗用卡方检验 χ^2=10.0410，$F = 0.397$，治疗效果的差异有统计学意义（表 17-2）。

表 17-2　三组患者治疗后综合疗效比较

组别	治疗 2 周后			治疗 4 周后		
	痊愈（%）	有效（%）	无效（%）	痊愈（%）	有效（%）	无效(%)
对照组	0（0）	3（12.50）	21（87.50）	0（0）	7（29.17）	17（70.83）
实验组 A	1（4.17）	4（16.67）	19（79.16）	2（8.33）	6（25.00）	16（66.67）
实验组 B	2（8.33）	8（33.34）	14（58.33）	4（16.67）	12（50.00）	8（33.33）
—	Fisher's Exact Test		$P=0.1575$	$\chi^2=10.0410$		$P=0.0397$

　　慢性盆腔炎的病程长，炎症迁延、反复发作，导致盆腔结缔组织或附件增厚，呈索条状或形成炎性包块。

　　用 810nm 半导体激光对慢性盆腔炎患者进行体外照射和腔内照射，再配合活血化瘀的中成药，疼痛完全缓解率达 52%，综合疗效有效率为 67%，短期内治疗效果明显优于其他治疗方法。

　　除以上常见病症用红外半导体激光有很好的疗效之外，还有很多临床报告证明其疗效是很好的，是医院和家庭常用的物理治疗方法，是绿色的、无不良反应的有效疗法。

　　姜丽华报道，用 He-Ne 激光血管内照射治疗 56 例慢性盆腔炎，其效果显著，这些患者均为以往难以彻底治疗的。由急性盆腔炎发展而来的有 46 例，女性绝育术并发症 6 例，由未婚先孕先后 3 次以上人工流产引起的慢性盆腔炎婚后继发不孕 4 例。激光血管内照射治疗后 3 个疗程自觉症状消失的 39 例。查体：子宫体活动度好转，压痛减轻或消失，4～6 个疗程典型症状及体征明显减轻的 7 例，性生活均恢复正常。较顽固的 6 例女性绝育术后并发症患者，经 7 个以上疗程的激光治疗并配合抗炎药物治疗，病情明显好转，自觉症状及体征明显减轻。有

3 例继发不育者，激光治疗后已怀孕，另 1 例因输卵管完全堵塞未受孕，但慢性盆腔炎症状和体征明显好转。

激光血管内照射之所以能治疗盆腔炎，是因为改善盆腔的血液循环，使新陈代谢旺盛，单核巨噬细胞系统吞噬能力增强，免疫力提高，促进炎症吸收，故配合药物治疗，可以缩短疗程，增加疗效，并能降低神经末梢的兴奋性，使肌肉松弛，有解痉止痛的功效，能解除子宫输卵管肌肉的痉挛，增加输卵管伞的拾卵功能，有利于受精卵的着床，有促进妊娠的功效，因此，He-Ne 激光是清除体内有毒物质的理想手段。

二、胎位异常

臀位阴道分娩对胎儿的危险是头位的 3～8 倍，目前多采用剖宫产分娩，一般在妊娠中期臀位比较多见，绝大多数是由于孕 32～34 周前自行转成头位，妊娠后期自行转位的机会较少。为了减少臀位分娩，应于妊娠最后 2 个月，尽量采取措施，使孕妇的胎位转成头位。

He-Ne 或半导体激光穴位照射治疗：激光波长 632.8～650nm，输出功率 30mW，照射双侧至阴穴，每穴照射 3min，每日 1 次，1 周为 1 个疗程。每次治疗前进行胎位检查，胎位纠正即停止照射。

邯郸地区医院用 30mW 的 He-Ne 激光纠正胎位异常 50 例，胎位纠正 39 例（占 78%），未纠正 11 例（占 22%）。也有报道用 5mW 的 He-Ne 激光照射至阴穴左右各 15min，胎位纠正率可达 97.92%。明显优于胸膝卧位胎位纠正率（47.62%）。

三、痛经

妇女在月经期或月经前小腹部疼痛，常呈痉挛性，有时可发展到腰骶部，伴有恶心、呕吐，甚至头痛、腹泻、尿频等，分为原发性痛经和继发性痛经两种。

1. He-Ne 或半导体激光耳穴照射治疗　激光波长 632.8～650nm，输出功率 2.5mW。每穴 5min。每日 1 次，取穴子宫、交感、皮质下、神门。

2. 激光穴位照射治疗　激光治疗方法同上，取穴三阴交、关元、中枢、足三里、血海、阳陵泉等，一般用左侧，治疗 2～3 次即可见效。

四、功能性子宫出血

凡月经不正常而无妊娠、肿瘤、炎症、外伤或全身出血疾病等，而是由于神经内分泌功能失调所引起的月经紊乱和异常出血，称为功能失调性子宫出血。

1. He-Ne 或半导体激光宫颈照射治疗　用 10～15mW 的激光宫颈部原光束照射，每日 1 次，每次 5～10min，7～10 次为 1 个疗程。

Паратук 用 He-Ne 激光共治疗 43 例，70% 病人经过 2～3 次治疗即可止血，半年到 1 年随访，治疗的 38 例中仅有 5 例 1～3 个月复发。

2. He-Ne 或半导体激光穴位照射治疗　激光波长 632.8～650nm，输出功率 8～10mW。取穴关元、肾俞、三阴交、气海、百会、命门，配穴：肝俞、脾俞、足三里，每次 4～5 穴，每穴 5min，每日 1 次，10 次为 1 个疗程。

辽宁阜新市妇产医院赵月等报道，用激光针灸治疗功能性子宫出血 34 例，治愈 25 例，好转 6 例，无效 3 例，总有效率 91.2%，其中排卵型宫血 12 例，无排卵型宫血 22 例。

300mW 双光针激光针灸仪，取穴三阴交、血海、归来。每穴 5min，每日 1 次，15 次为 1 个疗程。

三阴交是足三阴经的交会穴，主治三经之病；血海是足太阴脾经之穴，经血一源于先天肾，二源于后天脾胃；归来穴为足阳明胃经之穴。正位于卵巢的解剖部位，是局部取穴之意，可起到经外穴补肾的作用。

激光针灸治疗的调经作用较好，配合中西药治疗效果更好。

五、外阴营养不良改变（女阴白色病变）

本病主要为女阴慢性营养不良，皮肤瘙痒、褪色，呈白色改变，伴有萎缩、增厚、皮肤弹性降低、粗糙、硬化等。

He-Ne 或半导体激光扩束照射　激光波长 632.8～650nm，功率密度 1～5mW/cm^2，每日 1 次，每区照射 10～15min，10 次为 1 个疗程。

四川医学院用 He-Ne 激光治疗 158 例，痊愈 59 例（占 37.3%），显效 54 例（占 34.2%），有效 41 例（占 26%），无效 4 例（占 2.5%），总有效率为 71.5%。如局部涂以光敏剂竹红菌素油剂，再用 He-Ne 激光局部照射则可以提高疗效，其有效率从 71.5% 提高到 80.0%。

激光穴位照射治疗：激光输出功率为 1～20mW/cm^2，每穴位 5min。每日 1 次，10 次为 1 个疗程。常用穴位为三阴交、关元。

六、产后尿潴留

产后不能排尿，需插尿管解决。He-Ne 或半导体激光穴位照射治疗：激光波长 632.8～650nm，输出功率 17mW（通过光纤可达 3mW 以上），每穴 10min，每日 1～2 次。

刘淑云报道治疗 100 例，照射 1 次即能排尿者 75 例，3 次即全部治愈。

七、妊娠高血压综合征

妊娠高血压综合征多发生在妊娠后期 3～4 个月，分娩期或产后 48h 内，以高血压、水肿、蛋白尿为特征，妊娠期舒张压 ≥ 11.3kPa（85mmHg）或较前升高 2.0kPa（15mmHg）应视为异常，一般卧床、限盐，不需用抗高血压药。

西安长安区妇幼保健医院妇产科报道，治疗 30 例妊娠高血压综合征（妊高征），其中轻度妊高征 15 例，中度妊高征 9 例，重度妊高征 6 例，其中有 2 例在先兆子痫的基础上有抽搐发作，眼球固定、瞳孔放大、牙关紧闭，继而发生口角及面部肌颤动，数秒钟发展到全身四肢强直、强烈抽动、呼吸暂停、面色发绀。

治疗时除解痉、镇静、降压以外，中药用平肝潜阳药。

激光照射曲池、列缺、三阴交、太冲，呕吐配内关，高血压配丰隆、风池，昏迷抽搐配人中、涌泉，每日 1 次，每次 10min。

治疗结果：激光组 30 例治疗后无 1 例发生先兆子痫和围生儿死亡。对照组 20 例，有 3 例发生先兆子痫，2 例发生子痫。

八、其他外阴疾病

包括外阴神经性皮炎、外阴瘙痒症、外阴湿疹、女阴溃疡等，以上这些患者根据病史，临床症状和体征一般不难做出诊断。

He-Ne 或半导体激光穴位照射治疗　激光波长 632.8～650nm，输出功率 10～15mW，扩束照射，对病变部位一次或分区照射，每次 10min，每日 1 次。10 次为 1 个疗程。除局部照射外，还可加用穴位照射，每穴 5min，选三阴交、关元、大椎、血海等，耳穴选肺、神门等。

北京大学医学院附属一院用 He-Ne 激光治疗 44 例外阴瘙痒症，1～5 次减轻，6～10 次止痒。近期有效率为 97.7%，远期随访有效率为 86.9%。

山西孟县人民医院用 30mW 的 He-Ne 激光治疗外阴溃疡 56 例，经 1 个疗程治疗溃疡面愈合 50 例（占 89.3%，其余 6 例经第 2 个疗程治疗也全部愈合）。

齐齐哈尔富拉基区医院用 He-Ne 激光治疗 25 例外阴湿疹，痊愈 14 例，好转 8 例，无效 3 例。

九、乳腺增生病

乳腺增生病是乳房的非炎性疾病，病理形态包括小叶增生和慢性囊性增生，是妇女多发病之一，临床表现为乳房疼痛、压痛和肿块形成，发病年龄在 25—45 岁，青春期和绝经期后很少发生。30%～50% 的成年妇女都得过此病，病因不明，症状常与月经周期有关，可能与内分泌不平衡有关。病变常双侧发生，以一侧乳房症状更为明显，肿块可单发也可多发。B 超、红外热象和 X 线对诊断有帮助。

预防和治疗疗效均不明显。但中药加上激光血管内照射有较好的疗效，特别加上激光穴位照射或局部病灶照射，其疗效可达 80%～90%，治愈和显效占 90% 左右，无效病例占 10%以下。

段汝钦用 He-Ne 激光血管内照射加相关中药进行治疗。7次为 1 个疗程，共 3 个疗程。每日服用乳癖化痰软坚冲剂 2 次。治疗后完全缓解率（CR）为 77.4%（25/32），好转率（MR）为 12.5%（4/32），稳定率（CD）为 9.4%（3/32）。而对照组（单纯中药冲剂治疗）完全缓解率（CR）为37.5%（12/32）；好转率（MR）为37.5%（12/32）；稳定率（CD）为21.8%，病变进展率（PD）为3.2%（1/32）。两组比较有非常显著差异，而且治疗组无进展率。

用20mW的He-Ne激光或半导体激光（632.8nm或650nm）散焦后直接照射病灶部位，每穴20min，每日1次，10次为1个疗程。

也可用810nm波长的红外半导体激光局部照射（分别300～500mW）或5～15W散焦照射病灶部位，局部以舒适的温热为宜，每次20min，每日1次，10次为1个疗程。

十、小儿遗尿症

小儿遗尿症是指5岁以上的小儿不能自主控制排尿，经常在梦中小便自遗，临床上分为原发性遗尿和继发性遗尿两种，每周2次以上并持续至少6个月，而清醒状态下则无此现象，临床上称为原发性夜遗尿症，继发性（即器质性）遗尿症是指患儿后天患某些疾病引起，如脑膜炎、脑外伤、脊柱外伤或隐性脊柱裂泌尿畸形引起膀胱括约肌开闭功能失调所致遗尿。

患者尿前睡眠昏沉不易叫醒，叫其尿时，则尿不出或尿不尽，睡着了就尿床了，轻重程度不同，轻者1周1次或1个月1次，重者每日1次或几次尿床，劳累、紧张、情绪被动则症状加重，X线片常见有隐性脊柱裂。

激光治疗小儿遗尿是一个很好的选择，因为它无痛、无感染、操作简单、易被患儿接受，常用He-Ne激光或半导体激光穴位照射治疗，激光波长632.8～650nm，输出功率4～15mW，每日1次，10次为1个疗程。取会阴、足三里、三阴交和遗尿穴（经外奇穴）。

卡学平报道用 10mW 的 He-Ne 激光穴位照射治疗 100 例，这些患者排尿次数可达每 24 小时 14～30 次，还有 21 例患儿遗尿，激光照射三阴交和中极穴，每穴 10min，还可以加遗尿穴，每日 1 次，治疗 3～14d，而对照组则用吲哚美辛。

治疗结果：激光组 100 例，治愈 91 例（占 91%），好转 9 例（占 9%），对照组 76 例，治愈 45 例（占 59%），好转 20 例（占 26%），无效 11 例（占 15%），两组治疗非常显著差（$P < 0.01$）。

十一、婴幼儿腹泻

婴幼儿腹泻是幼儿期的一种胃肠功能紊乱，以腹泻和呕吐为主的综合征，夏秋季节发病率最高。它的病因有三个方面：①婴幼儿肠道发育不成熟，免疫功能不成熟。②感染因素，致病菌进入胃肠道，或消化道外感染，如中耳炎、肺炎等。③肠道菌群紊乱：大量应用抗生素，引起耐药性，使产生药物较难控制的肠炎，临床症状一般分为两种。

一是轻型腹泻：大便次数增多，每天次数可达 10 余次，大便稀呈黄色或黄绿色，偶有黏液，有腥臭味，随着病情加重，大便呈水样或蛋白汤样，大便量从 30ml 增加到 50ml，食欲低下，常伴有发烧明显消瘦，如不及时补液，会出现脱水、水和电解质紊乱，由于医疗条件改善，均能及时就医，严重的重型腹泻已明显减少。

孙菊娣报道用 He-Ne 激光治疗婴幼儿的腹泻 82 例，激光输出功率波长 632.8～650nm，输出功率 20mW，每穴 5min，每日 2 次。5～10 次 1 个疗程，取中脘、气海、天枢和神阙。

治疗结果：82 例中显效 77 例（占 93%），有效 5 例（占 7%），总有效率 100%。

十二、小儿呼吸道炎症（肺炎、支气管炎）

本病多因风邪侵入人体所致，临床表现以鼻塞、流涕、喷嚏、咳嗽、头痛、恶寒、发热和全身不适，肺部早期以喘鸣音为主，继之出现湿音，血中白细胞增多或轻度增加。

临床常用止咳、消炎药，如青霉素、复方新诺明、氯丙嗪等，常用激光进行辅助治疗。

常用 He-Ne 激光或半导体激光穴位照射治疗，激光波长 632.8～650nm，输出功率 6～10mW，每穴 5min，每日 1 次。每次取穴 3～4 个，10～15 次为 1 个疗程。

取穴：肺俞、曲池、咳嗽加定喘，发热加大椎穴。耳穴可用肺点、交感、肾上腺、神门也可以局部扩速照射于肺部啰音密集区。

106 医院报道用 He-Ne 激光治疗小儿呼吸道炎症 83 例，其中 81 例痊愈，治愈率可达 97.6%。

虞盟鹦报道用 He-Ne 激光穴位照射和麻杏石甘汤加味治疗小儿肺炎 30 例，取天突、大椎、肺俞和膈俞两组交替使用。

结果：总有效率 93.9%，而对照组（仅用麻杏石甘汤加味）总有效率 83.3%，经统计学处理两组差异显著。

第18章 弱激光疗法的其他应用

一、减肥

弱激光疗法减肥的研究目前还比较少，Neira 等在 2002 年报道了半导体激光对脂肪组织的溶解作用。国外由于研发了专门的激光溶脂机，以输助吸脂手术，目前随机临床试验发现弱激光穴位照射可以提高节食和电针减肥效果，而且能通过激光血液辐照降低血脂。

运动减肥疗效确切，如进行有氧运动能帮助分解、消耗脂肪，但见效慢，身体易疲劳，关节易发生疼痛，许多肥胖者不愿接受，有的难以坚持，而弱激光也有溶解脂肪和降血脂的作用，在减肥方面可能具有协同作用。

华南师范大学刘晓光等研究弱激光照射结合有氧运动的人体减肥效果，他们将 24 名肥胖大学生随机分为 3 组，每组 6 人，即单纯运动组，单纯激光组，激光结合运动组。采用跑台上坡走（5°，4.5km/h，30min）方式进行运动，以 810nm 半导体激光在神阙、天枢（双）、承扶和伏兔穴进行照射，1592mW/cm²，每穴 4min。各组减肥干预每周 3 次，共 6 周。试验前后测体重，体重指数（BMI）、体脂百分比、腰围、大腿围、血清三酰甘油和总胆固醇。结果发现，各组的体重、BMI、体脂百分比、腰围和大腿围度试验后均显著下降，激光结合运动组和单纯激光组的血清总胆固醇也显著下降。在 3 个组中，激光结合运动组的体重、BMI，体脂百分比和腰围的降幅最大。结果表明，弱激光照射结合有氧运动能明显减少体脂百分比，降低体重，其减肥效果显著优于单纯弱激光照射和单纯有氧运动。

有氧运动用意大利生产的 Technogym D140 跑台上进行快速上坡走（5°，4.5km/h，30min），运动前进行 5min 的准备活动，运动后进行 5min 的整理活动。

半导体激光波长为 810nm，光斑直径 4mm，照射功率 200mW，功率密度 1592mW/cm^2，照射腹部的神阙和左、右天枢穴以及右侧大腿的承扶和伏兔穴共 5 个穴，每穴 4min，剂量为 382J/cm^2，每次共照 20min。

结果表明，经过 6 周的减肥干预，单纯运动组、单纯激光组和激光结合运动组的体重分别平均下降 1.61，1.51 和 4.01kg，下降幅度分别为 2.3%，2.3% 和 5.5%；三组的 BMI 则分别平均下降 0.64，0.61 和 1.54；体脂百分比则分别平均下降 1.40%，1.85% 和 2.51%。各组试验前后的体重、BMI 和体脂百分比差异均具有非常显著的意义（$P < 0.01$）。

激光结合运动组的体重、BMI 和体脂百分比下降程度明显大于其他两组，差异非常显著（$P < 0.01$）；单纯激光组的体脂百分比下降程度大于单纯运动组，差异显著（$P < 0.05$）。

单纯用弱激光穴位照射也可以减肥，是通过调理经络、调节内分泌功能而达到减肥目的的。

本研究采用 810nm 半导体激光腹部和腿部照射，照射功率 200mW，每穴 4min，共 20min，观察每周 3 次的减肥效果。试验过程中，除要求避免暴饮暴食的外，未对受试者的饮食进行特别控制。经过 6 周的减肥试验，单纯激光组体重平均下降 1.51kg，降幅 2.3%，体脂百分比平均下降 1.85%，同时腰围和大腿围度均明显减少，血清胆固醇也明显降低。神阙穴属任脉，位于肚脐中央，腹壁下动、静脉在其下走行，照射神阙穴时腹壁下的动、静血液产生影响；天枢、伏兔穴属于胃经，承扶属于膀胱经，均位于脂肪肥厚处，故对脂肪组织产生影响。激光穴位照射减肥的机制目前仍不清楚，这可能激光穴位照射后具有全身效应，通过调节神经内分泌而起作用。Caruso-Daris 等研究弱激光对健康人腹部脂肪的作用，结果发现腹部非穴位部位的照射也可以明显减少腰围，这说明弱激光照射具有局部作用。

二、戒酒

乙醇通过肠胃道被吸收，进入血液，当血液中乙醇浓度达到 0.05% 时，可使人产生兴奋状态；乙醇浓度达到 0.1% 时，就可使人兴奋过度而失去自制力；当乙醇浓度达到 0.2% 时，就会烂醉如泥，这就是常说的酒精中毒，会对身体造成极大的损害。特别是酒后脸色变红的人，患食管癌、肝癌、乳腺癌和大肠癌的概率也大，还与高血压、肝硬化等有关，全球有关酒精病死亡率为 3.8%，全球死亡 25 例中就有 1 例与酒精有关。

总之限酒是全球最紧迫的健康问题之一，但有人想戒酒又戒不了，有"酒瘾"停饮或减少饮酒时将出现戒断综合征。但是，采用激光戒酒的方法，可除戒断综合征。

大连医科大学附属一院夏秋报道，用半导体激光耳穴照射配合耳穴贴压戒除酒依赖 30 例的临床观察。共选择 50 例，其中治疗组 30 例，对照组 20 例。

治疗组取耳穴神门、心、胃、内分泌、皮质下、咽喉及耳郭内敏感点，选用半导体激光进行穴位照射，输出波长 830nm，输出功率 450mW，每点照射 3min，照射后选 4 个穴位，贴王不留行籽，隔日 1 次，5 次为 1 个疗程，疗程间隔 2d，嘱患者每日饭前 5min 自行压贴子处 2min，治疗 36d 后，进行疗效统计。对照组每次选 4～5 个穴位，贴压王不留行籽，每 3 天换穴 1 次，嘱患者每日饭前 5min 自行按压贴籽处 2min，治疗 36d 后进行疗效统计。治疗结果见表 18-1。

表 18-1　两组患者疗效比较

组别	例数	治愈	好转	无效	有效率（%）
治疗组	30	28	1	1	96.7
对照组	20	11	6	3	85.0

两组比较，$\chi^2 = 10.397$，$P < 0.01$

　　酗酒是个人一种不良习惯，但酒精依赖则是一种疾病，其可诱发 B 族维生素的缺乏、神经毒性反应、心脏血管疾病等多器官系统的疾病，而酒精依赖者如强行戒除，则易发生严重的戒断综合征。

　　中医学认为，人体是有机整体，而并不是一个孤立的听觉器官，它和脏腑有着密切的关系，酒精依赖患者可在耳部找到疼痛反应点，刺激耳部穴位和反应点可起到治疗作用，夏秋取耳部胃、内分泌、皮质下、咽喉和疾病反应点可调整脏腑组织器官的功能，达到双向良性调整作用。酒精依赖不但是生理上的疾病，而且也是心理因素存在，故取穴耳部神门、心，以安神定志。830nm 激光穿透力深，故有效作用于穴位，提高戒酒效果，可防止戒断综合征的发生。

三、糖尿病

　　糖尿病是中老年人的常见病，是由于遗传因素、免疫功能素乱、病毒感染、饮食因素和不良情绪等多种致病因子作用于机体导致体内胰岛素缺乏或减退、胰岛素抵抗等而引发的糖蛋白质、脂肪、水和电解质等一系列代谢素乱综合征。

临床上以慢性高血糖为特征的代谢素乱，是一种常见的慢性进行性疾病，既属于内分泌疾病，也属于代谢性疾病。

糖尿病患者的典型症状是"三多一少"，"三多"主要是指多食、多饮、多尿；"一少"是指体重减少。

（1）多食：由于尿糖大量丢失糖，如每日失糖 500g 以上，则机体处于"半饥饿状态"，能量缺乏需要补充，因而引起"多食"。同时因为高血糖刺激胰岛素分泌，使患者产生饥饿感。

（2）多饮：由于多尿水分丢失过多，发生细胞内脱水，刺激口渴中心，出现烦渴多饮，饮水量和饮水次数均增多。

（3）多尿：尿量增多，每昼夜尿量达 3000～5000ml，最多可达到 10 000ml 以上，排尿次数也增加，1～2h 即可能小便 1 次。有的每昼夜可尿 30 多次，血糖越高，排出的尿糖越多，这是由于糖尿病患者血糖浓度高，体内不能充分利用，肾小球滤出而不能完全被肾小管吸收，以致形成渗透性利尿。

（4）体重减少：由于胰岛素不足，机体不能充分利用葡萄糖，使脂肪和蛋白质分解来补充能量和热量，其结果使体内糖类、脂肪和蛋白质被大量消耗，加上水分丢失，患者体重减轻，以致疲乏无力，精神不振。

以上"三多一少"在 1 型糖尿病较明显，2 型糖尿病有时则不明显。

糖尿病是由各种因素引起的体内胰岛素分泌相对或绝对不足，从而导致机体多种物质代谢素乱的综合征，患者常并发糖尿病性微血管病，导致组织缺氧，血液流变学及微循环素乱，膜脂质过氧化损伤等参与 DMA 病理生理过程，而激光血液辐照治疗具有抗缺氧、抗脂质过氧化、改善血液流变学性质和微循环障碍，所以对糖尿病性微血管病的预防和治疗有着重要意义。

激光血液辐射治疗对糖尿病患者起到刺激、调节和活化的作用，具体有以下几个方面。

（1）激活多种酶：包括糖代谢和线粒体呼吸链重要酶类，如琥珀酸脱氧酶、细胞色素氧化酶、NADPH 氧化酶、磷酸化酶，可以提高内源性胰岛素水平，促使糖的利用和三磷腺苷的产生，进而恢复膜 Na^+-K^+-ATP 酶，调节离子通道功能，恢复膜内外离子平衡和膜电位，纠正糖代谢障碍引起的酸中毒，多元醇通路、电解质紊乱等。

（2）抗缺氧：急性心肌梗死患者做激光治疗后，其毛细血管血氧张力增加 38%，PCO_2 下降，激光照射后使血红蛋白与氧的亲和力下降，红细胞膜 2，3-DPG 堆积，氧离曲线右移，组织氧利用增强。

（3）纠正脂代谢异常：发现其脂肪运输功能改善，红细胞膜胆固醇/磷脂比值正常化，从而使膜稳定性提高。离子通道功能正常，解除了由于膜脂异常引起的 Na^+-K^+-ATP 酶的抑制和膜流动性下降，恢复红细胞变形能力，并减少血小板和红细胞聚集性。

（4）抗脂质过氧化，加速自由基清除：由于激光激活 SOD、过氧化氢酶（H_2O_2 酶）和 NADPH 氧化酶，提高血浆铜蓝蛋白和内源性维生素 E 水平，降低 MDA 毒性等，从而激光血液辐照治疗解除脂质过氧化对生物膜系统的破坏，膜泵功能的恢复和内皮细胞的正常化尤其重要。

（5）血液流变学性质、血流动力学和微循环的改善：大量文献报道，弱激光可以降低血沉，提高红细胞变形能力和膜流动性，降低血浆纤维蛋白原水平，提高纤溶活性和内源性肝素水平，从而降低血液黏度，使血液处于低凝态，加速血流，改善血流动力学和组织微循环。

激光血液辐射治疗糖尿病，降低血液黏稠度，主要是激光附加的电磁场力使细胞膜构象改变，包括膜受体膜表面电荷、膜脂质双层、膜蛋白等改变，膜表面重新分布使表面负电荷增加，从而使红细胞和血小板聚集降低，血沉下降。

激光血液辐射治疗使 α_1- 抗胰蛋白酶和 α_2- 巨球蛋白水平下降，从而激活纤溶，血浆纤维蛋白原水平下降。内源性肝素水平的提高可与 AT- Ⅲ 结合，显著加强后者的作用，抑制血小板聚集和磷脂的释放。

（6）免疫刺激作用：激光血液辐照治疗可使 T 淋巴细胞数目增加，CD3/CD4 比值增高。自发玫瑰花结形成数目增加，淋巴细胞转化率提高，中性粒细胞和巨噬细胞吞噬指数增加，免疫球蛋白、补体正常化，循环免疫复合物水平下降等免疫调整作用，参与糖尿病患者免疫机制紊乱的调节。

姜琼仙等报道，用激光血管内照射治疗 18 例 2 型糖尿病患者，其中合并有冠状动脉硬化 6 例，视力障碍 1 例，脑动脉硬化 10 例，慢性神经病变 1 例。18 例患者均长期服用降糖药，病情反复加重。经激光血管内照射后，16 例血糖由 19.60mmol/L、18.34mmol/L、14.96mmol/L 分别降至 8.0mmol/L、6.8mmol/L、3.0mmol/L；尿糖由＋＋＋＋、＋＋＋、＋＋降至＋，2 例年龄为 62 岁和 70 岁的女患者病史 15～20 年，10 次治疗无任何改变，有效率达 85%。

佳木斯医学院杨中伟报道，用激光血管内照射治疗和单纯用格列本脲口服药各 17 例，治疗结果有明显差别（表 18-2）。

表 18-2   激光血管内照射治疗组与药物组疗效比较

组别	总例数 （*n*）	显效 （*n*）	显效率 （%）	有效 （*n*）	有效率（%）
药物组	17	2	11.76	4	23.53
激光组	17	5	29.41	9	52.94

评定标准：显效，尿糖、血糖下降明显，自觉症状减轻 70%；有效，尿糖、血糖有所下降，自觉症状减轻 50%；无效，尿糖、血糖及自觉症状无改变

吕祥振用激光治疗 12 例糖尿病伴有慢性神经病患者，收到良好治疗效果，总有效率达 91%。12 例患者中，9 例口服降糖药，3 例用胰岛素。经 1 个疗程治疗，12 例中有 8 例肢体麻木和感觉异常全部消失，1 例头晕消退；治疗 2 个疗程后，2 例尿潴留能自行排尿，1 例视力减退得以改善，只有 1 例下肢麻痹效果欠佳。

王英用激光血管内照射治疗 30 例糖尿病患者，另 30 例用药物治疗作为对照组，60 例患者均合并有末梢神经炎。显示治疗结果：激光组中痊愈 19 例，有效 10 例，无效 1 例。痊愈率 63.3%，有效率 33.3%；药物组痊愈 8 例，有效 17 例，无效 5 例，痊愈率 26.7%，有效率 56.7%。激光组痊愈率明显高于药物治疗组。

杨玉芝报道 5 例糖尿病患者，其糖尿病史 5～16 年。这 5 例患者合并肾病均为Ⅲ～Ⅳ期，视网膜病变均为Ⅲ～Ⅴ期。经激光治疗后，症状缓解，显效 2 例，有效 2 例，无效 1 例，总有效率为 80%。4 例肾功能、眼底、视力都不同程度改善，脂质过氧化物水平有所下降。

四、甲状腺功能亢进症

甲状腺功能亢进症是指甲状腺功能增高，分泌增多或因甲状腺素在血循环中水平增高所致的一组内分泌病，病因多种。病理分为弥漫性、结节性或混合性甲状腺肿和甲状腺炎等多种脏器和组织由甲状腺激素直接和间接所引起的病理生理与病理解剖病变，临床上呈高代谢症群，T_3、T_4 过高，神经、心血管系等功能失常，甲状腺肿大等特征，弥漫性者大多数伴有不同程度的突眼症。

Graves 病是甲状腺功能亢进的一种，临床上 80% 以上甲亢是由 Graves 病引起的，又称毒性弥漫性甲状腺肿，也称 Parry 病，占甲亢的 60% 以上，它是由于机体免疫功能异常，使甲状腺产生过多的甲状腺激素引起的，其发病机制尚不完全清楚，一般认为是自身免疫性疾病。此外，精神因素、遗传和交感神经刺激等也与本病发生有关。临床症状表现为甲状腺弥漫性对称肿大、睑裂变大、眼球活动受限、复视、代谢旺盛、交感神经兴奋，出现多食、易饿、消瘦、无力、怕热、多汗、失眠、易激动、心跳快、心律失常、心脏扩大等特征。化验检查 T_3、T_4 增高。治疗上饮食要高热量、高蛋白和高维生素，合理休息。药物主要是丙硫氧嘧啶、甲硫巴唑、甲硫氧嘧啶，也可采用 ^{131}I 治疗。

1995 年黄可良报道用激光血管内照射（输出功率 4mW，照射 60min，10 次为 1 个疗程）加局部照射（输出功率 20mW，照局部，15min，如突眼加照睛明、攒竹、瞳子髎、四白等），同时给予甲硫巴唑、普萘洛尔（心得安）、B 族维生素等。治疗结果比药物＋局照和药物＋血管内照射疗效均要好（表 18-3）。

表 18-3　120 例 Graves 病激光治疗效果

组别	照射方法	例数	痊愈	显效	无效	半年内复发	痊愈率（%）
第 1 组	药物 + 局部照射	110	65	28	7	31（47.6%）	59
第 2 组	药物 + 血管内照射	54	36	15	3	15（28%）	60
第 3 组	药物 + 局部照射 + 血管内照射	120	96	21	3	5（4.1%）	80

第 1 组与第 2 组疗效比较 $P > 0.05$，无显著差别，第 3 组和第 1、2 组比较 $P < 0.05$，有显著性差别。第 3 组中 3 例无效患者重复治疗 3～4 个疗程已转痊愈和显效，半年随访未见复发。

另外，庄宝玲还报道用激光血管内照射治疗尿崩症，饮水量和尿量 7 次治疗恢复正常。

除 Graues 病以外，还有炎性甲亢（亚急性甲状腺炎，无痛性甲状腺炎，产后甲状腺炎和桥本病）、药物性甲亢（过量摄入左甲状腺素钠和碘），hcG 相关性甲亢（妊娠呕吐暂时性甲亢），TSH 增高型甲亢（垂体瘤）。

这些甲状腺功能亢进患者，除对症治疗和去相关病因之外，加以激光治疗也是一种选择，可用半导体红激光进行穴位照射治疗，功率密度 20mW/cm²，主穴为扶突穴，配穴为耳门、睛明、天突、人迎、阿是穴，每天 1 次，每穴照射 5～7min，每次 2～3 个穴，15 次为 1 个疗程，疗程间隔 7 天。

内蒙古大学医院敷宝相报道给 Wioter 大鼠服用复方碘溶液，促使其产生甲状腺功能亢进，然后用 He-Ne 激光对病灶区局部照射，同时用甲亢大鼠未照激光组，正常大鼠照射激光组作为对照，分别于治疗后 3d，10d，20d 处死，发现在 He-Ne 激光的作用下，使甲状腺分泌激素的功能得到调节，甲亢被控制。

林柏华报道用激光穴位照射治疗 8 例甲亢患者，其中病程在一年以内，治疗 5 例全部痊愈，疗效快且高，而病程在 3-5 年以上又接受抗甲状腺素药物治疗 2 例，疗效与腺体肿块消失较慢，手术全切除复发者 1 例，其效果也和第二类病人大致相同。

五、前列腺炎

前列腺炎是前列腺特异性和非特异感染所致的急慢性炎症，从而引起全身或局部症状。前列腺炎好发于中老年人，有两个高峰期：一个是 30—39 岁，占 34.4%；另一个是 60—69 岁，占 36.4%。

前列腺是男性特有的性腺器官，前列腺是人体非常少有的具有内、外双重分泌功能的性分泌腺。对外，前列腺分泌约 2ml 的前列腺液，构成精液的主要成分；对内作为内分泌腺，前列腺分泌的激素称为"前列腺素"。

由于前列腺体的中间有尿道穿过，所以前列腺患病，排尿首先受到影响，如前列腺肥大，则会压迫尿道而引起排尿困难。

前列腺炎发病原因主要是细菌感染，近年来研究证明衣原体和支原体是慢性前列腺炎的主要致病菌，还有人推测可能是尿液原流入前列腺引起的"化学性"前列腺炎。

慢性前列腺炎的大多数患者可见会阴或直肠疼痛、不适感，疼痛可放射到腰骶部或耻骨、睾丸腹股沟等处，也可能排尿时灼痛，尿急、尿频、尿滴沥和脓性尿道分泌物。如膀胱颈部水肿可致排尿不畅，尿流变细或中断，严重时有尿潴留，夜尿多，在性功能上可能引起性欲减退、早泄、遗精或阳痿，部分患者有射精痛和血精。慢性前列腺炎也是不孕症原因之一，除以上症状以外，前列腺炎还会引起失眠、多梦、乏力、头晕、情绪低沉和记忆力减退等症状。

前列腺炎还可以引发一些并发症，如急性尿潴留，主要是由于急性前列腺炎引起的局部水肿、充血，压迫尿道而导致排尿困难和急性尿潴留；还可以引起精囊炎、附睾炎或输精管炎；严重的还可导致慢性肾炎，甚至发展成尿毒症。这也是由前列腺增生导致尿液不能排尽，出现残余尿，残余尿是细菌最好的繁殖环境，故易造成尿路感染、肾盂肾炎，进而发展成肾炎；前列腺炎患者还易患肿瘤，因正常人前列腺液中含有一种抗癌物质，有抑制肿瘤作用，当有炎症时这种物质减少，从而引起肿瘤；还易传染给配偶，引起配偶的妇科疾病，如霉菌性、滴虫性、衣原体性阴道炎等。

由于前列腺炎病例中大多数属于感染因素，所以治疗上还是要抗菌消炎，但前列腺解剖结构表面有一层脂质包膜，形成血—前列腺屏障，单纯药物治疗很难进入，所以抗炎症药物效果往往不理想，而810nm波长的半导体激光可以穿透体内深度达7cm，可以直接作用到前列腺内部，改善局部血液循环，消除炎症和水肿，激活免疫系统，故起到治疗效果。治疗方法：用激光探头直接照射会阴部、会阴穴，外加中极关元和气海穴，每个穴位3～5min，5～10次为1个疗程，每日1次，治疗剂量以200～400mW为宜，以照射部位有温热感即可，功率从小到大逐渐调节，以免过热引起局部烫伤而影响治疗。

洪文用650nm的半导体激光照射会阴、关元、中极、肾俞为主，每日 1 次，每穴 10min，5 日为 1 个疗程，休息 2 日，连续照射 3 个月，共治疗 30 例前列腺炎患者。

治疗结果：激光穴位照射显效 15 例（占 50%），有效 13 例（43.33%），无效 2 例（占 6.66%），总有效率为 93.33%，而针刺组则有 90% 的有效率，经 Ridit 分析，$M = 0.170$，两组无统计学意义（$P < 0.05$），但激光穴位照射无痛，操作方便，患者易于接受。

六、精神分裂症

精神分裂症属于严重的精神病，世界上大约有 1% 的人患有此症状，其主要症候为思想紊乱、妄想、幻觉、说话困难、习惯古怪、情感淡漠、脱离现实，起病多在青壮年期，往往病程迁延，进展缓慢，部分患者出现精神衰退。本病病因不明，最近调查结果表明近亲患者血缘越近，患病率越高，这些说明遗传因素在发病中的重要作用。另外，本病可能与器质性疾病有关，与环境因素在发病中的作用有关，也有说与病毒有关，但均很难说明是疾病的原因还是患病的后果，但本病可由于躯体疾病、分娩和心理社会因素诱发或导致复发。

精神分裂症发病机制怀疑脑内有代谢异常，如体内有毒的异常甲基化代谢产物蓄积、脑内 5- 羟色胺的神经传递减弱、脑内多巴胺系统活动过度等，但均缺乏直接证据。

一般急性期以幻觉、妄想、怪异行为等表现为主，常称为"阳性症状"。在慢性期则以情感迟钝、意志缺乏、言语减少和社会性退缩为主，常称为"阴性症状"。

本病一般分为 4 型。①青春型：起病于青少年期，怒喜无常、情感倒错、幻觉、不系统妄想等；②单纯型：起病于少年期，病程缓慢、无幻觉、妄想，以思维贫乏、情感迟钝、行为退缩为主，预后不佳；③紧张型：精神运动性抑制、严重者不食、不语、不动、大小便潴留，出现不自主顺从或呈紧张性木僵状态，有的患者任人摆布，长期停留在 1 个姿势，称为蜡样屈曲；④偏执型：年龄 30 岁左右，以妄想为主，可伴有幻觉，预后稍好。

精神分裂症 1/3 病例为持续病程，2/3 病程呈发作性，约 30% 达到痊愈。

张培琰（1994 年）和王禄文（1995 年）均分别报道激光有好的治疗效果。王民报道其有效率可达 80%，而且是在用其他方法治疗无效时加用激光血管内照射治疗，其疗效为偏执型＞青春型＞紧张型＞单纯型，说明激光血管内照射治疗对患者的幻觉、妄想有很好的控制作用。

2003 年朱毅平报道用激光血管内照射治疗用氯氮平治疗引起的短时记忆力下降，结果证明实验组记忆有关联，无关联词组得分自身对照较治疗前提高，有显著性差异（$P < 0.01$）。而实验组和对照组治疗后记忆有关联、无关联词得分比较，差异非常显著，提示可以显著提高精神分裂症患者在接受氯氮平治疗过程中短时记忆力，对提高生活质量具有积极作用。

2003 年周虎江等也报道用弱激光血管内照射和氯丙嗪治疗精神分裂症的锥体外系不良反应（EPS）。作者将 61 例精神分裂症患者，均单一服用氯丙嗪，其中 31 例加用弱激光治疗。对出现 EPS 的激光组则采用弱激光血管内照射治疗。对出现 EPS 的对照组则使用苯海索治疗。于治疗前、中、后用 EPS 不良反应量表评定两组患者的疗效。结果显示对氯丙嗪所致的 EPS 弱激光治疗组和对照组疗效无显著性差异（$P > 0.05$），但弱激光血管内照射治疗组抗胆碱能副作用发生率明显低于对照组（$P < 0.01$）。故认为弱激光血管内照射对氯丙嗪所致锥体外系不

良反应（EPS）疗效确切，同时还有对抗氯丙嗪的抗胆碱能不良反应。

2003 年王新源等报道用弱激光血管内照射治疗难治性精神分裂症患者，60 例中随机分为研究组（激光＋氯氮平）与对照组（氯氮平）用 BPRS 及 PANSS 量表示于治疗后 2、4 和 8 周各评定 1 次，对治疗后 4～8 周的疗效进行评定，并使用 TESS 量评定治疗 4 周后的不良反应。结果证明，激光血管内照射能改善难治性精神分裂症患者的焦虑、抑郁情绪及阴性症状，减轻氯氮平引起的某些不良反应，但发心慌明显重于对照组，故可作为辅助治疗手段。

七、静脉炎

静脉炎是指静脉血管发炎，又称血栓性静脉炎。根据部位不同，静脉炎可分为浅层静脉炎和深层静脉炎，主要是血管内膜增生，管腔变窄，血流缓慢，周围皮肤可呈充血性红斑，伴有水肿。

浅层静脉炎可局部红肿、疼痛，行走时加重，可触及痛性索状硬条或串珠样结节。深层静脉炎患者发病突然，患肢呈凹陷肿胀，皮肤暗红色，有广泛的静脉怒张和曲张以及毛细血管扩张，后期则出现营养障碍性改变，伴有瘀积性皮炎、色素沉着或浅表性溃疡，行走时肿痛加重，静卧后减轻。其致病原因多种多样，其中常见的有静脉输入化学药物或机械性直接损伤静脉壁，还有长期静脉曲张血瘀滞导致静脉血管内膜损伤，形成血栓，迅速导致整条静脉壁的炎性反应。

以下两篇报道，就是机械性刺激和化学性药物刺激引起的静脉炎，通过半导体激光照射治疗取得了良好效果。

湖北省肿瘤医院谢新平报道，用半导体激光治疗 PICC 置管后机械性静脉炎 78 例，采用 810nm 半导体激光对炎症局部进行外照射，每个部位 10min，功率 400～500mW，每日 1 次，而对照组（76 例）用金黄散与蜂蜜调成糊状涂于炎症局部。两组疗效比较见表 18-4 和表 18-5。

表 18-4 两组疗效比较

组别	例数	显效	有效	无效	总有效率（%）
治疗组	78	45	31	2	97.44
对照组	76	35	27	14	82.89

$\chi^2=8.76$，$P < 0.01$

表 18-5 两组分级与疗效的关系

组别	Ⅰ级	Ⅱ级	Ⅲ级
治疗组	100（30/30）	100（28/28）	90（18/20）
对照组	93.55（29/31）	84.62（22/26）	57.89（11/19）
χ^2	0.484	2.202	5.267
P	> 0.05	> 0.05	< 0.05

静脉炎是一种浅表血管的炎性病变，常因感染、组织损伤、静脉滴注化学药物刺激引起。据国外报道，PICC 置管中 10%～17% 可出现静脉炎。机械性静脉炎主要在置管过程中由于 PICC 导管对血管壁的刺激，使血管收缩及通过静脉瓣和血管绕行部位的阻力干扰，均可导致血管内膜受损并释放组胺、5-羟色胺、缓激肽，前列腺素及前列环素等炎性介质，这些物质能扩张细小血管，使血管渗透性增加，血液从血管中渗出，形成局部炎性水肿，并产生红、肿、胀痛，炎性区域的代谢产物可刺激局部组织增生形成硬结。

半导体激光可促进免疫功能正常化，可抑制或降低红、肿、胀痛等炎性反应，改善局部血循环，促进致痛物质代谢，抑制疼痛刺激引起的末梢神经冲动，激活脑啡肽以缓解疼痛。另外，半导体激光还可以刺激蛋白质的合成，有利于受损血管的修复，因此，半导体激光治疗 PICC 置管后机械性静脉炎的疗效确切，值得推广应用。

八、伤口难愈

术后伤口不愈合、切口感染、手术伤口破裂是外科术后常见的症状，其发生率达 7% 左右，许多术后感染形成难愈性伤口，创口形成脓性感染，造成经久不愈。

手术伤口愈合不良的主要原因如下。

（1）脂肪液化：术后脂肪组织发生无菌性坏死，形成较多渗液，影响伤口愈合。

（2）全身性因素：年老体弱、恶性病变、糖尿病、贫血等均会影响伤口愈合。

（3）年久老化：老年人血管硬化，血液供应力、组织营养不良，影响伤口愈合。

（4）用药不当：如大剂量应用激素抑制新生毛细血管的形成，成纤维细胞增生及胶原的合成，致使伤口愈合不好。

（5）局部影响：局部伤口感染，有异物，局部血液循环不好。

（6）神经支配受损：自主神经受损时可致局部血液循环障碍。

半导体激光照射治疗促进伤口愈合，是一个好的治疗方法。

用 650nm 的红色半导体激光照射伤口，输出功率 3～10mW，每次 5～10min，每日 1 次，10 次 1 个疗程，据临床资料统计所有伤口治疗均有效，治愈率可达 80% 以上。

解放军 252 医院朱雪辉报道用半导体激光照射治疗手外伤术后感染患者 30 例，采用近红外激光输出功率 500～600mW，每次 20min，7～10d 为一个疗程。其中 22 名患者伤肢水肿减轻、渗液减少，5 名脓性分泌物减少，9 名渗出明显减少，有少许脓性分泌物；30 名患者术后 7d 均未出现过不能忍受的疼痛，治愈率可达 89%。

本组 30 例患者经半导体激光的治疗后，所有患者肿胀、疼痛等症状均消失，功能恢复正常，出院时伤口愈合较好。

河北大学附属医院石翠霞报道用半导体激光照射治疗术后切口感染 25 例（局部换药 + 激光照射），另 25 例做对照组采用外科常规换药，15d 后观察两组治疗效果。结果，治疗组治愈率明显高于对照组（$P < 0.05$），且平均治愈时间短于对照组（$P < 0.05$）。

切口感染是术后常见并发症之一，据统计，其发生率为 3%～4%，目前临床上除全身支持治疗和抗生素控制感染外，局部多采用常规换药处理，但治疗时间长，感染伤口愈合慢，甚至久治不愈。石翠霞采用加照半导体激光，波长 810nm，功率为 0～500mW，连续可调，照射前必须清理感染伤口，如血性或脓性分泌物等，以 500mW 的功率垂直照射感染切口，每次每部位照射 10min，照射结束后再换药。采用半导体激光照射感染切口 15d 后，对两组患者的治愈率（表 18-6）和平均治愈时间（表 18-7）进行评定。

表 18-6　两组患者感染切口治愈率比较

组别	例数	感染切口处	治愈	显效	好转	无效	治愈率（%）
对照组	25	27	14	8	5	0	51.85
治疗组	25	28	22	5	1	0	78.57

$\chi^2 = 4.345$，$P < 0.05$

表18-7　两组患者感染切口平均治愈时间的比较

组别	治愈例数	治愈时间（d）							平均治愈时间/d
		1～3	4～5	6～7	8～9	10～11	12～13	14～15	
对照组	14	0	0	1	2	2	3	6	11.57±0.75
治疗组	22	1	0	5	5	4	3	2	6.58±0.90

$t = 2.0202$，$P < 0.05$

北京市顺义区中医医院郝明报道用810nm半导体激光治疗难愈合的伤口，疗效显著。

典型病例1：男，86岁。因在腹股沟肿物4d，破溃流脓第2天而入院，患者糖尿病史2年，入院时血糖为24.7mmol/L，脑血栓史3个月，后侧肢体活动不便，失语，入院后行脓肿切口引流术，脓液10ml，治疗后18d，伤口缩小不明显，因而加用810nm的半导体激光局部照射，每日1次，每次10min，功率500mW，光斑直径≤120mm，治疗3d伤口即缩小1/2，继续激光治疗11d，创面愈合出院。

典型病例2：女，71岁。因右髋部红肿、疼痛20d而入院，入院前曾行右髋部小针刀治疗，诊为右髋部软组织感染。入院后第2天行脓肿切开引流，脓液恶臭，约400ml，用碘仿纱条引流换药，并加用电磁波局部治疗30min，每日1次，治疗13d，伤口未见明显缩小。于是加用810nm半导体激光照射10min，每日1次，输出功率为500mW，创面肉芽生长迅速，治愈出院。

中山大学附属二院林琼珠，采用激光波长810nm半导体激光对54例腹部手术患者不同程度伤口愈合不良进行治疗，输出功率280～400mW，光斑直径5.0cm，照射时间8min，每日1次。

结果显示，照射平均次数轻度愈合不良为（8.0±2.8）次；中等愈合不良为（8.9±1.9）次；重度愈合不良为 18，疗效与激光照射次数差异无显著意义（$P > 0.05$），半导体激光对轻度愈合不良伤口的疗效较中重度愈合不良的好，但差异无显著意义（$P > 0.05$）。

研究结果提示，伤口出现轻度愈合不良时即应当积极进行半导体激光治疗，不要等伤口愈合不良加重才开始，否则，激光治疗效果会明显降低。

九、烧伤

由于热液、电流、化学腐蚀剂（强碱、强酸）及放射物质所致的组织损伤，均为烧伤。

烧伤发病率高，平均每年的发病率占总人口的 5%～10%，其中 14 岁以下小儿占全部烧伤病人的 35.9%～50% 以上，多为热液烫伤。

烧伤常分为以下 4 级。

（1）轻度烧伤：总面积在 10% 以下的二度烧伤。

（2）中度烧伤：总面积在 11%～30% 或三度烧伤面积在 10% 以下者。

（3）重度烧伤：总面积在 31%～50% 或三度烧伤面积在 11%～20%。

（4）特重烧伤：总面积在 50% 以上或三度烧伤面积在 20% 以上者。

烧伤临床表现异常复杂，病情变化很快，给救治工作带来很大困难，如伤后 48h 内可出现休克期，伤后 3～6 周出现感染，据统计烧伤科住院病人创面感染率可达 96% 以上，感染是烧伤病人死亡的首要原因。所以预防和控制感染是极其重要的，激光局部照射可以对此有一些帮助。

施秋顺等报道，用激光输出功率为 80mW，光斑直径 5～16cm，照射烧伤局部，每日 1 次，每次 5～20min，能量密度为 0.5J/cm²，浅二度为 0.5～0.8J/cm²，深二度为 0.84～1.9J/cm²，照射后疼痛立即可以有不同程度减轻。

十、急性炎症

急性炎症包括甲沟炎、肛窦炎等。治疗急性乳腺炎时，除局部照射外，还可以加用膻中、乳根、梁丘、合谷、足三里、肩井、少泽等穴位。治疗感染性静脉炎，则用 He-Ne 激光沿着静脉走行照射；治疗肋软骨炎时，局部照射后加中府穴照射；治疗附睾炎和睾丸炎时，用激光局部照射，可以分 4 个光斑照射。常用激光波长 632.8～650nm，输出功率 8～20mW，每部位 5min。

广州中山医院治疗 125 例甲沟炎患者，其中痊愈 88 例，明显好转 8 例，好转 21 例，无效 8 例，总有效率 93.6%。

郝秀珍报道，用 8mW 的 He-Ne 激光治疗 500 例肛窦炎，每次 20min，每日 1 次，7 次全部痊愈。

姚孟广报道，用 He-Ne 激光治疗 23 例附睾炎和睾丸炎，21 例全部痊愈，1 例形成局部囊肿切开引流，1 例急性睾丸炎经过 6 次治疗后症状消失，总有效率 100%。

南开医院报道，用 He-Ne 激光治疗急腹症 423 例，包括腹内粘连、粘连性肠梗阻、腹部炎性包块、急性阑尾炎、局部性腹膜炎和胆囊炎，及创口炎症用其他方法治疗无效者，用激光照射后症状均消失，促进肉芽生长、上皮再生，治愈率达 81.8%。

成强等报道，用激光针灸深部导入照射配合腺内注射双黄连 110 例，治疗前列腺炎，而对照组则用先锋 V 号粉针注入前列腺内共 100 例，结果激光治疗组总有效率 90%，而对照组总有效率 83%，两组疗效经统计学分析有显著性差异（$P < 0.01$）。

十一、腹膜粘连

腹膜粘连是指因腹腔炎症，腹腔手术后引起腹腔脏器间的粘连，这可能与手术或炎症时造成不同原因的缺血，使血管及成纤维细胞生长入缺血区，形成粘连。

这种粘连可以引起局部疼痛和压痛，粘连严重者可以引起肠梗阻等严重症状，从病理生理的角度来讲，持续性纤维性粘连是一个不可逆的过程。过去临床经常采用中西药物或胃肠减压等方法治疗，但效果均不理想，粘连严重者需手术治疗，但往往又会引起新的粘连。

而激光治疗则能缓解常粘连病人的临床症状，而且疗效较为明显，故开辟了一个腹腔粘连治疗的新途径。

810nm 的红外半导体激光照射的效果较好，功率 300～500mW，疼痛部位照射，每次 30min，每日 1 次，10～15 次为 1 个疗程。

He-Ne 激光或半导体红光激光也可以进行穴位照射治疗，常用中脘、神阙、关元、腹结、足三里等穴位，激光功率为 5～10mW，功率密度为 250mW/cm^2，每穴 5min，每日 1 次，10～15 次为 1 个疗程，也可加局部疼痛部位照射治疗。

十二、肿瘤

人体正常代谢过程中，当自由基和被自由基活化的致癌自由基与 DNA 亲核中心结合，引起基因突变或致癌基因被激活而发生癌变，原发生癌和自由基关系更为密切，脂质过氧化的产物丙二醛也可以和核酸发生交联引起突变、肿瘤中

Ca-Zn-SOD 的活性下降，Mn-SOD 活性也下降，而激光照射可升高 SOD，降低活性氧，故起防癌作用。

恶性肿瘤患者化疗后，骨髓功能受抑制，而白细胞下降，使患者不得不放弃治疗，有的患者甚至发生重症感染而致死，而激光治疗可提升白细胞，可以协助治疗癌症。

吉林大学中耳联谊医院毕林涛等，用砷化镓半导体激光穴位照射对肿瘤患者血中性粒细胞 ROS 及 SOD 的影响中，观察 60 例患者，治疗结果表明，砷化镓半导体激光穴位照射后 ROS 水平由 387.12 ± 2.87 降至 374.42 ± 3.10，而 SOD 水平则由 218.80 ± 4.59 升至 279.12 ± 4.13，激光照射前与照射后 ROS 差异无显著意义（$P > 0.05$）；而 SOD 差异有显著意义（$P < 0.05$），证明半导体激光穴位照射可明显提高肿瘤患者 SOD 活性，从而增强机体清除过多的氧自由基的能力。

活性氧自由基与抗氧化防御系统的平衡失调在肿瘤发生及病程中日益受到重视，如体内大量活性氧自由基堆积，导致细胞膜的损伤，最终发生癌变。而 SOD 催化的歧化反应能清除并阻止超氧阴离子 O_2^{-} 引起的自由基连锁反应，从而保护机体。因此，半导体激光穴位照射可以增高 SOD 的活性，从而清除过多的自由基，故在临床上可以作为肿瘤的辅助治疗手段，对延缓肿瘤的复发和转移起到一定作用。

恶性肿瘤化疗的主要不良反应就是骨髓抑制，部分患者由于末梢血减少而延误或中断化疗，甚至并发重症感染致死。

吉林大学中日联谊医院卢振霞等报道用半导体激光穴位照射治疗恶性肿瘤化疗后白细胞减少 102 例临床观察。使用的半导体激光波长为 810nm，功率为 $0 \sim 0.5W$，照射足三里、血海、关元、肝俞、肾俞、脾俞等穴位，每个穴位照射 5min，每日 1 次，7d 为 1 个疗程，服药为常规升白药，如鲨肝醇、利血生、维生素。而对照组只单服用常规升血药（如上）。

治疗后 3、5、7d 各计数外周白细胞，同时监测血压、心、肝、肾功能改变。治疗 7d 后实验组显效 50 例（49.0%），有效 32 例，（31.4%），总有效率为 80.4%；对照组分别为 6 例（10.0%），30 例（50%）和 60.0%。两组总有效率相比差异显著（$P < 0.05$）。激光穴位照射组平均白细胞上升水平为（2.11 ± 1.36）$\times 10^9$/L，对照组则为（0.88 ± 0.62）$\times 10^9$/L，两组相比差异非常显著（$P < 0.01$）（表 18-8），治疗对血压、心、肝、肾功能无影响。

表 18-8　半导体激光治疗组与对照组疗效比较

	治疗前平均白细胞计数（$\times 10^9$/L）	治疗平均白细胞升高水平（$\times 10^9$/L）	总有效率（%）
对照组	2.59 ± 0.53	0.88 ± 0.62	60.0
实验组	2.62 ± 0.56	2.11 ± 1.36**	80.4*

与对照组相比，* 代表 $P < 0.05$；** 代表 $P < 0.01$

现代医学已证明足三里、血海、关元、肝俞、肾俞等穴位具有健身、升高白细胞、增强免疫功能。

激光的生物刺激作用，可能使相应效应细胞数增加，白细胞及单核 - 巨噬细胞吞噬和免疫应答作用增强。激光穴位照射后通过神经体液反射使集落刺激因子（CSF）活性增强和分泌增加，与光化学作用一同使造血细胞进入细胞周期，加速细胞分裂和释放，因而使白细胞上升。

癌症的病死率高达 20%，其病死率仅次于心脑血管疾病，主要是肺癌、乳腺癌和消化道癌。在俄罗斯用弱激光血管内照射可以使肿瘤患者被抑制的免疫力恢复到正常的 65%～70%，对弱激光是否促进肿瘤细胞生成或是抑制肿瘤细胞的生长，目前报道尚不一致。但通过动物实验和临床观察认为，它可以提高机体免疫功能，抑制肿瘤的生长。

ВорисоваАМ，Хорошипованв 等在 1992 年报道 15 例乳腺癌患者乳癌根治术后再行激光照射，观察 1 年，T 淋巴细胞增加，T 抑制基因减少；2 年后治疗 T 抑制基因增加，但免疫调节指数无改变；4 年后免疫指标回到原来水平。弱激光血管内照射治疗可以使 92% 患者细胞免疫性稳定，48% 患者 T 淋巴细胞含量增加，特发性和诱发性淋巴芽胚转化反应水平增高，故Грапезников Н.Н 将这种方法作为肿瘤患者手术后增强机体免疫力、延缓肿瘤转移和复发的免疫治疗新方法。

Гатапеян.ф.идр 报道用激光血管内照射治疗后再输入白细胞综合治疗乳腺癌，可以防止早期转移，并可提高血中 T- 淋巴细胞含量，降低其抑制活性。而且报道用激光治疗 25 例因接受射线治疗导致造血和免疫反应性进一步受到抑制的子宫颈癌的患者，结果继续接受射线治疗就不再发生抑制造血功能的现象。潘林江也证实激光血管内照射能减轻放疗反应，提高患者对放疗的耐受性，不增加远处的转移率。汪连兴也报道用激光血管内照射治疗肺癌化疗毒副作用 44 例，发现本组化疗毒副作用明显比对照组低，而且患者生活质量提高。

王仁生报道用弱激光血管内照射配合放疗鼻咽癌 62 例，和单纯放疗组（对照组）60 例比较两组患者的急性放射反应发生率、局部复发率、远处转移率及 5 年生存率。治疗结果，治疗组和对照组比较，中重度急性放射反应及并发症发生率明显减少（$P < 0.01$），出现急性放射反应的剂量明显提高（$P < 0.01$），局部复发率、远处转移率与 5 年生存率两组差异无显著意义（$P > 0.05$）。故证明激光血管内照射可以作为鼻咽癌患者放疗的有效辅助治疗措施。